全国高等医药院校教材配套用书

轻松记忆"三点"丛书

外科学速记 (第2版)

主编 单恺明 陆圣华

中国医药科技出版社

内容提要

本书是轻松记忆"三点"丛书之一,全书共分六十五章,主要内容包括外科学的相关知识和疾病的诊断及治疗方法,内容简洁精要,切中要点又充分保留了学科系统的完整性,更广泛汲取了各名校优秀学习者的宝贵心得,利于读者提升学习效率。本书是各大、中专院校医学生专业知识学习、记忆及应考的必备书,同时也可作为参加卫生专业技术资格考试的参考书。

图书在版编目(CIP)数据

外科学速记 / 单恺明,陆圣华主编 . — 2版 . — 北京:中国医药科技出版社,2017.5

(轻松记忆"三点"丛书)

ISBN 978-7-5067-9263-9

Ⅰ. ①外… Ⅱ. ①单… ②陆… Ⅲ. ①外科学 – 医学院校 – 教学参考资料 Ⅳ. ① R6

中国版本图书馆 CIP 数据核字(2017)第 083992 号

美术编辑 陈君杞
版式设计 大隐设计

出版 中国医药科技出版社
地址 北京市海淀区文慧园北路甲 22 号
邮编 100082
电话 发行:010–62227427 邮购:010–62236938
网址 www.cmstp.com
规格 787 × 1092mm $^1/_{32}$
印张 13 $^3/_8$
字数 330 千字
初版 2010 年 3 月第 1 版
版次 2017 年 5 月第 2 版
印次 2018 年 9 月第 2 次印刷
印刷 三河市国英印务有限公司
经销 全国各地新华书店
书号 ISBN 978-7-5067-9263-9
定价 29.00 元

出版说明

　　本系列丛书以全国医学院校教学大纲为依据，以国内医学院校通用的权威教材为基础，针对医学知识难懂、难记、难背的特点，收集、整理中国协和医科大学、北京大学医学部、中国医科大学、中山大学中山医学院、华中科技大学同济医学院等国内知名院校优秀硕士、博士生多年的学习笔记和心得编撰而成。丛书在编写过程中对各校在用的教材进行了缜密的分析和比较，各科目分别选择了符合其学科特点，有助于学生进行系统性学习的教材体系作为蓝本。内容简洁精要，切中要点又充分保留了学科系统的完整性，其中更广泛汲取了各名校优秀学习者的宝贵心得，让学生既能将本丛书作为课前预习、课后复习识记的随身宝典，也能帮助学生明确重点和难点内容，提高听课效率，对知识总结归纳、融会贯通，从而减轻学习负担，增强学习效果。

　　我们鼓励广大读者将本丛书同自己正在进行的课程学习相结合，感受前辈学习者对于知识内容的理解，充分了解自己学习的得失，相互比较，互通有无。我们也相信在我们的帮助下，必定会有更多的医学学习者通过自己的努力品味到知识果实的甜美。

　　由于我们学识有限，编写时间仓促，疏漏或不当之处请各位同仁和读者批评指正。衷心感谢！祝所有读者学有所成，硕果累累！

目录

第一章　绪　论

一、外科学的范畴

按病因分类，外科疾病大致可分为七类：①损伤；②感染；③肿瘤；④畸形；⑤内分泌功能失调；⑥寄生虫病；⑦其他。

二、外科学的发展

现代外科学奠基于 19 世纪 40 年代。

第二章 无菌术

第一节 手术器械、物品、敷料的灭菌、消毒法

一、常用消毒方法及其特点

消毒方法	适用范围	特点	注意事项
高压蒸汽法	耐高温的物品，如金属器械、玻璃、搪瓷、敷料、橡胶制品等	最普遍 1. 下排气式：蒸气压力达到104.0~137.3kPa，温度可达121~126℃，30分钟 2. 预真空式：先抽空空气，然后输入蒸汽，对灭菌物品的损害亦更轻微，蒸汽压力170 kPa，温度133℃，4~6分钟	1. 包裹体积上限为长40cm，宽30cm，高30cm。包扎亦不宜过紧 2. 包裹不宜排得过密 3. 预置专用的包内及包外灭菌指示纸带，指示纸带即出现黑色条纹，表示已达到灭菌的要求 4. 易燃和易爆物品如碘仿、苯类等，禁用 5. 瓶装液体，用纱布包扎瓶口，如用橡皮塞，应插入针头以排气 6. 已灭菌的物品应注明有效日期，通常为两周，并与未灭菌的物品分开放置 7. 专人负责
煮沸法	金属器械、玻璃制品及橡胶类等物品	水中煮沸至100℃，15~20分钟，杀灭芽孢至少需煮沸1小时	海拔高度每增高300m，灭菌时间应延长2分钟

续表

消毒方法	适用范围	特点	注意事项
干热灭菌法	耐热不耐湿，蒸汽或气体不能穿透的物品	干热温度达到160℃，2小时；170℃，1小时；180℃，30分钟	
药液浸泡法	锐利器械、内镜和腹腔镜等不适于热力灭菌的器械	特定浓度的消毒剂下直接浸泡	1. 浸泡前，器械去污、擦净 2. 全部浸入 3. 剪刀等有轴节的器械，消毒时应把轴节张开 4. 管、瓶类物品的内面亦应浸泡在消毒液中 5. 使用前，需用灭菌盐水冲洗干净
电离辐射法	无菌医疗耗材和某些药品	^{60}Co 释放的 γ 射线或者加速器产生的电子射线	
化学气体灭菌法	环氧乙烷气体法	不耐高温，湿热的医疗材料如电子仪器、光学仪器，内镜及其配套器械、心导管、导尿管	有效浓度450~1200mg/L，灭菌室内温度37~63℃，1~6小时	物品以专用纸袋密封后放入灭菌室，灭菌的有效期为半年。残留气体的排放不能用自然挥发，应设置专用的排气系统
	过氧化氢等离子体低温法		过氧化氢浓度大于6mg/L，45~65℃，28~75分钟	灭菌前物品应充分干燥
	低温甲醛蒸汽法		3~11mg/L，50~80℃，30-60分钟	残留气体的排放不能用自然挥发，应设置专用的排气系统

二、常用消毒剂及消毒方法

消毒剂	消毒时间	适用范围	注意事项
2%中性戊二醛水溶液	30分钟，灭菌时间为10小时	刀片、剪刀、缝针及显微器械	药液宜每周更换一次
10%甲醛溶液	20~30分钟	输尿管导管等树脂类、塑料类以及有机玻璃制品	
75%乙醇	30分钟	同戊二醛溶液	1.多用于已消毒过的物品的浸泡，以维持消毒状态 2.每周过滤，并核对浓度一次
1:1000苯扎溴铵(新洁尔灭)溶液	30分钟	刀片、剪刀及缝针等	效果不及戊二醛溶液，目前常用于已消毒的持物钳的浸泡
1:1000氯己定(洗必泰)溶液	30分钟	同新洁尔灭	抗菌作用较新洁尔灭强

三、器械的清洁、保管和处理

（1）金属器械、玻璃、搪瓷等物品，先清水洗净，注意沟、槽、轴节等处的去污。

（2）各种导管均需注意冲洗内腔。

（3）铜绿假单胞菌感染、破伤风或气性坏疽伤口、乙型肝炎抗原阳性患者，尽量选用一次性物品，用后即焚烧处理。

（4）金属物品冲洗干净后置于20%碘伏原液浸泡1小时。

第二节 手术人员和患者手术区域的准备

一、手术人员的术前准备

流程：进手术室——穿手术室准备的清洁鞋和衣裤——戴帽子和口罩（帽子要盖住全部头发，口罩要盖住鼻子）——手臂消毒——戴上消毒橡胶手套和穿无菌手术衣。

连台手术时，如果无菌性手术完毕，手套未破，在需连续施行另一手术时，可不用重新刷手，仅需用消毒液再涂擦手和前臂，穿上无菌手术衣和戴手套即可。若前一次手术为污染手术，则接连施行手术前应重新洗手。

二、患者手术区的准备

目的是消灭拟做切口处及其周围皮肤上的细菌。

1. **消毒** 2.5%~3% 碘酊涂擦皮肤（如皮肤上有较多油脂或胶布粘贴的残迹先用汽油或松节油拭去）——70% 乙醇涂擦两遍，将碘酊擦净。

另一种消毒方法是用 0.5% 碘尔康溶液或 1∶1000 苯扎溴铵溶液涂擦两遍。

对婴儿、面部皮肤、口腔、肛门、外生殖器等部位，可选用 0.75% 吡咯烷酮碘消毒。

在植皮时，供皮区的消毒 75% 乙醇涂擦 2~3 次。

注意事项：

（1）涂擦上述药液时，应由手术区中心部向四周涂擦。感染伤口、肛门区手术，则应自手术区外周涂向感染伤口或会阴、肛门处。已经接触污染部位的药液纱布，不应再返擦清洁处。

（2）手术区皮肤消毒范围要包括手术切口周围 15cm 的区域。如手术有延长切口的可能，事先相应扩大皮肤消毒范围。

2.铺无菌布单 目的是显露手术切口所必需的最小皮肤区，避免和尽量减少手术中的污染。

铺巾方法：

（1）用四块无菌巾，通常先铺操作者的对面，或铺相对不洁区，最后铺靠近操作者的一侧。用巾钳将交角处夹住，以防止移动。

无菌巾铺下后，不可随便移动，如果位置不准确，只能由手术区向外移，而不应向内移动。

（2）根据手术部位的具体情况，再铺中单或大单。

大单布的头端应盖过麻醉架，两侧和足端部应垂下超过手术台边30cm。上、下肢手术，在皮肤消毒后应先在肢体下铺双层无菌中单布。肢体近端手术常用双层无菌巾将手(足)部包裹。手（足）部手术需在其肢体近端用无菌巾包绕。

第三节　手术进行中的无菌原则

一、无菌操作规则包括

（1）穿无菌手术衣和戴无菌手套之后，手不能接触背部、腰部以下和肩部以上部位及手术台边缘以下的布单。

（2）不可在手术人员的背后传递手术器械及用品。坠落到无菌巾或手术台边以外的器械物品，不准拾回再用。

（3）手术中如手套破损或接触到有菌地方，应更换无菌手套。如前臂或肘部触碰有菌地方，应更换无菌手术衣或加套无菌袖套。如无菌巾、单等物已被湿透，其无菌隔离作用不再完整，应加盖干的无菌布单。

（4）在手术过程中，同侧手术人员如需调换位置，一人应先退后一步，背对背地转身到达另一位置，以防触及对方背部不洁区。

（5）手术开始前要清点器械、敷料，手术结束时，检查胸、腹等体腔，待核对器械、敷料数无后，才能关闭切口，以免异物遗留。

（6）切口边缘应以无菌大纱布垫或手术巾遮盖，巾钳或缝线固定，仅显露手术切口。术前手术区粘贴无菌塑料薄膜可达到相同目的。

（7）做皮肤切口以及缝合皮肤之前，需用75%乙醇消毒皮肤一次。

（8）切开空腔脏器前，要先用纱布垫保护周围组织，以防止或减少污染。

（9）参观手术的人员不能太多，应与手术人员和无菌器械台保持30cm以上的距离，尽量减少人员在手术室的走动。

（10）手术时不应开窗通风或用电扇，室内空调机风口也不能吹向手术台。

（11）所有参加手术人员必须严格遵守无菌制度。

第四节　手术室的管理

一、相关规定

（1）手术室的建筑布局应遵循医院感染预防与控制的原则。

（2）进入手术室的工作人员应严格遵守手术室各项制度。

（3）层流手术室采用空气结晶技术对微生物污染采取程度不同的处理。

（4）当一个手术室需连续作数个手术时，应先做无菌手术，后作污染或感染手术。

（5）手术室的工作区域，应当每24小时清洁消毒一次。

（6）每周应彻底大扫除一次。

（7）特殊感染的消毒　气性坏疽，铜绿假单胞菌感染者术后，用40%甲醛和高锰酸钾熏蒸。肝炎、铜绿假单胞菌感染者、开放性结核患者，所用手术器械先在2000mg/L有效氯溶液中浸泡60分钟，然后清洗，高压灭菌。引流物及引流瓶2000mg/L有效氯溶液中浸泡60分钟后倒入固定下水道统一处理。用过的敷料打包后送洗衣房专缸处理。

二、清扫流程

清洁手术室——通风 1 小时——80% 乳酸熏蒸——紧闭门窗 30 分钟后——通风。也可用中药苍术的乙醇浸剂替代乳酸，同上法烟熏，封闭 4 小时。

注意：

1. 铜绿假单胞菌感染手术后　乳酸空气消毒——1~2 小时后进行扫除——用 1∶1000 苯扎溴铵溶液擦洗室内物品后，开窗通风 1 小时。

2. 破伤风、气性坏疽手术后　可用 40% 甲醛溶液消毒手术室——2 小时后通风。

3. 乙肝患者手术后　地面和手术台等可撒布 0.1% 次氯酸钠水溶液（5% 碘附清拭或采用紫外线消毒）——30 分钟后清扫和清拭。

第三章 外科患者的体液和酸碱平衡失调

第一节 概述

一、体液的含量、分布和组成

1. **体液的含量** 体液量/体重：成年男性 60%，成年女性 50%，新生儿可达体重的 80%。

2. **体液的分布** 体液分为细胞外液和细胞内液。细胞外液：约为体重的 20%= 血浆（5%）+ 组织间液（15%）。

3. **体液的组成**

	血浆 （mmol/L）	组织间液 （mmol/L）	细胞内液 （mmol/L）
阳离子			
Na^+	142	146	12
K^+	4	4	150
Ca^{2+}	5	3	10^{-7}
Mg^{2+}	2	1	7
阴离子			
Cl^-	103	114	3
HCO_3^-	24	27	10
SO_4^{2-}	1	1	–
HPO_4^{2-}	2	2	116
蛋白	16	5	40

细胞内外液的渗透压相等，正常为 290~310mOsm/L。

二、正常体液平衡的调节

（一）水的平衡

1. 水的出入平衡 出入基本保持稳定，24 小时出入量 2000~2500ml。

临床判断出入量应注意：

（1）出汗多时，失水量增加。

（2）体温每升高 1℃，失水量增加 3~5ml/（kg·d）。

（3）非显性失水（皮肤及呼吸道排出）850ml。

（4）腹泻、呕吐或肠梗阻时，胃肠失水增加。

（5）气管切开时，呼吸道失水量是正常 2~3 倍。

2. 机体对水的调节

（1）丘脑－神经垂体－血管升压素系统 主要调节体液及渗透压的稳定。机体失水——细胞外液的渗透压↑——刺激下丘脑－垂体－血管升压素系统——口渴——饮水。血管升压素的分泌↑——远曲小管的集合管上皮细胞对水分的再吸收↑——尿量减少↓——水分保留——细胞外液渗透压↓至正常。血浆渗透压较正常有 ±2% 的变化，就有相应的变化。

（2）肾素－醛固酮系统，血容量的恢复和维持 容量和血压↓——刺激肾素分泌↑——醛固酮分泌↑——远曲小管对 Na^+ 的再吸收↑和 K^+、H^+ 的排泄↑——水的再吸收↑——细胞外液量↑。

（二）主要电解质的含量、生理作用

离子	血清正常值	生理作用
Na^+	135~145mmol/L	1. 维持细胞外液渗透压 2. 提高神经、肌肉兴奋性 3. 影响水平衡
K^+	3.5~5.5mmol/L	1. 维持细胞外液渗透压 2. 提高神经、肌肉应激性 3. 参与糖与蛋白质的合成代谢

离子	血清正常值	生理作用
Mg^{2+}	0.7~1.1mmol/L	1. 神经活动调控 2. 肌肉收缩 3. 心肌兴奋性 4. 血管张力
Ca^{2+}	2.25~2.75mmol/L	1. 维持神经、肌肉兴奋性 2. 信号的转导 3. 肌肉收缩
Cl^-	98~103mmol/L	维持体液渗透压及酸碱平衡
HCO_3^-	24~26mmol/L	维持体液渗透压及酸碱平衡

第二节 体液代谢的失调

一、概述

体液平衡失调可以有三种表现：容量失调、浓度失调和成分失调。

1.容量失调 等渗性体液↓或↑，主要致细胞外液容量变化。

2.浓度失调 细胞外液中水↑或↓，致渗透微粒（Na^+占99%）浓度（渗透压）改变。

3.成分失调 其他离子改变，对细胞外液渗透压无明显影响，造成成分失调。如 K^+↓、Ca^{2+}↑或↓等。

二、水和钠的代谢紊乱

（1）在细胞外液中，水和钠的关系非常密切，故一旦发生代谢紊乱，缺水和失钠常同时存在。

（2）分类

①等渗性缺水。

②低渗性缺水。

③高渗性缺水。

④水中毒。

（3）几种常见水钠失衡

类型	病因	特点及病理生理	临床表现及诊断	治疗原则
等渗性缺水（急性缺水或混合性缺水）	①消化液的急性丧失，如肠外瘘、大量呕吐等 ②体液丧失在感染区或软组织内，如腹腔内或腹膜后感染、肠梗阻、烧伤等	特点 ①水和钠成比例地丧失 ②血清钠仍在正常范围 ③细胞外液的渗透压也可保持正常 ④细胞外液量迅速↓ ⑤细胞内液的量一般不发生变化 病理生理 肾小球小动脉壁的压力感受器受到管内压力下降的刺激+远曲小管液内Na^+↓→肾素+醛固酮系统的兴奋→醛固酮的分泌↑→钠和水的再吸收↑→细胞外液量↑	临床表现 ①患者恶心、少尿等，但不口渴 ②舌干燥，眼窝凹陷，皮肤干燥 ③短期内体液丧失量达到体重的5%→血容量不足之症状；达体重的6%~7%时→可出现休克 ④常伴发代谢性酸中毒、代谢性碱中毒 诊断 ①依据病史+临床表现常可得出诊断 ②实验室检查 a.血液浓缩现象，但血清Na^+、Cl^-等一般无明显降低 b.尿比重↑ c.做动脉血血气分析可判别是否有酸（碱）中毒存在	①补充缺失水量，输入平衡盐溶液（乳酸林格液、复方氯化钠液等） ②补液公式补液量（L）=（红细胞比容上升值/红细胞比容正常值）×体重（kg）×0.25

类型	病因	特点及病理生理	临床表现及诊断	治疗原则
低渗性缺水（慢性缺水或继发性缺水）	①胃肠道消化液持续性丢失 ②大创面的慢性渗液 ③应用排钠利尿剂时，未注意补给适量的钠盐 ④等渗性缺水治疗时补充水分过多	特点 ①血清钠浓度↓ ②细胞外液量↓ ③细胞内液量变化不大 病理生理 ①血清渗透压↓→血管升压素的分泌↓→水再吸收↓→尿量排出↑→细胞外液的渗透压↑ ②细胞外液总量↓→肾素-醛固酮系统发生兴奋→排钠↓、Cl⁻和水再吸收↑ ③血容量↓→刺激神经垂体→血管升压素分泌↑→水再吸收↑→尿量↓	临床表现 ①一般无口渴感，常见症状有恶心、呕吐、头晕等 ②当循环血量明显下降时，可出现神志淡漠、肌痉挛性疼痛、腱反射减弱和昏迷等 诊断 ①依据病史＋临床表现常可得出初步诊断 a.尿液检查 尿比重小于1.01、尿Na⁺、Cl⁻↓ b.血钠浓度低于135mmol/L c.红细胞计数、血红蛋白量、血细胞比容及血尿素氮值↑	①轻、中度患者口服或静脉生理盐水 ②重症应快速输入平衡盐溶液和胶体液 ③补钠盐计算公式 补钠量（mmol）＝（血钠正常值－血钠测量值）×体重×0.6 ④补液应先补半量，次日再补半量
高渗性缺水（原发性缺水）	①摄入水分不够	特点 ①细胞外液的 ②渗透压↑ ③血清钠↑ 胞内、外液量↓ 病理生理 ①高渗状态→刺激位于视丘下部的口渴中枢→饮水↓→	临床表现 ①口渴 ②失水症状 不同程度缺水，症状不同 轻度——缺水（占体重）2%~4% 中度——缺水（占体重）4%~6%	重点：补充缺失的水量，等渗葡萄糖溶液或低渗维持液 补液量计算 ①每丧失体重1%，补液400~500ml

类型	病因	特点及病理生理	临床表现及诊断	治疗原则
高渗性缺水（原发性缺水）	②经鼻胃管或空肠造口管给予高浓度肠内营养溶液等 ③水分丧失过多	体内水分↑→细胞外液渗透压↓ ②细胞外液的高渗状态→血管升压素分泌↑→肾小管对水的再吸收↑→尿量↓→细胞外液的渗透压↓和恢复其容量	重度——缺水（占体重）>6% 诊断 病史＋临床表现 实验室检查的异常 ①尿比重↑ ②红细胞计数、血红蛋白量、血细胞比容轻度↑ ③血钠浓度↑，在150mmol/L以上	②补水量（ml）＝（血钠测量值－血钠正常值）×体重×4 补液可以分2天补给，补液同时适当补钠，尿量超过30ml/h，开始补钾
水中毒（稀释性低血钠）	①各种原因所致的血管升压素分泌过多 ②肾功能不全，排尿能力下降 ③机体摄入水分过多或接受过多的静脉输液	体内水潴留，血浆渗透压↓循环血量↑	临床表现 ①急性水中毒表现为脑水肿，颅压↑ ②实验室检查 血液稀释，血浆蛋白↓、血浆渗透压↓ 诊断 病史＋临床表现	①停水摄入 ②利尿 ③改善脑水肿

三、钾、钙、镁、磷代谢异常

（一）低钾血症

1. 常见原因

（1）长期进食不足。

（2）应用利尿剂。

（3）补液未补钾，静脉营养未补钾。

（4）呕吐、肠瘘等丢钾。

（5）钾向细胞内转移。

2. 临床表现

（1）肌无力——软瘫等。

（2）消化道症状——口苦、恶心呕吐、肠麻痹。

（3）心脏传导及节律异常，心电图 T 波低平双向倒置，ST段降低，Q-T 间期延长，U 波出现。

（4）碱中毒 反常性酸性尿，即低钾时可出现碱中毒，但尿呈酸性。

3. 诊断 病史、症状、化验、心电图。

4. 治疗 去除病因，补充 KCl。

注意判断补钾量：<3mmol/L 补 200~400mmol/L；3.0~4.5mmol/L 补 100~200mmol/L，可提高血钾 1 mmol/L（1 克 KCl=13.4mmol）。

速度不能过快，<20 mmol/h，浓度不宜超过 40 mmol/L；量不能过多，<100~200mmol/d，见尿补钾（尿量 >40ml/h）。

（二）高钾血症

1. 常见原因

（1）入量多（口服、静脉滴注等）。

（2）肾排差（肾衰、保钾利尿等）。

（3）细胞内钾移出（如溶血、酸中毒等）。

2. 临床表现

（1）一般无特异症状，也可四肢无力，神志淡漠，微循环障碍等。

（2）心率缓慢，心律不齐——停搏。心电图 T 波高尖，Q-T间期延长，P-R 间期延长，QRS 变宽。

3. **诊断** 高钾病因而症状不符，化验，心电图。

4. **治疗** 去除病因，改善肾功，停止补钾，降低血钾。

（1）使钾进入细胞内。

（2）阳离子交换树脂。

（3）透析 口服，血液。

（4）抗心律失常 钙剂。

（三）低钙血症（血钙 <2.0mmol/L）

1. **原因** 坏死性胰腺炎或筋膜炎、肠瘘、胰瘘、肾衰、甲状旁腺功能低下等。

2. **表现** 神经、肌肉兴奋性增高的表现为 Chvostek 征、Trousseau 征阳性。

3. **诊断** 病史、体征、化验。

4. **治疗** 治疗原发病；补钙：口服、静脉等途径。

（四）高钙血症（血钙 >3.0mmol/L）

1. **病因** 甲状腺旁腺亢进症及骨转移癌等。

2. **表现** 软弱、乏力、恶心、呕吐，头痛、四肢痛等，过高时有生命危险。

3. **治疗** 手术、对症、补液、乙二胺四乙酸等。

（五）镁的异常

1. **镁异常** 镁过多（>1.10mmol/L），镁缺乏（<0.70mmol/L）。

2. **原因** 进少排多，如呕吐、肠瘘等。

3. **症状** 不特异，但可记忆力下降、精神过度兴奋等。

4. **诊治** 注意病史，注意补镁 0.25~1mmol/L，长期补镁 0.25~1.00mmol/L，1~3 周。

（六）低血磷（血磷 < 0.96 mmol/L）

1. **原因** 甲状旁腺功能亢进症、严重烧伤或感染、大量输糖和胰岛素、磷摄入不足、补充不当。

2. **表现** 不特异而不被重视，但发生率并不低。头晕，厌食，肌无力重者抽搐、精神错乱、昏迷，甚至呼吸及无力而死亡。

3. **治疗** 注意补磷，甲状旁腺亢进手术。

（七）高磷血症（血磷 >1.62mmol/L）

1. 原因 急性肾衰，甲旁低等，另外酸中毒或淋巴瘤等化疗时细胞内磷外逸。

2. 表现 临床上少见，主要为低钙的表现。

3. 治疗 治原发病，补钙，肾衰者透析。

第三节 酸碱平衡的失调

一、反映酸碱平衡的三大基本要素

1. pH（酸碱度）。

2. HCO_3^-（代谢因素）。

3. $PaCO_2$（呼吸因素）。

二、酸碱平衡的维持（动脉血 pH 7.40±0.05）

1. 血液中的缓冲系统 以 HCO_3^-、H_2CO_3 最为主要。

2. 机体器官调节

（1）肺 呼出 CO_2，使血中 $PaCO_2$↓—H_2CO_3↓。

（2）肾 Na^+-H^+ 交换，排出 H^+、HCO_3^- 重吸收、NH_3+H^+——NH_4^+ 排出、尿酸化、排 H^+、排出固定酸，保留碱，维持 HCO_3^- 浓度，血 pH 不变。

三、酸碱平衡失调种类

（1）代谢性酸中毒。

（2）代谢性碱中毒。

（3）呼吸性酸中毒。

（4）呼吸性碱中毒。

（5）混合性酸碱平衡失调。

（一）代谢性酸中毒

1. 特点 HCO_3^- 原发性减少。

2. 病因

（1）碱失多，阴离子空隙正常 腹泻、肠瘘、胆瘘、胰瘘等致 HCO_3^- 丧失。肾小管泌 H^+ 失常。体液中加入 HCl。

（2）酸生多，阴离子空隙增大 缺氧等致体内有机酸生成过多。肾功不全排 H^+ 障碍。

（3）肾功不全排氢少。

3. 机体调节过程

（1） $HCO_3^- \downarrow$ ——$H_2CO_3 \uparrow$ ——$CO_2 \uparrow$ ——$PaCO_2 \uparrow$ ——呼吸中枢兴奋 $\uparrow$ ——呼吸深快——$H_2CO_3 \downarrow$ ——代偿性代谢性酸中毒。

（2）肾碳酸酐酶和谷氨酰胺酶活性 $\uparrow$ ——$NH_3 + H^+ = NH_4^+$、$H^+ \downarrow$ ——$NaHCO_3$ 重吸收 $\uparrow$ ——代偿性代谢性酸中毒。

4. 临床表现

（1）轻症 原发病的表现。

（2）重症 疲乏、嗜睡、烦躁，心率加快，血压偏低，呼吸深快、酮味等。

5. 诊断 临床表现＋实验室检查。

6. 治疗

（1）去除病因。

（2）纠酸。

① $HCO_3^- > 16 \sim 18 mmol/L$，无须给碱性液。

② $HCO_3^- < 10 mmol/L$，立即补碱性液。

③ 2～4 小时补一半。

④ 5%$NaHCO_3$ 20ml 含 Na^+ 和 HCO_3^- 各 12mmol。

（二）代谢性碱中毒

1. 特点 H^+ 丢失过多或 HCO_3^- 原发性增多。

2. 病因

（1）酸性胃液丧失过多。

（2）碱性物质摄入过多。

（3）缺钾。

（4）应用排钠利尿剂。

3. 机体调节过程

（1）肺 呼吸调节——浅慢——CO_2 潴留——酸增加。

（2）肾 碳酸酐酶和谷氨酰胺酶活性降低 $NH_3+H^+=NH_4^+$ ↓ ——H^+ 排除↓。

4. 临床表现 呼吸浅慢、神经异常、谵妄、嗜睡、昏迷等。

5. 治疗

（1）治疗原发病。

（2）轻度代碱补液补钾即可；重度代碱（$HCO_3^- > 45$~50 mmol/L）补盐酸，1000ml 盐或糖加 1mol 的 HCl 150ml 缓慢滴入，每 4~6 小时监测血气及电解质。

三、呼吸性酸中毒

1. 特点 呼吸性酸中毒指肺泡通气功能减弱，不能充分排除体内生成的二氧化碳，使二氧化碳分压升高，引起高碳酸血症。

2. 病因 全麻过深、镇静药过量、心脏骤停、气道痉挛、肺水肿、气胸等。

3. 机体调节 肾：①排固定酸；②碳酸酐酶等。

4. 临床表现 呼吸困难，发绀，二氧化碳分压升高等。

5. 治疗 改善通气：呼吸机，气管插管或切开等。

四、呼吸性碱中毒

1. 特点 呼吸性碱中毒是由于肺通气过度，体内生成的二氧化碳排除过多，减轻高碳酸血症。

2. 病因 癔症、发热、创伤、感染、精神过度紧张、轻度肺水肿、肺栓子等等。

3. 机体调节 呼吸变慢肾排碱增多。

4. 临床表现 一般无症状，可手足麻木、抽搐等。实验室检查 pH 升高，二氧化碳分压及碳酸氢浓度降低。

5. 治疗 去除病因，减轻过度通气，增加呼吸道死腔，调整呼吸机，静注钙剂以缓解抽搐。

第四章 输 血

第一节 输血的适应证、输血技术和注意事项

一、适应证

（1）大量失血。

①失血量 <10% 总血容量（500ml）者，可通过机体体液间转移而得到代偿。

② 10%~20%（500~1000ml）时，应根据临床症状及实验室检查（血红蛋白和血细胞比容）可输入适量晶体液、胶体液或少量血浆代用品。

③ >20%（1000ml）时，输入晶体液或胶体液 + 浓缩红细胞。

④失血量在 30% 以下时，不输全血；超过 30% 时，可输全血与浓缩红细胞各半，再配合晶体和胶体液及血浆以补充血容量。胶体液或血浆蛋白量比例，以维持胶体渗透压。

⑤失血量大于 50% 且大量输入库存血时，还应及时补充某些特殊成分如清蛋白等。

（2）贫血或低蛋白血症。

（3）重症感染。

（4）凝血异常。

二、输血技术

1. **途径** 周围静脉穿刺。

2. **速度** 依病情而定。

（1）成人——5~10ml/min；老年或心功能较差者——1ml/min；小儿——10 滴 / 分左右。

（2）一次输血不应超过 4 小时，以免细菌繁殖，每次以

200~400ml 为宜。

（3）急性大出血时——加压输血器或塑料血袋卷起后行手工挤压输血。

三、注意事项

（1）输血前仔细核对并检查血袋。

（2）除生理盐水外，不向血液内加入任何其他药物和溶液，以免产生溶血或凝血。

（3）输血时应严密观察患者，检查体温、脉搏、血压及尿液颜色等，发现问题及时处理。

（4）输血完毕后仍需要观察病情。

（5）输血后血袋应保留 1 天，以便必要时化验检查。

第二节　输血的并发症及其防治

一、发热反应

1. 早期输血并发症　发生率约为 2%~10%，输血 15min~2h 内出现。

2. 临床表现　寒战、高热、头痛等。30min~2h 后缓解。血压多无变化。少数反应严重者还可出现抽搐、呼吸困难、血压下降甚至昏迷等。全身麻醉时很少出现发热反应。

3. 原因

（1）免疫反应。

（2）致热原　输血器具或制剂污染。

（3）细菌污染和溶血　早期或轻症细菌污染和溶血。

4. 治疗

（1）分析病因。

（2）症状较轻，可先减慢输血速度，病情严重者则应停止输血。畏寒与寒战时应注意保暖，出现发热时可服用阿司匹林。

伴寒战者可肌内注射异丙嗪 25mg 或哌替啶 50mg。

5. 预防 强调输血器具严格消毒、控制致热原。对于多次输血患者或经产妇应输注不含白细胞和血小板的成分血（如洗涤红细胞）。

二、过敏反应

（1）多发生在输血数分钟后，也可在输血中或输血后发生，发生率约为 3%。

（2）临床表现为皮肤局限性或全身性瘙痒或荨麻疹。严重者可出现支气管痉挛、血管神经性水肿等甚至过敏性休克乃至昏迷、死亡。

（3）原因

①过敏性体质患者对血中蛋白类物质过敏或过敏体质的供血者随血将其体内的某种抗体转移给患者，当患者再次接触该过敏原时，即可触发过敏反应。此类反应的抗体常为 IgE 型。

②患者因多次输注血浆制品，体内产生多种抗血清免疫球蛋白抗体，尤以抗 IgA 抗体为主。或有些免疫功能低下的患者，体内 IgA 低下或缺乏，当输血时便对其中的 IgA 发生过敏反应。

（4）治疗 当患者仅表现为局限性皮肤瘙痒或荨麻疹时，不必停止输血，可口服抗组胺药物，反应严重者应立即停止输血，皮下注射肾上腺素（1:1000，0.5~1ml）和（或）静脉滴注糖皮质激素（氢化可的松 100mg 加入 500ml 葡萄糖盐水）。

合并呼吸困难者——气管插管或切开。

（5）预防

①对有过敏史患者，在输血前半小时同时口服抗过敏药和静脉输注糖皮质激素。

②对 IgA 水平低下或检出 IgA 抗体的患者，应输不含 IgA 的血液、血浆或血液制品。如必须输红细胞时，应输洗涤红细胞。

③有过敏史者不宜献血。

④献血员在采血前 4 小时应禁食。

三、溶血反应

1. 最严重的输血并发症 后果严重，死亡率高。

2. 临床表现 患者输入十几毫升血型不合的血后，立即出现沿输血静脉的红肿及疼痛、寒战、高热、呼吸困难、胸闷、心率加快乃至休克，随之出现血红蛋白尿和溶血性黄疸。

严重者可而继发少尿、无尿及急性肾衰竭。术中的患者最早征象是不明原因的血压下降和手术野渗血。

3. 原因

（1）绝大多数是因误输血型不合的血液引起；还可因供血者之间血型不合引起，常见于一次大量输血或短期内输入不同供血者的血液时。

（2）少数在输入有缺陷的红细胞后可引起非免疫性溶血。

（3）受血者患自身免疫性贫血。

4. 治疗

（1）立即停止输血，核对受血者与供血者姓名和血型，并抽取静脉血离心后观察血浆色泽，若为粉红色即证明有溶血。尿潜血阳性及血红蛋白尿也有诊断意义。

（2）收集供血者血袋内血和受血者输血前后血样本，重新做血型鉴定、交叉配合试验及做细菌涂片和培养，以查明溶血原因。

（3）抗休克 纠正低血容量性休克，输入新鲜同型血液或输浓缩血小板或凝血因子和糖皮质激素，以控制溶血性贫血。

（4）保护肾功能 可给予 5% 碳酸氢钠 250ml，静脉滴注，使尿液碱化，促使血红蛋白结晶溶解，防止肾小管阻塞。当血容量已基本补足，尿量基本正常时，应使用甘露醇等药物利尿以加速游离血红蛋白排出。若有尿少、无尿或氮质血症、高钾血症时，则应考虑行血液透析治疗。

（5）若 DIC 明显，还应考虑肝素治疗。

（6）血浆交换治疗 以彻底清除患者体内的异型红细胞及有害的抗原 – 抗体复合物。

5. 预防

（1）加强输血、配血过程中的核查工作。

（2）严格按照输血的规程操作，不输有缺陷的红细胞，严格把握血液预热的温度。

（3）同型输血。

四、细菌污染反应

1. **患者的反应程度** 依细菌污染的种类，毒力大小和输入的数量而异。

2. **临床表现** 烦躁、寒战、高热、呼吸困难、恶心呕吐、发绀、腹痛和休克。也可以出现血红蛋白尿症、急性肾衰竭、肺水肿，致患者短期内死亡。

3. **病因** 由于采血，储存环节中无菌技术有漏洞而致污染，革兰阴性杆菌在4℃环境生长很快，并可产生内毒素。

4. 治疗

（1）立即终止输血并将血袋内的血液离心，取血浆底层及细胞层分别涂片进行染色细菌检查及细菌培养检查。

（2）采用有效的抗感染和抗休克治疗，具体措施与感染性休克的治疗相同。

5. 预防

（1）严格无菌制度，按无菌要求采血、贮存和输血。

（2）血液在保存期内和输血前定期按规定检查，如发现颜色改变、透明度变浊或产气增多等任何有受污染之可能时，不得使用。

五、循环超负荷

1. **常见于** 心功能低下者、老年、幼儿及低蛋白血症患者，由于输血过量或速度过快而引起急性心衰和肺水肿。

2. **临床表现** 输血中或输血后突发心率加快、呼吸急促、发绀或咳吐血性泡沫痰。右颈静脉怒张、静脉压升高，肺内可闻及大量湿啰音。胸片可见肺水肿表现。

3.病因

（1）输血速度过快导致短时间内血容量上升超出了心脏的负荷能力。

（2）原有心功能不全，对血容量增加承受能力小。

（3）原有肺功能减退或低蛋白血症不能耐受血容量增加。

4.治疗 立即停止输血。吸氧，使用强心剂、利尿剂以去除过多的体液。

5.预防 对有心功能低下者要严格控制输血速度及输血量，严重贫血者以输浓缩红细胞为宜。

六、输血相关的急性肺损伤

1.其发生与年龄、性别和原发病无关 为供血者血浆中存在白细胞凝集素或 HLA 特异性抗体所致。

2.临床表现 可有急性呼吸困难、严重的双侧肺水肿及低氧血症，可伴有发热和低血压。

3.病因 为供血者血浆中存在白细胞凝集素或 HLA 特异性抗体所致。

4.治疗 对症治疗，插管，输氧，机械通气等厚，48~96小时内临床和生理学改变都将明显改善。随着临床症状好转，X线肺部浸润在 1~4 天内消退，少数持续 7 天。

5.预防 禁用多次妊娠供血者的血浆作为血液制品。

七、输血相关性移植物抗宿主病

（1）患者发病前常已有免疫力低下、低蛋白血症、淋巴细胞减少或骨髓抑制等异常。

（2）临床表现 发热、皮疹、肝炎、腹泻、骨髓抑制和感染，发展恶化可致死亡。

（3）病因 由于有免疫活性的淋巴细胞输入有严重免疫缺陷的受血者体内后，输入的淋巴细胞成为移植物并增殖，对受血者的组织起反应。

（4）治疗 目前仍无有效治疗手段。

（5）预防 对用于骨髓移植，加强化疗或放射疗法的患者所输注的含淋巴细胞的血液成分，应经 γ 射线辐照等物理方法去除免疫活性淋巴细胞。

八、疾病传播

（1）病毒和细菌性疾病可经输血途径传播。病毒包括 EB 病毒、巨细胞病毒、肝炎病毒、HIV 和人类 T 细胞白血病病毒 Ⅰ、Ⅱ 型等；细菌性疾病如布氏杆菌病等。其中以输血后肝炎和疟疾多见。

（2）预防

①严格掌握输血适应证。

②严格进行献血人员体检。

③在血制品生产过程中采用有效手段灭活病毒。

④自体输血等。

九、免疫抑制

输血可使受血者的非特异性免疫功能下降和抗体特异性免疫抑制，增加术后感染率，并促进肿瘤生长、转移和复发，降低 5 年存活率。

十、大量输血的影响

大量输血后可出现：①低体温；②碱中毒；③高钾血症及凝血异常；④暂时性低钙血症。

第三节　自体输血

自体输血又称自身输血，是收集患者自身血液后在需要时进行回输。优点：节约库存血，减少输血反应和疾病传播，且不需要检测血型和交叉配合试验。

一、常用三种方法

1. 回收式自体输血　将收集到的创伤后体腔内积血或手术中的失血，经抗凝、过滤后回输给患者。适用于外伤性脾破裂、异位妊娠破裂等造成的腹腔内出血，大血管、心内直视手术及门静脉高压症等手术时的失血回输和术后 6 小时内所引流血液的回输等。

2. 预存式自体输血　适用于择期手术患者估计术中出血量较大需要输血者。

3. 稀释式自体输血　麻醉前从患者一侧静脉采血，同时从另一侧静脉输入为采血量 3~4 倍的电解质溶液，或适量血浆代用品等以补充血容量。

二、自体输血的禁忌证

（1）血液已受胃肠道内容物、消化液或尿液等污染。

（2）血液可能受肿瘤细胞污染。

（3）肝肾功能不全的患者。

（4）已有严重贫血的患者，不宜在术前采血或血液稀释法作自体输血。

（5）有脓毒症或菌血症者。

（6）胸腹腔开放性损伤超过 4 小时或血液在体腔中存留过久者。

第四节　血液成分制品

常用的血液成分制品分三类。

1. 血细胞成分

（1）红细胞制品　浓缩红细胞、洗涤红细胞、冰冻红细胞、去白细胞的红细胞。

（2）白细胞制剂　浓缩白细胞。

（3）血小板制剂。

2.**血浆成分** 新鲜冰冻血浆、冰冻血浆和冷沉淀三种。

3.**血浆蛋白成分** 白蛋白制剂、免疫球蛋白、浓缩凝血因子。

第五节　血浆代用品

血浆代用品又称血浆增量剂，是经天然加工活合成的高分子物质制成的胶体溶液，可以代替血浆以扩充血容量。

临床常用：

（1）右旋糖酐。

（2）羟乙基淀粉。

（3）明胶类代血浆。

第五章　外科休克

第一节　概述

一、概述

（一）有效循环血量的维持三个要素

①充足的血容量；②足够的心排血量；③适宜的外周血管张力。

（二）休克分类

1. **低血容量性休克**　包括失血性休克和创伤性休克。

2. **感染性休克**　病原体引发的全身性感染，血流动力学紊乱引起休克。

3. **心源性休克**　心脏疾病本身或者机械因素造成的心功能衰竭引发的休克。

4. **神经源性休克**　神经支配区域的血管失去神经控制，导致血管阻力降低心排血量降低引起休克。

5. **过敏性休克**　致敏机体对抗原物质产生急性、全身性、强烈的变态反应引发的休克。

在外科领域，最常见的是低血容量性休克和感染性休克。

二、病理生理

（一）微循环改变

1. **休克早期**　总循环血量↓和动脉血压↓→有效循环血量↓。

2. **休克中期**　微循环内动静脉短路和直捷通路进一步开放→组织的灌注↓→细胞严重缺氧。

3. **休克后期**　微循环内血液处于高凝状态→红细胞和血小

板发生聚集→微血栓形成→弥散性血管内凝血（DIC）。

（二）代谢变化

（1）体内的无氧糖酵解过程成为获得能量的主要途径。

（2）代谢性酸中毒。

（3）细胞各种膜的屏障功能受影响。

（三）内脏器官继发性损害

1. 肺　在低灌注和缺氧状态→肺毛细管的内皮细胞和肺泡上皮细胞受损→血管壁通透性↑→肺间质水肿。

2. 肾　由于肾血管收缩、血流量减少→肾小球滤过率锐减→尿量减少。

3. 心　心率过快→舒张期过短、舒张期压力↓；缺氧和酸中毒可导致心肌损害，当心肌微循环内血栓形成时，还可引起心肌局灶性坏死。

4. 脑　动脉血压↓→脑灌注压和血流量↓→脑缺氧。

5. 胃肠道　缺血和缺氧→黏膜细胞受损→黏膜糜烂、出血。受损细胞可释放具细胞毒性的蛋白酶以及多种细胞因子→休克恶化。

6. 肝　在缺血、缺氧和血流淤滞的情况下，肝细胞受损明显。肝小叶中心坏死。肝的解毒和代谢能力均下降，可发生内毒素血症。

三、临床表现

1. 休克代偿期　中枢神经系统兴奋性↑，交感–肾上腺轴兴奋，表现为精神紧张、兴奋或烦躁不安，周围血管的收缩使皮肤苍白、四肢厥冷，有心率↑、呼吸↑和尿量↓等表现。

2. 休克抑制期　神情淡漠、反应迟钝，甚至可出现意识模糊或昏迷。还有出冷汗、口唇肢端发绀、脉搏细速、血压进行性下降。严重时，全身皮肤、黏膜明显发绀，四肢厥冷，脉搏摸不清、血压测不出，尿少甚至无尿。若皮肤、黏膜出现瘀斑或消化道出血，提示病情已发展至弥散性血管内凝血阶段，可出现呼吸窘迫综合征。

四、诊断

在临床观察中，若发现患者有出汗、兴奋、心率加快、脉压差小或尿少等症，应认为休克已经存在，必须做积极的处理。

若患者出现神志淡漠、反应迟钝、皮肤苍白、呼吸浅快、收缩压降至 90mmHg 以下及尿少者，则提示患者已进入休克抑制期。

五、休克的监测

（一）一般监测

（1）精神状态。

（2）皮肤温度、色泽。

（3）脉率。

（4）血压　通常认为，收缩压 <90mmHg、脉压差 <20mmHg 是休克存在的表现。

（5）尿量　尿量 <25ml/h，比重增加者表明仍然存在肾血管收缩和血容量不足。

（二）特殊监测

1. 中心静脉压（CVP）

（1）正常值为 0.49~0.98kPa（5~10cmH_2O）。

（2）CVP<0.49kPa（5cmH_2O）时，表示血容量不足。

（3）>1.47kPa（15cmH_2O）时，则提示心功能不全、静脉血管床过度收缩或肺循环阻力增高。

（4）>1.96kPa（20cmH_2O）时，则表示存在充血性心力衰竭。

2. 肺动脉压（PAP）、肺毛细血管楔压（PCWP）

（1）PAP 的正常值为 1.3~2.9kPa（10~22mmHg）。

（2）PCWP 的正常值为 0.8~2kPa（6~15mmHg）。

（3）PCWP 低于正常值，则提示有血容量不足（较 CVP 敏感）。

（4）PCWP 增高则常见于肺循环阻力增高时，例如肺水肿。

3. 心排血量和心脏指数

（1）心排血量（CO）　每搏排出量与心率的乘积，成人 CO

正常值为 4~6L/min。

（2）单位体表面积的心排血量称心脏指数（CI），正常为 2.5~3.5L/（min·m²）。

（3）总外周血管阻力（SVR）SVR=（平均动脉压 – 中心静脉压）/心排血量 ×80。正常值为 100~130kPa·min/L

4. 氧供应（DO₂）及氧消耗　　氧供应是指机体组织所能获得的氧量，氧消耗是指组织消耗的氧量。DO_2 和 VO_2 可通过公式计算而得。

$DO_2 = 1.34 \times SaO_2 \times [Hb] \times CO \times 10$

$VO_2 = （CaO_2 - CvO_2）\times CO \times 10$

$CaO_2 = 1.34 \times SaO_2 \times [Hb]$；$CvO_2 = 1.34 \times SvO_2 \times [Hb]$

SaO_2——动脉血管氧饱和度

CaO_2——动脉血氧量

CvO_2——静脉血氧含量

SvO_2——混合静脉血氧饱和度

$[Hb]$——血红蛋白浓度

5. 动脉血气分析

（1）动脉血氧分压（$PaCO_2$）　正常值为 10.7~13.0kPa（80~100mmHg）。

（2）二氧化碳分压（$PaCO_2$）　正常值为 4.8~5.8kPa（36~44mmHg）。

（3）碱剩余（BE）　正常值为 –3~+3mmol/L。

（4）血酸碱度（pH）　则是反映总体的酸碱平衡状态，正常值为 7.35~7.45。

6. 动脉血乳酸盐测定　　正常值为 1~1.5mmol/L。

7. 胃肠黏膜内 pH 监测　　休克时的缺血和缺氧可很早反映在胃肠道黏膜。

8. 弥散性血管内凝血的检测

（1）血小板计数低于 $80 \times 10^9/L$。

（2）凝血酶原时间比对照组延长 3 秒以上。

（3）血浆纤维蛋白原低于 1.5g/L 或呈进行性降低。

（4）3P（血浆鱼精蛋白副凝）试验阳性。

（5）血涂片中破碎红细胞超过 2%。

六、治疗

1. 一般紧急治疗　创伤的制动、控制出血、通畅呼吸道等。

2. 补充血容量

3. 积极处理原发病　原则：在尽快恢复有效循环血量后，及时对原发病灶做手术处理。

4. 纠正酸碱平衡失调

5. 血管活性药物的应用　血管活性药物可分为血管收缩剂和血管扩张剂两大类。

（1）血管收缩剂　包括去甲肾上腺素、间羟胺和多巴胺等。

（2）血管扩张剂　主要分 α- 受体阻滞剂和抗胆碱能药两类。

（3）强心药。

6. 其他脏器功能的维持

7. 弥散性血管内凝血的治疗　可用肝素抗凝治疗，一般剂量为 1.0mg/kg，6 小时一次，成人首次可用 10000U（1mg 相当于 125U 左右）。

8. 皮质类固醇

（1）阻断 α 受体兴奋作用，使血管扩张，降低外周血管阻力，改善微循环。

（2）保护细胞内溶酶体，防止溶酶体破裂。

（3）增强心肌收缩力，增加心排血量。

（4）增进线粒体功能和防止白细胞凝集。

（5）促进糖异生，使乳酸转化为葡萄糖，减轻酸中毒。

一般主张应用大剂量。通常情况下，为了防止多用皮质类固醇后可能产生的不良反应，一般只用 1~2 次。但最近的研究认为，对于重症休克者，也可持续 2~3 天甚至更长时间，将有利于抢救工作。

9. 其他药物

（1）钙通道阻断剂　具有防止钙离子内流、保护细胞结构与功能的作用。

（2）吗啡类拮抗剂　改善组织血液灌流和防止细胞功能失常。

（3）氧自由基清除剂　能减轻缺血再灌注损伤中氧自由基对组织的破坏作用。

（4）调节体内前列腺素浓度，改善微循环。

（5）三磷酸腺苷 – 氯化镁（ATP–MgCl$_2$）　具有增加细胞内能量、恢复细胞膜钠 – 钾泵的作用，可防治细胞肿胀和恢复细胞的功能。

第二节　低血容量性休克

一、失血性休克

1. **失血性休克，多见于大血管破裂**　通常在迅速失血超过全身血量的 20% 时，即出现休克。

2. **主要表现**　CVP 降低、回心血量减少和 CO 下降所造成的低血压。

3. **病理生理**

（1）神经 – 内分泌机制作用下可引起外周血管收缩、血管阻力增加和心率加快。

（2）最终因微循环障碍可造成各组织器官功能不全和衰竭。

（3）及时补充血容量、治疗其病因和制止其继续失血是治疗失血性休克的关键。

4. 失血性休克程度的判断

	1	2	3	4
失血量（ml）	<750	750~1500	1500~2000	>2000
占总血量(%)	<15	15~30	30~40	>40
收缩压	–	正常	↓	↓↓

续表

	1	2	3	4
舒张压	–	↑	↓	↓↓
心率	轻度↑	100~120	>120	>140
毛细血管再充盈	正常	慢（>2s）	慢（>2s）	测不到
呼吸（bpm）	正常	正常	快（>20）	快（>20）
尿量（ml/L）	>30	20~30	10~20	0~10
四肢色泽	正常	苍白	苍白	苍白，湿冷
神志改变	紧张	焦虑不安	焦虑不安，嗜睡	嗜睡，消失

（五）治疗

1. 补充血容量　先经静脉快速（30~45分钟内）滴注等渗盐水或平衡盐溶液1000~2000ml。

中心静脉压与补液的关系

中心静脉压	血压	原因	处理原则
低	低	血容量严重不足	充分补液
低	正常	血容量不足	适当补液
高	低	心功能不全或血容量相对过多	给强心药物纠正酸中毒
高	正常	容量血管过度收缩	舒张血管
正常	低	心功能不全或血容量不足	补血试验

3. 止血　如用指压法控制体表动脉大出血、用三腔二囊管压迫控制门脉高压食管静脉曲张破裂大出血等（肝脾破裂出血），手术才是根本性的处理。

二、创伤性休克

见于严重的外伤，如复杂性骨折、挤压伤或大手术等。可有血液或血浆的丧失，损伤处又有炎性肿胀和体液渗出，这些体液不再参与循环。

另外，受损机体内可出现组胺、蛋白酶等血管活性物质，引起微血管扩张和通透性增高，又使有效循环血量进一步降低。损伤还可刺激神经系统，引起疼痛和神经-内分泌系统反应，影响心血管功能。有的创伤本身可使内环境紊乱，如胸部伤可直接影响心肺功能，截瘫可使回心血量暂时减少，颅脑损伤可使血压下降等等。

第三节 感染性休克

（一）病因

继发于急性腹膜炎、胆道感染、绞窄性肠梗阻及泌尿系感染等。

（二）致病菌和致病毒素

1.主要致病菌 为 G^- 杆菌。

2.主要因素 致病菌释放的内毒素，故又可称其为内毒素性休克。

（三）全身炎症反应综合征（SIRS）

（1）体温 >38℃或 <36℃。

（2）心率 >90 次 / 分。

（3）呼吸急促 >20 次 / 分或过度通气，$PaCO_2 < 4.3kPa$。

（4）白细胞计数 $>12 \times 10^9/L$ 或 $<4 \times 10^9/L$，或未成熟白细胞 >10%。

SIRS 的进一步发展即可导致休克和多器官功能衰竭（MOF）。

（四）分类

感染性休克按照血流动力学改变可分为高动力型即（高排低阻型休克、暖休克）和低动力型（低排高阻型、冷休克）。

（1）"暖休克"比较少见，是部分 G^+ 菌感染后的休克早期表现。

（2）"冷休克"则多见，由 G^- 菌感染所致的休克以及 G^+ 菌感染的休克后期，都表现为"冷休克"。

（五）感染性休克的临床表现

临床表现	冷休克（低排高阻型）	暖休克（高排低阻型）
神志	淡漠、嗜睡、躁动	清醒
皮肤色泽	苍白、发绀	淡红或潮红
皮肤温度	湿冷	比较温暖、干燥
毛细血管充盈时间	延长	1~2s
尿量	<25ml/h	>30ml
脉压（mmHg）	<30	>30
脉搏	细速	慢、搏动清楚

（六）治疗

1. **补充血容量** 先以输注平衡盐溶液为主，配合适当的胶体液、血浆或全血，恢复足够的循环血量。

2. **控制感染** 应用抗生素和处理原发感染灶。病原菌尚未确定，根据临床判断最可能的致病菌种应用抗生素，或选用广谱抗生素。

3. **纠正酸碱失衡** 滴注 5% 碳酸氢钠 200ml。约 1 小时后复查动脉血气分析，决定是否需追加用量。

4. **心血管药物的应用** 补充血容量、纠正酸中毒而休克未见好转时，应采用血管扩张药物治疗。

（1）α受体兴奋为主。

（2）α受体拮抗药联合应用，以抵消血管收缩作用。

（3）感染性休克时，心功能常受损害。改善心功能可给予强心苷（毛花苷 C）、β 受体兴奋剂（多巴酚丁胺）。

（4）皮质激素治疗 糖皮质激素是促炎细胞因子产生的重要自然抑制体，可在所有层次上调节宿主的防御反应。能抑制多种炎性介质的释放和稳定溶酶体膜，缓解 SIRS。主张短期使用，不超过 48 小时。

5. 其他治疗 营养支持。

第六章　麻　醉

第一节　概述

一、麻醉史

（1）气管内麻醉法　1792 年 Curry 首次进行人体气管内插管，随后出现各种气管内。

（2）全身麻醉　1846 年，首次乙醚麻醉，被视为近代麻醉学的开端。

（3）局部及神经阻滞　1884 年，Koller 将可卡因进行局部麻醉。

（4）复苏学及危重医学。

二、概述

（一）目的

（1）为外科、妇产等手术患者提供无痛、安全、良好的手术条件。

（2）利用复苏急救知识和技术，对危重患者发生的呼吸、循环和肝、肾功能衰竭进行处理。

（3）配合医生检查（不配合患者的检查，深静脉穿刺）。

（二）麻醉作用的产生

主要是利用麻醉药使神经系统中某些部位受到抑制的结果。

（三）麻醉的分类

（1）全身麻醉

①吸入全身麻醉。

②静脉全身麻醉。

（2）局部麻醉

①表面麻醉。

②局部浸润麻醉。

③区域阻滞。

④神经阻滞。

⑤神经丛阻滞。

（3）椎管内阻滞

①蛛网膜下隙阻滞。

②硬脊膜外阻滞。

③骶管阻滞。

（4）复合麻醉。

（5）基础麻醉。

第二节　麻醉前准备和麻醉前用药

一、概述

1. 目的　保证患者麻醉中的安全，减少麻醉后并发症。

2. 主要内容　术前访视，了解现病史、既往史（麻醉史和手术史），体格检查（呼吸道、心血管系统、肺脏），实验室检查（血常规、凝血功能、肝肾功能等）。

二、麻醉前准备

（一）麻醉前病情评估

1. 原因

（1）手术引起的创伤和失血可使患者的生理功能处于应激状态。

（2）各种麻醉方法和药物对患者的生理功能都有一定的影响。

（3）外科疾病本身所引起的病理生理改变，麻醉的风险与手术大小并非完全一致。

2. 麻醉前病情评估

（1）详细了解临床诊断、病史记录及与麻醉有关的检查。

（2）重点检查生命体征、心、肺及呼吸道、脊柱及神经系统，并对合并疾病的严重程度进行评估。

（3）根据访视和检查结果，对病情和患者对麻醉及手术的耐受能力做出全面评估。

①Ⅰ～Ⅱ级患者对麻醉和手术的耐受性良好，风险性较小。

②Ⅲ级患者的器官功能虽在代偿范围内，但对麻醉和手术的耐受能力减弱，风险性较大，如术前准备充分，尚能耐受麻醉。

③Ⅳ级患者因器官功能代偿不全，麻醉和手术的风险性很大，即使术前准备充分，围术期的死亡率仍很高。

④Ⅴ级者为濒死患者，麻醉和手术都异常危险，不宜行择期手术。

⑤急症病例注明"急"或"E"，表示风险较择期手术增加。

二、麻醉前准备事项

（1）纠正或改善病理生理状态　纠正营养不良，纠正脱水、电解质紊乱和酸碱平衡失调。

（2）精神状态的准备术前访视（病史复习）、言语安慰、镇静药物。

（3）凡有心衰史、心房纤颤或心脏明显扩大者，应以洋地黄类药物治疗；术前以洋地黄维持治疗者，手术当天应停药。

（4）长期服用β受体拮抗药治疗心绞痛、心律失常和高血压者，最好术前停药24~48小时；如因停药症状加重者，可恢复用药直至手术当天。

（5）高血压者　应经过内科系统治疗以控制血压稳定，收缩压低于180mmHg，舒张压低于100mmHg较为安全。在选择抗高血压药时，应避免用中枢性降压药或酶抑制剂，以免麻醉期间发生顽固性低血压和心动过缓。其他降压药可持续用到手术当天，避免因停药而发生血压剧烈波动。

（6）合并呼吸系统疾病患者　术前应检查肺功能、动脉血气分析和肺X线片；停止吸烟至少2周，并进行呼吸功能训练；行雾化吸入和胸部物理治疗以促进排痰；应用有效抗生素3~5天以控制急、慢性肺部感染。

（7）糖尿病患者　择期手术应控制空腹血糖不高于8.3mol/L，尿糖低于（++），尿酮体阴性。急诊伴酮症酸中毒者，应静脉滴注胰岛素消除酮体、纠正酸中毒后手术；如需立即手术者，虽然可在手术过程中补充胰岛素、输液并纠正酸中毒，但麻醉的风险性明显增加。

（8）胃肠道的准备　择期手术前应常规排空胃，以避免围术期间发生胃内容的反流、呕吐或误吸，及由此而导致的窒息和吸入性肺炎。

成人择期手术前应禁食12小时，禁饮4小时，以保证胃排空。小儿术前应禁食（奶）4~8小时，禁水2~3小时。麻醉设备、用具及药品的准备为了使麻醉和手术能安全顺利进行，防止任何意外事件的发生。

（9）麻醉和监测设备、麻醉用具及药品进行准备和检查　主要检查麻醉机密闭程度、气源及其压力、吸引器、麻醉喉镜、气管导管及连接管等，术中所用药品，必须经过核对后方可使用。

（10）适应手术后需要的训练。

（11）知情同意　在手术前，应向患者和家属说明将采取的麻醉方式，围手术期可能发生的各种意外情况和并发症等，并签署麻醉知情同意书。

三、麻醉前用药

（一）目的

（1）解除焦虑和（或）产生遗忘。

（2）稳定血流动力内环境。

（3）减少麻醉药需求量。

（4）降低误吸胃内容物的危险程度。

（5）提高痛阈，加强镇痛。

（6）抑制呼吸道腺体活动。

（7）防止术后恶心、呕吐。

（二）常用药物

药物类型	药名	作用
安定镇静药	地西泮	安定、镇静、催眠、抗焦
	咪达唑仑	虑，抗惊厥
催眠药	苯巴比妥	镇静、催眠、抗惊厥
镇痛	吗啡	镇痛、镇静
	哌替啶	
抗胆碱类药	阿托品	腺体分泌减少，解除平滑肌
	东莨菪碱	痉挛和迷走神经兴奋
α_2-肾上腺素能激动药	可乐定	降血压、镇静和强化阿片类
		药的作用

第三节　全身麻醉

一、全身麻醉药

神志消失，全身痛觉丧失，遗忘，反射抑制和一定程度的肌肉松弛。麻醉深度与血药浓度有关，完全可逆。

二、分类　按给药途径（吸入麻醉、静脉麻醉）

（一）吸入麻醉

一般用于全身麻醉的维持，有时也用于麻醉诱导。

1. 优点

（1）作用全面。

（2）麻醉深度易于监控。

（3）心肌保护作用。

2. 缺点

（1）环境污染。

（2）肝毒性。

（3）抑制缺氧性肺血管收缩（HPV）。

（4）恶心呕吐。

（5）恶性高热。

3. 理化性质和药理性能的关系

（1）现今常用吸入麻醉药多为卤素类，经呼吸道吸入后，通过与脑细胞膜的相互作用而产生全身麻醉作用。

（2）吸入麻醉药的强度是以最低肺泡有效浓度（MAC）来衡量的。MAC 是指某种吸入麻醉药在一个大气压下与纯氧同时吸入时，能使 50% 患者在切皮时不发生摇头、四肢运动等反应时的最低肺泡浓度。MAC 越小，麻醉效能越强。

（3）油/气分配系数，即麻醉药的脂溶性，与麻醉药强度成正比。

（4）血/气分配系数，即麻醉药的水溶性，越小，麻醉药可控性越好。

4. 影响肺泡药物浓度（F_A）的因素

F_A 和 F_A/F_I（药物肺泡浓度上升速度）取决于药物的输送和由肺循环的摄取速度。

（1）通气效应　通气量越大，F_A 和 F_A/F_I 上升速度越快。

（2）浓度效应　F_I 越高，F_A 上升越快。

（3）心排血量（CO）　CO 越大，F_A 上升越慢。

（4）血/气分配系数　血/气分配系数越高，F_A 上升越慢。

（5）肺泡和静脉血中药物浓度差（F_{A-V}）　F_{A-V} 越大，F_A 上升越慢。

5. 代谢和毒性

（1）吸入麻醉药的脂溶性较大，很难以原型由肾排出，绝大部分由呼吸道排出。

（2）毒性　肾毒性由中间代谢物无机氟（F^-）产生，代谢率愈低，毒性越低。

[F] < 50μmol/L　无毒性。

[F] 50~100μmol/L　可能毒性。

[F] > 100μmol/L　有毒性。

（二）常用吸入麻醉药

	氧化亚氮（N_2O）	恩氟烷	异氟烷
药理特点	麻醉作用极弱，30%~50% N_2O仅有镇痛作用。轻度抑制心肌，血流动力学影响轻；轻度抑制呼吸，无呼吸道刺激作用；麻醉作用极弱，30%~50% N_2O仅有镇痛作用	肺泡药物浓度>3%时，EEG可出现癫痫样棘波和爆发性抑制；轻度循环系统抑制BP、CO下降，外周血管轻度扩张，P上升；呼吸抑制明显，无气道刺激性；增强非去极化肌松剂作用；肝肾毒性弱	轻度升高颅压；心肌抑制小，扩张外周动脉，降低血压；呼吸抑制轻，但对气道有刺激性；增强非去极化肌松剂作用；对肝肾功能无明显影响
临床应用	与其他麻醉药物复合应用；严重休克或重危患者；分娩镇痛	各部位、各种年龄的手术	老年、冠心病和癫痫
禁忌证	肠梗阻、气栓、气胸患者	严重心、肝、肾疾病；癫痫患者；颅内压过高患者	产科患者

（三）静脉麻醉

1.静脉麻醉药的优缺点

（1）优点

①诱导速度快、平稳，无气道刺激。

②无环境污染，不需特殊设备。

③不抑制HPV，适于单侧肺通气。

（2）缺点　麻醉可控性差，无镇痛作用（氯胺酮除外）。

2.药动学特点

（1）入血后与血浆蛋白结合，游离状态有药理活性。

（2）经肝脏代谢，肾脏排出。

（3）有些代谢物具有药理活性，影响苏醒。

（4）可控性较吸入麻醉药差。

3.分类

（1）巴比妥类　硫喷妥钠、甲己炔巴比妥钠等。

（2）非巴比妥类　氯胺酮、依托咪酯、异丙酚等。

（四）常用静脉麻醉药

1.硫喷妥钠

（1）药理特点

①常用浓度2.5%，水溶液为强碱性pH 10~11，易析出结晶。

②起效迅速（30s），作用持续时间短（15~20min）。

③降低脑氧耗、脑血流及颅内压，具脑保护作用。

④心血管抑制作用较强。

⑤呼吸抑制较强，增加咽喉及支气管敏感性。

⑥反复用药可致苏醒延迟，由脑组织向脂肪转移，在脂肪中蓄积，后期再入血。

（2）临床应用

①全麻诱导　成人剂量4~6mg/kg，i.v.。

②小儿基础麻醉　2%溶液，15~20mg/kg。

③短小手术　2.5%，6~10ml，i.v.。

④控制惊厥　2.5%，2~3ml，i.v.。

（3）并发症

①静脉炎。

②过敏反应。

③误注血管外致肿痛、硬结、溃疡、皮肤坏死。

④误注动脉致严重动脉痉挛。

（4）治疗　经动脉注射普鲁卡因、罂粟碱或妥拉唑林。

2. 氯胺酮

（1）药理特点

①起效快，作用时间短，镇痛作用强。

②增加脑血流，颅内压和脑代谢。

③兴奋交感神经，但对心肌直接抑制。

④对呼吸影响轻，大剂量可抑制呼吸，刺激唾液分泌。

⑤分离麻醉，氯胺酮选择性地兴奋延髓和边缘系统，抑制丘脑的作用。表现为感觉与环境分离；情绪活动与意识消失不符；外观似浅麻醉与深镇痛不一的现象。

（2）临床应用

①全麻诱导。

②与其他静脉麻醉复合用于麻醉维持。

③小儿基础麻醉及成人短小手术麻醉。

④神经阻滞的辅助用药。

⑤支气管平滑肌松弛。

（3）不良反应　一过性呼吸暂停、幻觉、噩梦、精神症状及眼内压升高。

（4）注意事项

①高血压、颅内压升高、心肌缺血、癫痫不宜应用。

②术前需用地西泮和阿托品。

③休克患者在充分准备后使用。

3. 依托咪酯

（1）药理特点

①起效快，作用时间短。

②降低脑血流，颅内压及代谢率。

③对循环系统影响小，轻度扩冠作用。

④呼吸抑制作用不强。

（2）临床应用　全麻诱导，尤其是冠心病，心功能差和年老体弱患者。

（3）不良反应　肌阵挛，肾上腺皮质功能减退，恶心呕吐。

4.羟丁酸钠

（1）药理特点

①起效慢，作用时间长，镇静催眠作用，镇痛弱。

②轻度兴奋循环系统。

③麻醉剂量对呼吸抑制轻，刺激唾液分泌。

④促血清钾进入细胞。

（2）临床应用

①全麻诱导与维持（罕用），成人 50~100mg/kg。

②小儿基础麻醉（术前给足够抗胆碱药）。

（3）不良反应　锥体外系症状，恶心呕吐。

（4）禁忌证　高血压，低钾患者慎用。

5.异丙酚

（1）药理特点

①起效迅速（30s），作用时间短（3~10min）。

②降低脑血流、颅内压和脑代谢率，有脑保护作用。

③循环抑制明显。

④呼吸抑制作用明显。

（2）临床应用

①全麻诱导与维持。

②其他麻醉辅助药。

③门诊短小手术（如人流）。

（3）不良反应　注射部位疼痛，呼吸抑制。

（4）注意事项　休克、老年体弱患者慎用。

三、肌肉松弛药

（一）作用机制

1.神经冲动在神经、肌肉接头处的传导过程　冲动→突触前膜释放乙酰胆碱→与突触后膜受体结合→突触后膜去极化→肌肉收缩。

2. 肌松药的作用机制　干扰神经冲动在神经、肌肉结合处的传导。

（二）分类

根据干扰方式分为　①去极化肌松药；②非去极化肌松药。

（三）去极化肌松药

1. 作用机制　此类药分子结构与乙酰胆碱相似，但与突触后受体亲和力更强，且不易被胆碱酯酶降解，所以造成突触后膜持续去极化而不能复极，产生肌肉松弛。

2. 特点

（1）使突触后膜呈持续去极化状态。

（2）首次用药有肌颤现象。

（3）胆碱酯酶抑制剂不能拮抗其效果。

（4）反复用药有脱敏感现象（Ⅱ相阻滞）。

3. 代表药　琥珀胆碱。

（四）非去极化肌松药

1. 作用机制　此类药能与突触后受体结合，但缺乏药理活性，阻碍乙酰胆碱与受体结合，产生肌肉松弛。

2. 特点

（1）可与乙酰胆碱受体结合但无活性。

（2）不影响突出前膜乙酰胆碱的释放，但使其不能发挥作用。

（3）首次用药后无肌颤现象。

（4）其作用可被胆碱酯酶抑制剂所拮抗。

（5）剂量依赖性。

3. 代表药　筒箭毒碱、泮库溴铵、维库溴铵等。

（五）应用肌松药的注意事项

（1）禁止单独使用，须行气管插管，施行扶助或控制呼吸。

（2）琥珀胆碱可引起短暂性血 K^+ 升高，眼压和颅内压升高。心动过缓、心律不齐、肌肉痛。因此，严重创伤、烧伤、截瘫、青光眼、颅内压升高者禁用。

（3）合并神经－肌肉接头疾病患者，如重症肌无力，禁用非去极化肌松药。

（4）某些肌松药有释放组胺作用（筒箭毒碱、泮库溴铵），哮喘和过敏体质者慎用。

（5）非去极化肌松药的残余肌松用新斯的明拮抗（新斯的明：阿托品为2：1）。

（6）体温过低可延长其作用时间，抗生素（链霉素、庆大霉素、多黏菌素）及硫酸镁增强其作用。

四、麻醉性镇痛药

1. 吗啡　作用于大脑边缘系统可消除紧张和焦虑，并引起欣快感、成瘾性。能提高痛阈，解除疼痛。对呼吸中枢有明显抑制作用，轻者呼吸减慢，重者潮气量降低甚至呼吸停止，并有组胺释放作用而引起支气管痉挛。吗啡能使小动脉和静脉扩张、外周血管阻力下降及回心血量减少，引起血压降低，但对心肌无明显抑制作用，主要用于镇痛，如创伤或手术引起的剧痛、心绞痛等。成人用量5~10mg皮下或肌内注射。

2. 哌替啶　具有镇痛、安眠、解除平滑肌痉挛的作用，用药后有欣快感，并有成瘾性。对心肌收缩力有抑制作用，可引起血压下降和心排血量降低。成人用量为50mg，小儿为1mg/kg肌内注射，但2岁以下小儿不宜使用。

3. 芬太尼　对呼吸有抑制作用，麻醉期间可作为辅助用药。芬太尼静脉复合麻醉时，用量为30~100µg/kg，常用于心血管手术的麻醉。

4. 瑞芬太尼　为超短效镇痛药，用于麻醉诱导和维持。

5. 舒芬太尼　对循环系统的干扰更小，更适用于心血管手术的麻醉。也可作为麻醉期间的辅助用药。

五、全身麻醉的实施

（一）全身麻醉的诱导

1. 吸入诱导法

（1）开放点滴法。

（2）面罩吸入法。

2. 静脉诱导法

（二）全身麻醉的维持

1. 吸入麻醉药维持

2. 静脉麻醉药维持

3. 复合全身麻醉　两种或两种以上全麻药（方法）复合应用，取长补短。

（1）优点

①诱导快，无污染。

②麻醉过程平稳，恢复较快。

（2）缺点

①多种药物复合，选择给药时机、剂量困难。

②麻醉体征和麻醉分期难以辨别。

③麻醉后清醒延迟，肌松残余作用可带来严重后果。

④麻醉效果可能突然减浅。

4. 静吸复合麻醉

（1）静脉麻醉药＋低浓度吸入麻醉药。

（2）优点

①可控性强，适应范围。

②麻醉稳定，操作易掌握。

（3）缺点　环境污染难避免。

六、全麻深度的判断

（1）Guedel 分期。

（2）通用临床麻醉深度判断标准。

麻醉分期	呼吸	循环	眼征	其他
浅麻醉期	不规则 呛咳 气道阻力↑ 喉痉挛	血压↑ 心率↑	睫毛反射(-) 眼球运动(+) 眼睑反射(+) 流泪	吞咽反射(+) 出汗 分泌物↑ 刺激时体动
手术麻醉期	规律 气道阻力↓	血压稍低但稳定,手术刺激无改变	眼睑反射(-) 眼球固定中央	刺激时无体动,黏膜分泌物消失
深麻醉期	膈肌呼吸↑	血压↓	对光反射(-) 瞳孔散大	

七、呼吸道的管理

呼吸道管理是麻醉管理中的一项非常重要的内容。目的在于保持患者的呼吸道通畅、维持 $PaCO_2$ 和 PaO_2 在安全范围内、防止误吸等原因引起的肺损伤。

(一)维持气道的通畅性

舌后坠是全麻诱导、恢复期或应用镇静药的患者发生呼吸道梗阻的最常见原因。将患者的头部后仰或抬起下颌多能缓解舌后坠引起的梗阻,必要时可置入口咽或鼻咽通气道,使后坠舌根和咽部软组织撑起,从而解除梗阻。气道梗阻缓解后,可通过面罩提供适当的通气。对于全麻患者或面罩通气不足者,气管内插管是最常用的人工气道管理技术;此外,喉罩和食管–气管联合导管也是建立人工气道的有效手段。

(二)气管内插管术

1. 目的

(1)麻醉期间维持患者呼吸道通畅,防止异物进入,便于吸痰和积血。

(2)便于进行人工和机械通气。用于呼衰、复苏、中毒、新生儿窒息。

（3）便于吸入全身麻醉药。

2. 常用插管方法

（1）经口腔明视插管。

（2）经鼻腔插管。

（3）气管内插管的并发症。

①齿、舌、咽喉部等损伤。

②心血管反射。

③呼吸道梗阻。

④误入一侧支气管或导管脱出。

⑤长时间充气压迫，局部黏膜和纤毛缺血，黏膜脱落，纤毛活动停止 3~5 天，局部溃疡，软骨软化，坏死。

（三）喉罩通气道

是最主要的声门上人工气道方法。

1. 优点　操作简单，置入成功率高，无需喉镜和肌松药辅助，适于手术室外需要紧急建立气道的情况。其对患者刺激小，有利于在麻醉诱导期和恢复期维持患者的血流动力学稳定，恢复期能更好地耐受，术后咽痛发生率低。

2. 缺点　不能完全防止误吸，不能用于呕吐、反流危险高的患者。

3. 禁忌　咽喉部结构不正常或存在感染者，有声门下气道梗阻者，需患者张口度在 2cm 以上。

（四）食管－气管联合导管（ETC）

（1）ETC 兼有食管封闭式导管和气管内插管的功能，无论导管进入食管或气管，都可通过其中一个管腔进行人工通气。导管置入后可通过听诊来确定导管的位置。

（2）ETC 置入简单、快捷，无须使用喉镜。适用于需要快速建立人工气道者，尤其在面罩通气和气管内插管都困难时。

（3）禁忌　张口困难者、声门下气道梗阻或已知食管疾病者，咽反射仍存在着不宜应用 ETC。

（4）并发症　组织损伤、误吸、位置不当引起的通气不足等。

八、全身麻醉的并发症及处理

并发症	原因	临床表现	处理
反流与误吸	气道梗阻，饱食、上消化道出血、肠梗阻	急性呼吸道梗阻、吸入性肺炎、肺不张	减少胃内容物和提高胃液pH，降低胃压；保护气道
呼吸道梗阻	舌后坠、分泌物或异物阻塞、导管扭折或堵塞、支气管痉挛	肺部啰音、呼吸困难、气道压力高、缺氧	选择适当的导管、插管后检查导管位置、维持适当的麻醉深度、解痉药（氨茶碱或氢化可的松）
通气量不足	颅脑损伤、麻醉药、肌松药残留、疼痛	CO_2潴留，低氧血症	机械通气、拮抗药、镇痛
低氧血症	机械故障、吸入氧浓度过低、单侧肺通气、呼吸道梗阻；弥散性缺氧；肺不张；误吸；肺水肿	呼吸急促、发绀、心动过速、心律失常、血压升高	病因治疗
低血压	麻醉过深、血容量不足	少尿，代谢性酸中毒	补充血容量、应用血管活性药物及病因治疗
高血压	原发性高血压，甲亢、嗜铬细胞瘤；麻醉、手术操作；CO_2潴留	舒张压高于100mmHg或收缩压高于基础值的30%	减轻插管反应、维持一定麻醉深度、适当应用降压药

并发症	原因	临床表现	处理
心律失常	麻醉过浅、低血容量、缺氧、手术牵拉、CO_2潴留	心动过速、心动过缓、房早或室早	病因治疗
高热、抽搐和惊厥	小儿、药物（琥珀胆碱、氟烷）	肌肉持续收缩，体温急剧升高	物理降温

第四节 局部麻醉

一、局麻药的药理

用局部麻醉药暂时阻断某些周围神经冲动传导，使受这些神经支配的相应区域产生麻醉作用，称为局部麻醉。

二、特点

患者清醒，操作方便，并发症少，费用低廉。

三、药理

（一）化学结构和分类

1. **结构** 含芳香族环、胺基团和中间链。

2. **分类** 酯类和酰胺类。

（二）理化性质和麻醉性能

1. **解离常数（pK_a）**

（1）pK_a越大，起效时间越长。

（2）pK_a越大，弥散性能越差。

2. **脂溶性** 脂溶性越高，麻醉效能越强。

3. 蛋白结合率 血浆蛋白结合率越高，作用时间越长。

（三）吸收、分布、生物转化和清除

1. 影响药物吸收的因素

（1）药物剂量。

（2）作用部位。

（3）药物性能。

（4）血管收缩药。

2. 分布 血→肺→血供丰富器官→血供差器官。

3. 生物转化和清除 酰胺类在肝中降解，酯类被假性胆碱酯酶降解，少量原型经肾排出。

（四）不良反应

1. 毒性反应

（1）原因

①一次剂量超过患者耐量。

②误注入血管。

③作用部位血管丰富而未减量或未加肾上腺素。

④患者体质差，耐受力差，用少量也中毒（高敏反应）。

（2）表现 主要表现在中枢和心血管系统。

①中枢 轻者舌（唇）麻木、头痛、头晕、耳鸣、视力模糊、嗜睡、眩晕、寒战、语无伦次、注视困难、惊恐；严重者出现面部和四肢肌肉震颤导致惊厥、昏迷、呼吸停止。

②心血管系统 主要是抑制早期 BP 升高、HR 加快是中枢系统兴奋的结果，其对心肌传导系统、血管平滑肌产生直接抑制，心肌收缩力降低，CO 减少，血压下降，房室传导阻滞，HR 下降直至停止。

（3）预防

①一次用量不得超过限量。

②注药前回抽，边进针边注药。

③个体化用药，血运丰富部位减量。

④无禁忌者，加肾上腺素

⑤术前用药用地西泮或巴比妥类药物。

（4）治疗

①停药。

②吸氧。

③轻度可用地西泮 0.1mg/kg 静脉注射（肌内注射）。

④发生抽搐、惊厥　静脉注射硫喷妥钠 1~2mg/kg 或琥珀胆碱 1mg/kg。

⑤低血压　用麻黄素、间羟胺。

⑥心率缓慢：阿托品。

⑦呼吸心跳停止　心肺复苏。

2.过敏反应　酯类多见，酰胺类少见。

表现：出现荨麻疹、咽喉水肿、支气管痉挛、BP 降低。

（2）治疗　给激素及抗组胺药，严重时静脉注射肾上腺素 0.2~0.5mg。

（五）常用局麻药

1.普鲁卡因　弱效、短时效但较安全的常用局麻药，黏膜穿透力差，适用于局部浸润麻醉。成人一次限量 1g。

2.丁卡因　强效、长时效的局麻药，黏膜穿透力强，故应用于表面麻醉、神经阻滞麻醉、腰麻及硬膜外阻滞。成人一次限量表面麻醉 40mg，神经阻滞 80mg。

3.利多卡因　是中等效能和时效的局麻药。它的组织弥散性能和黏膜穿透力都很好，可用于各种局麻方法，但使用的浓度不同。最适用于神经阻滞和硬膜外组织。成人一次限量表面麻醉为 100mg，局部浸润麻醉和神经阻滞为 400mg。但反复用药可产生快速耐药性。

4.布比卡因　是一种强效和长时效局麻药。常用于神经阻滞、腰麻及硬膜外阻滞，很少用于局部浸润麻醉。成人一次限量为 150mg。使用时应注意心脏毒性。

5.罗哌卡因　是一种酰胺类局麻药，成人一次限量 150mg，适用于硬膜外镇痛如术后和分娩镇痛。

二、局麻方法

（一）表面麻醉

眼、鼻、咽喉、气管、尿道等处的浅表手术或内镜检查常用。

常用药物：1%~2% 丁卡因或 2%~4% 利多卡因。

（二）局部浸润麻醉

1. 常用药物 0.5% 普鲁卡因或 0.25%~0.5% 利多卡因。

2. 注意事项 ①注入组织内的药液需有一定容积；②应降低药液浓度；③每次注药前都要回抽，以免注入血管；④实质脏器和脑组织等无痛觉，不用注药；⑤药液中含肾上腺素［浓度 1:（20 万 ~40 万）］可减缓局麻药的吸收，延长作用时间。

（三）区域阻滞

适用于肿块切除术。用药同局部浸润麻醉。

优点：①可避免刺入肿瘤组织；②不致因局部浸润药液后，一些小的肿块不易被扪及，而使手术难度增加；③不会因注药使手术区的局部解剖难以辨认。

（四）神经阻滞

1. 臂丛神经阻滞

（1）解剖 C_5~C_8 及 T_1 脊神经前支组成，在肌间沟相互合并形成。在锁骨上方第一肋骨上横过进入腋窝（形成正中神经、桡神经、尺神经、肌皮神经）。被颈前筋膜和斜角肌筋膜所形成的筋膜包裹，向远延伸为锁骨下动脉筋膜，在腋窝形成腋鞘。

（2）入路

①肌间沟径路 1.3% 利多卡因 25ml 尺神经不全阻滞。误入蛛网膜下隙可致全脊麻，误入硬膜外腔致高位硬膜外阻滞。

②锁骨上径路 1.5% 利多卡因 20ml，有异感时，注入药液。

③腋径路 成人 1.3% 利多卡因 30ml。儿童臂丛神经阻滞时常用 1% 利多卡因 40ml（加肾上腺素）。

2. 颈丛阻滞

（1）解剖 $C_1 \sim C_4$ 脊神经组成。支配颈部肌肉和皮肤。C_4 支配皮肤与 T_2 支配区域相邻。筋膜鞘向下延伸成为臂丛鞘。

（2）分类

①深丛阻滞 C_4 横突，1% 利多卡因（加肾上腺素）10ml。

②浅丛阻滞 1% 利多卡因（加肾上腺素）6~8ml。

（3）并发症

①中毒 误入椎动脉少量即可。

②全脊麻醉 高位硬外麻醉。

③膈神经麻痹 喉返神经麻痹。

④霍纳综合征。

第五节 椎管内麻醉

将局麻药注入蛛网膜下隙或硬膜外腔产生的下半身或部位麻醉称椎管内麻醉。

（1）特点

①患者神志清醒。

②镇痛效果确切，肌松效果良好。

③不能完全消除内脏牵拉反射。

④可能引起生理紊乱。

（2）椎管解剖

①脊柱和椎管 四个生理弯曲。

②韧带 由外至内为棘上韧带、棘间韧带和黄韧带。

③脊髓、脊膜与腔隙脊髓下端 L_1 下缘或 L_2 上缘。

④脊膜 软脊膜、蛛网膜、硬膜。

⑤腔隙 蛛网膜下隙、硬膜外腔、硬膜下腔。

⑥根硬膜、根部蛛网膜和根软膜 即硬脊膜、蛛网膜、软脊膜延脊神经向两侧延伸包裹脊神经根的部分，有绒毛结构，作用为引流脑脊液和清除蛛网膜下隙的颗粒物。

⑦骶管椎管位于骶骨内的部分，为行骶管阻滞的作用部分。

⑧脊神经共 31 对（颈 8，胸 12，腰 5，骶 5，尾 1），由前后根合并而成。前根由运动和交感传出纤维组成，后根由感觉和交感传入纤维组成。

（3）椎管内麻醉生理

①脑脊液　成人总容量：120~150ml，蛛网膜下隙内 25~30ml；物理性质：透明，pH 7.35，比重 1.003~1.009。

②药物作用部位　主要作用部位为脊神经根，其次为脊髓表面。

③药物扩散途径　蛛网膜下隙阻滞为直接作用于脊髓。

（4）阻滞作用和麻醉平面

①各神经被阻滞后产生的作用　感觉——镇痛；交感——减轻内脏牵拉反应；运动——肌松。

②各神经被阻滞的顺序　交感 > 感觉 > 运动。

③各神经被阻滞的平面　交感 > 感觉 > 运动。

④麻醉平面　感觉神经被阻滞后用针刺法测出的皮肤痛觉消失范围。

⑤脊神经节段的体表分布

T_2——胸骨柄上缘。

T_4——两侧乳头连线。

T_6——剑突下。

T_{10}——脐。

T_{12}——耻骨联合上 2~3cm。

L_1~L_3——大腿前面。

L_4~L_5——小腿前面和足背。

S_1~S_5——大、小腿后面和会阴区。

（5）椎管内麻醉对机体的影响

①呼吸　主要取决于麻醉平面，尤以运动神经阻滞范围为主。

②循环　交感神经阻滞→外周血管扩张→回心血量减少→血压下降交感神经阻滞→迷走神经张力↑→心动过缓。

③其他　恶心呕吐，尿潴留。

4. 蛛网膜下隙阻滞　又称腰麻或脊麻。

（1）分类

①按局麻药比重　重比重液、等比重液、轻比重液。

②按麻醉平面　高平面 > 中平面 > T_{10} > 低平面。

③按给药方式　单次法和连续法。

（2）腰椎穿刺术

①体位　侧卧屈曲位或坐位。

②穿刺间隙　成人——L_3~L_4 间隙。

（3）影响麻醉平面的因素

①局麻药剂量。

②药物容积。

③药物比重。

④穿刺间隙。

⑤患者体位。

⑥注药速度。

（4）并发症

①术中并发症　血压下降、呼吸抑制、恶心呕吐。

②术后并发症　头痛、尿潴留、脑神经麻痹、粘连性蛛网膜炎、马尾丛综合征、化脓性脑脊膜炎。

（5）适应证和禁忌证

①适应证　2~3 小时以内的下腹部、盆腔、下肢和肛门会阴区手术。

②禁忌证

a. 中枢神经系统疾患如脑脊膜炎、颅内压增高等。

b. 休克。

c. 穿刺部位或附近皮肤感染。

d. 败血症。

e. 脊柱外伤或结核。

f. 急性心力衰竭或冠心病发作。

5. 硬膜外麻醉

（1）硬膜外穿刺术

①体位　侧卧屈曲（膝胸位）。

②穿刺针 16$^\#$或18$^\#$。

③穿刺到达部位 硬膜外腔。

④指征 阻力消失（落空感）、毛细管负压阳性、回抽无脑脊液、注气无阻力。

⑤导管留置长度 3~4cm。

（2）影响麻醉平面的因素

①局麻药容量。

②穿刺间隙。

③导管方向。

④注药方式。

⑤其他 患者情况等。

（3）并发症

①术中并发症 全脊椎麻醉、局麻药中毒、血压下降呼吸抑制、恶心呕吐。

②术后并发症 神经损伤、硬膜外血肿、硬膜外脓肿、脊髓前动脉综合征。

（4）适应证 横膈以下各种腹部、腰部和下肢手术。

（5）禁忌证 与腰麻相似。

6. 骶管阻滞

（1）骶管穿刺

①体位 侧卧或俯卧。

②穿刺点 骶裂孔。

（2）并发症 局麻药中毒、全脊椎麻醉。

（3）适应证 直肠、肛门和会阴部手术。

（4）禁忌证 穿刺点感染和骶骨畸形。

第六节 麻醉期间和麻醉恢复期的监测与管理

一、麻醉期间的监测与管理

（一）呼吸功能监测

监测项目 呼吸类型、幅度、频率和节律、PaO_2、$PaCO_2$、血 pH、SpO_2 和 $ETCO_2$。

（二）呼吸道管理

1.呼吸道梗阻原因 舌后坠、分泌物过多、误吸和窒息、喉痉挛和支气管痉挛、操作失误。

2.表现 呼吸困难、缺氧。

（三）循环功能监测

监测项目 血压、心率、脉搏、末梢循环、尿量、中心静脉压（CVP）、肺毛细血管楔压（PCWP）。

（四）其他

神志、体温、电解质、血糖。

二、麻醉恢复期的监测与管理

（一）监测

ECG、BP、P、呼吸频率和神志，SpO_2，记录。

（二）全麻后苏醒延迟的处理

1.分析原因 麻醉过深、肌松药残余、肝肾功能障碍、低温、高龄、电解质紊乱、血糖过高或过低等。

2.处理 维持通气、稳定循环、升温、纠正异常、拮抗麻醉药残余。

（三）保持呼吸道通畅

吸痰、托下颌、口咽通气道，面罩加压给氧。紧急状态开放伤口。

（四）维持循环稳定

1. 术后低血压原因 低血容量、静脉回流障碍、血管张力降低、心排血量下降等。

2. 术后高血压原因 术后疼痛、尿潴留、低氧血症、高碳酸血症、颅内高压、高血压病史。

（五）恶心呕吐

（1）原因 药物、低血压等。

（2）治疗。

第七节 体外循环

一、体外循环的基本装置与功能

1. 血泵 暂时代替人体心脏泵血功能的装置。①非搏动性泵；②搏动泵。

2. 氧合器 暂时替代人体肺在体外进行气体交换的装置。

3. 变温器 将水箱内的水温调节至设定值，通过管道输入与氧合器为一体的冷热交换器，从而升高或降低氧合器内的血液温度。

4. 微栓过滤器

5. 附属装置

二、体外循环的实施

（1）建立体外循环。

（2）体外循环与低温。

（3）体外循环转流。

（4）体外循环监测。

三、心肌保护

（1）目前常用主动脉内灌注冷心脏停搏液以及辅助全身或局部滴丸。

（2）停搏液的灌注方法 ①顺行灌注；②逆行灌注；③顺行－逆行联合灌注。

第七章 重症监测治疗与复苏

第一节 重症监测治疗

一、概述

1. 重症监测治疗室 来源于麻醉恢复室和休克治疗室，是集中各有关专业的知识和技术，对重症病例进行生理功能的监测和积极治疗的专门单位。

2. 特点 病例集中、监测细致、治疗积极且针对性强、护理水平高、工作效率高。

3. 人员和设备 专业 ICU 医师和各专业医师、ICU 护士、仪器维护人员、多功能监测仪、氧饱和度仪、心排量测定仪、呼吸器、除颤仪、血气分析仪等。

4. ICU 收治对象

（1）经严密监测和积极治疗后有可能恢复的各类危重患者。

（2）为重病情评定方法 TISS 评分系统和 APACHE Ⅱ 评分系统。

二、呼吸功能监测和呼吸治疗

1. 呼吸功能监测

2. 氧治疗

（1）通过吸入不同浓度的氧，使吸入氧浓度（FiO_2）、肺泡气氧分压升高，以升高动脉氧分压（PaO_2），达到缓解或纠正低氧血症的目的。

（2）供氧方法 高流量系统和低流量系统。

①高流量系统 气体流速高，FiO_2 可以稳定控制并调节。

②低流量系统 气体流量低，同时吸入空气，FiO_2 不稳定，也不易控制，适用于不需要精确控制 FiO_2 的患者。

（四）机械通气

1. 应用范围

（1）呼吸衰竭 因呼吸功能受损而不能维持动脉血气在正常范围。分换气功能衰竭和通气功能衰竭。

（2）换气功能衰竭 肺部病变引起气体交换障碍，导致低氧血症，面罩吸氧 $PaO_2 < 70mmHg$，$PaCO_2$ 正常或偏低。

（3）通气功能障碍 各种原因引起的肺泡有效通气量不足，$PaCO_2 > 50mmHg$，同时 $pH < 7.30$，合并不同程度的低氧血症（机械通气治疗效果好）。

2. 机械通气适应证

预防性机械通气	治疗性机械通气
长时间休克患者	心肺复苏后期治疗
术后恢复期患者 过度肥胖、严重感染、COPD 行胸腹部手术、明显代谢紊乱者	通气功能不全或衰竭
酸性物质误吸综合征	换气功能衰竭
恶病质	呼吸机械功能失调或丧失
	非特异性衰弱者，不能代偿呼吸做功的增加

3. 常用通气模式

通气模式	特点
控制通气（CMV）	呼吸完全由呼吸机控制
辅助控制通气（AC）	自主呼吸频率 > 预设，辅助呼吸 自主呼吸频率 < 预设，控制呼吸
间歇指令通气（IMV） 同步间歇指令通气（SIMV）	两次正压通气间允许自主呼吸

通气模式	特点
压力支持通气（PSV）	由患者自主呼吸触发辅助呼吸，减少呼吸做功
呼气末正压（PEEP）	呼气末维持正压，使萎陷的肺泡膨胀

4. 呼吸参数的调制

通气模式	IMV，A/CMV	吸/呼时间比（I E）	1:（1.5~2）
潮气量（VT）(ml/kg)	10~15	吸气时间（秒）	1~2
呼吸频率（RR）(BPM)	8~12	吸气停顿时间（秒）	0~0.6
吸入氧浓度（FiO₂）	0.4~1.0	PEEP（cmH₂O）（kPa）	2~5（0.2~0.5）

5. 撤机的呼吸指标

呼吸参数	开始撤机	拔管指征	呼吸参数	开始撤机	拔管指征
VC（ml/kg）	≥ 5	≥ 10~15	pH	≥ 7.30	≥ 7.30
MIF（cmH₂O）	≥ 10	≥ 25	RR（BPM）	< 45	< 35
PEEP（cmH₂O）	≤ 10	≤ 5	MV（L/min）	< 18	< 10
PaO₂（mmHg），吸氧	≥ 60	≥ 60			

三、血流动力学监测的临床应用

（1）根据监测参数评估循环功能，进行鉴别诊断。

（2）根据监测结果确定治疗原则　判断心脏前、后负荷及心肌收缩性的状态确定治疗原则，如 PCWP < 1.3kPa 和（或）TPR < 100kPa·s/L，为前负荷降低，需扩容治疗；PCWP > 2.4kPa 和（或）TPR > 200kPa·s/L，为前负荷，需利尿扩血管治疗。

（3）根据 CVP、PCWP 指导扩容治疗

①以 CVP 为标准可遵循 "5-2" 法则。

②以 PWCP 为标准可遵循 "7-3" 法则。

（4）CVP 与 BP 关系的临床意义

CVP	BP	临床意义
低	低	血容量不足
低	正常	血容量轻度不足
高	低	心功能不全，容量相对多
高	正常	容量血管收缩，肺循环阻力高
正常	低	心排血量低，容量血管过度收缩

四、病情评估

（1）急性生理与慢性健康状况评分。

（2）治疗干预评价系统。

（3）多脏器功能障碍评分。

（4）全身感染相关性器官功能衰竭评分。

第二节 心肺脑复苏

一、基本生命支持

（一）尽早识别心搏骤停和启动紧急医疗服务系统

（1）神志突然丧失，呼之不应。

（2）大动脉搏动消失，测不到血压，听不到心音。

（3）自主呼吸消失。

（4）瞳孔散大。

（二）尽早开始 CPR 顺序 C—A—B

1. 人工呼吸

（1）判断有无呼吸（听气流，看胸廓）。

（2）解除气道梗阻（清理分泌物、托下颌、头后仰）。

（3）人工呼吸（徒手法、器械法）。

2. 口对口（鼻）人工呼吸

（1）方法

①使头后仰并一手将其下颌向上、后方钩起；另一手压迫患者前额保持患者头部后仰位置，同时用拇指和示指捏闭起鼻孔，术者深吸一口气，对准患者口部用力吹入。

②开始连续 3~4 次，后每 5s 吹气 1 次。

③每次吹毕将口移开做深呼吸。

④患者可自己呼出气体。

（2）观察

①胸壁起伏。

②吹气阻力。

（3）要领 吹气前尽量多吸气。

（4）并发症

①胃扩张。

②交叉感染。

3. 胸外心脏按压

（1）机制

①心泵理论。

②胸泵理论。

（2）操作要点

①合适的体位　平卧去枕、抬高下肢，在患者背后垫硬木板。

②正确的按压部位　剑突上 4~5cm。

③合适的按压力度和频率　两臂伸直，上身前倾，凭自身重力垂直向胸骨加压，按压深度至少为胸部前后径的 1/3 或至少 5cm，按压、放松时间比为 1:1，频率至少 100 次 / 分。

④胸外按压与人工呼吸的比例 30:2。

⑤有效标志　能触及大动脉搏动 80~100mmHg，$ETCO_2$ 升高，肤色由苍白转红润，瞳孔由散大趋向缩小。

（3）并发症　肋骨、胸骨骨折、内脏穿孔破裂及出血。

（4）改良胸外按压

①增快 ECC 频率。

②加大力度。

③大剂量肾上腺素（首次即用大剂量 2~5mg）。

4. 开胸心脏按压

（1）指征

①心脏骤停时间较长或 ECC 效果不佳持续 10 分钟以上。

②存在胸内情况。

③胸廓或脊柱畸形伴心脏移位者。

④顽固 VF 或 VT。

⑤术中发生心脏骤停。

（2）优点　可提供接近正常的心肌血流和脑血流，有利于自主循环的恢复和脑保护。

（3）缺点　需较高的技术和条件，有感染的可能。

5. 简易人工呼吸器和机械通气

（三）尽早电除颤

1.原理 适量电流通过心脏使全部心肌在瞬间内同时去极化而处于不应期，抑制异位兴奋灶。为正常起搏点重新传下冲动，恢复正常心律和有效心搏创造条件。

2.除颤时机 心电压监测突发的 VF/VT，30 秒内进行。

3.其他 应先行 CPR 之 ABC 复苏程序至少 2 分钟（先给肾上腺素使细颤变为粗颤）

4.方法

（1）胸内除颤 成人 10J 开始，一般不超过 40J；小儿 5J 开始，一般不超过 20J（电极放于心脏前后）。

（2）胸外除颤 成人首次 ≤ 200J，再次 200~300J，第三次可增至 360J；小儿 2J/kg（其一放胸骨右沿第二肋间，另一电极放于左胸壁心尖部）。

二、高级生命支持

（一）呼吸支持

（二）恢复和维持自主循环

（三）CPR 期间的监测

（1）心电图。

（2）呼气末 CO_2。

（3）冠状动脉灌注压。

（4）中心静脉血氧饱和度。

（四）药物治疗

1.肾上腺素（EP） 首选药物

（1）机制

①具有 α、β 受体兴奋作用，有助于自主心律恢复。

②增加外周血管阻力，但不增加冠脉和脑血管阻力因而增加心肌和脑的灌流。

③使细颤变为粗颤，增加除颤成功率。

（2）剂量 0.5~1mg/ 次或 0.01 ~0.02mg/kg，5 分钟可重复

一次。

①去甲肾上腺素（NE） 显著增加除颤后心律失常发生率较高，不常规使用。

②异丙基肾上腺素和多巴酚丁胺 以兴奋 β 受体作用为主，不增加 MBF，做复跳后选用大剂量多巴胺、盐酸苯肾上腺素、加氧胺。

2. 血管加压素

（1）机制 作用于血管平滑肌的 V_1 受体，产生非肾上腺素样的血管收缩作用，使外周血管阻力增加。

（2）剂量 一次用量为 40U，经静脉或骨内注射。

3. 利多卡因 室早及室速，1~1.5mg/kg，可反复应用。

4. 胺碘酮 α、β 受体阻滞功能。对治疗房性和室性心律失常有效。初始剂量为 300mg，必要时重复注射 150mg。

5. 阿托品

（1）适应严重窦缓合并低血压、低灌注或频发室早。

（2）心搏骤停。1mg，i.v.，心动过缓，首次 0.5mg，5 分钟重复，使心率达 60 次 / 分。

6. 氯化钙

（1）机制 增加心肌收缩力，激发心肌搏动，但血浆 Ca^{2+} 过高可引起细胞内该负荷增加，使心肌和血管痉挛（石头心）发生的机会增加。

（2）适应证 高钾血症、低钙状态或钙通道阻滞药中毒所致心搏无力。

（3）剂量 10% 氯化钙 2.5~5ml 或葡萄糖酸钙 5~8ml。

7. 碳酸氢钠

（1）CPR 过程中酸中毒的特点 $PCO_2\uparrow$ 为主，其次 $[HCO_3^-]\downarrow$ 对复苏的影响包括顽固性室颤、降低儿茶酚胺类药的效应。

（2）剂量

①有血气时 碳酸氢钠（mmol）=BE×0.2× 体重（kg）。

②无血气时 初量 1mmol/kg（5%$NaHCO_3$ 1.66ml/kg），每隔10 分钟追加不多于初量的 1/2。

③注意 不宜过量使用，保证呼吸道畅通和通气量足够。

三、复苏后治疗

1. 呼吸道管理 根据血气分析调节呼吸器参数，维持轻度过度通气（$PaCO_2$ 25~35mmHg 可减轻脑水肿）。

2. 维持血流动力学稳定 监测 ECG、BP、血气分析（$PaO_2>$ 100mmHg，$PaCO_2$ 40~45mmHg）、尿量，比重，镜检、CVP 等。

3. 多器官功能衰竭或障碍的防治

（1）心脏骤停后综合征 心脏骤停只数分钟，但复苏后的多器官功能障碍却可持续数小时以至数天，这是组织细胞灌流不足导致缺血缺氧的后果。

（2）临床表现 代谢性酸中毒、心排血量降低、肝肾功能障碍、急性肺损伤或急性呼吸窘迫综合征等。

（3）复苏后应保持呼吸和循环稳定，根据监测结果调整体液平衡，改善组织灌注和心肌收缩力，使血流动力学处于最佳状态。

4. 脑复苏 为防治心脏停搏后缺氧性脑损伤所采取的措施。

（1）脑代谢特点

①代谢率高。

②耗氧量大（20%~25%）。

③能量贮备少（10~15s）。

④耐缺血能力差。

⑤再灌注损伤。大脑完全缺血 5~7 分钟以上脑组织有形态学变化。当自主循环恢复，脑组织在灌注后，缺血性变化仍继续发展，相继发生脑水肿及持续低灌注；细胞变性和坏死。

（2）适应证 估计初期复苏不够及时且已呈现明显脑缺氧性损伤的体征（体温升高、肌张力亢进、痉挛、抽搐及惊厥）。

（3）方法 脱水、降温和肾上腺皮质激素治疗。

①脱水 以减少细胞内液和血管外液为主，维持一定的血浆渗透压；以渗透性利尿药(甘露醇)为主，快速利尿药(呋塞米)为辅，血浆清蛋白（利尿，胶体渗透压和血容量），持续 5~7 日（第 3~4 日脑水肿达高峰）。

②降温

a. 及早降温，以头部降温为重点（冰帽）。

b. 足够降温，3~6 小时鼻咽温达 28℃左右，维持 12~24 小时；达肌张力松弛，呼吸血压平稳为准。

c. 降温到底（32~34℃），持续时间以恢复听觉为准。(神志开始恢复或好转为止）。

d. 停博小于 3~4 分钟及已呈软瘫状态者不用。

e. 防止御寒反应（丙嗪类药，硫喷妥钠、地西泮妥类药；体温恢复 1~2 日后停药）。

③肾上腺皮质激素　预防神经组织水肿，治疗已发生水肿难肯定。

a. 原则　尽早、足量、短期应用。

b. 方法　心搏骤停当时 氢化可的松 100~200mg，继地塞米松 20~30mg/24h，持续 3~4 日。

④解痉

a. 地西泮　3~5mg，i.v.，持续静脉滴注 50~150mg/24h。

b. 咪唑地西泮　1~3mg，i.v.，持续静脉滴注 3~5mg/h。

c. 必要时加硫喷妥钠和非去极化肌松剂。

⑤高压氧治疗（进出舱室血压变化）增加脑和脑脊液含氧量，促进脑血管收缩而降低颅内压，改善全身缺氧。缺点：易发生氧中毒和肺部感染。

⑥其他　催醒药（对减轻再灌注损伤无益）脑细胞营养药（ATP，细胞色素 C，维生素 B，维生素 E）无定论。

第三节　急性肾衰竭与急性肾损伤

急性肾衰竭（ARF）近年来归于急性肾损伤（AKI）的概念。

一、病因和分类

1. **肾前性**　急性血容量不足，充血性心力衰竭使心排血量降低，全身性疾病使有效循环量减少等引起肾血流的低灌注。

2. **肾性**　肾缺血和肾毒素造成的肾实质性急性病变。

3. 肾后性 由于梗阻引起的积水。

二、临床表现

1. 少尿期（7~14 天）

（1）尿量减少。

（2）进行性氮质血症。

（3）水、电解质和酸碱平衡失调 ①水过多；② 高钾血症；③高镁血症；④低钠血症；⑤高磷血症；⑥代谢性酸中毒。

（4）全身并发症。

2. 多尿期 少尿后的 7~14 天，24 小时尿量增加至 800ml 以上，尿量每日可达 3000ml 以上。

3. 恢复期 可无症状，肾小球滤过功能 3~6 个月恢复正常。

三、诊断和鉴别诊断

（1）病史和体格检查。

（2）尿液检查

功能性 AKI 与急性肾小管坏死少尿期尿液变化的比较

	功能性 AKI	急性肾小管坏死
尿比重	> 1.020	< 1.015
尿渗透压（mOsm/L）	> 500	< 350
尿钠含量 [mmol（mEq）/L]	< 20	> 20
尿/血肌酐比值	> 40	< 20
尿蛋白含量	阴性至微量	+
尿沉渣镜检	基本正常	透明、颗粒、细胞管型，红细胞、白细胞和变性坏死上皮细胞

（3）血液检查 ①血常规；②血清酸碱与电解质水平；③血尿素氮、肌酐和肌酐清除率。

（4）ADI 早期诊断标志物　血肌酐和尿量是目前临床常用的检测指标。

（5）肾穿刺活检。

四、治疗

1. 少尿期治疗

（1）液体管理　容量不足，防止和改善低灌注的发生。

（2）纠正电解质、酸碱平衡紊乱。

（3）营养支持。

（4）控制感染。

（5）肾脏替代治疗。

2. 多尿期的治疗　维持水、电解质和酸碱平衡，控制氮质血症，治疗原发病和防止各种并发症。

五、预防

（1）维持肾脏灌注压。

（2）避免使用肾毒性药物。

（3）控制感染。

（4）清除肾毒性物质。

（5）预防造影剂造成肾损伤。

第四节　急性肝衰竭

一、病因和分类

1. 病因

（1）病毒性肝炎。

（2）化学物中毒。

（3）外科疾病。

（4）其他。

2. 分类

命名	定义
急性肝衰竭	急性起病，2 周以内出现以 II 度以上肝性脑病为特征的肝衰竭
亚急性肝衰竭	起病较急，15 天 ~26 周出现肝衰竭的临床表现
慢性加急性肝衰竭	在慢性肝病基础上，出现急性肝功能失代偿
慢性肝衰竭	在肝硬化基础上，出现慢性肝功能失代偿

二、诊断标准

AHF 诊断标准

（1）既往无肝炎病史，以急性黄疸型肝炎起病。

（2）起病后 2 周内出现极度乏力，伴明显的恶心、呕吐等严重的消化道症状。

（3）迅速出现 II 度以上（按 IV 度划分）的肝性脑病。

（4）出现倾向明显，凝血酶原活动度（PTA）≤ 40%，且排除其他原因。

（5）肝浊音界进行性缩小（表面肝细胞存在大面积坏死，与预后直接有关）。

（6）患者黄疸急剧迅速加深，起病初起可能黄疸很浅，甚至尚未出现黄疸，但上述表现者应考虑本病。

三、临床表现

（1）早期症状　恶心、呕吐、腹痛、缺水及黄疸。

（2）意识障碍　肝性脑病。

（3）肝臭　呼气常有甜酸气味。

（4）出血。

（5）并发其他器官系统功能障碍。

（6）实验室检查　①氨基转移酶升高；②血胆红素升高；

③血小板减少；④血肌酐可增高；⑤酸碱失衡；⑥血电解质紊乱；⑦发生 DIC 时，凝血时间、凝血酶原时间延长。

四、疾病预防

（1）注意药物对肝脏的不良作用。

（2）术前重视患者的肝功能。

（3）术后监测肝功能。

五、治疗

（1）病因治疗。

（2）一般治疗　营养支持 补充血清白蛋白，口服乳果糖等。

（3）防治多器官功能衰竭。

（4）预防感染。

（5）肝性脑病的治疗。

①脱水　甘露醇应用。

②低温　体温降至 34~35℃为宜。

③自身免疫性肝炎引起的肝性脑病可使用激素。

（6）人工肝支持。

（7）肝移植。

第八章 疼痛治疗

第一节 概述

1.**疼痛** 由机体组织损伤或潜在的组织损伤或可以用组织损伤描述的一种人体不愉快的感觉和情绪上的体验。

2.**疼痛程度的评估** 视觉模拟评分法、语言描述评分法。

第二节 疼痛对生理的影响

（1）精神情绪的变化。

（2）内分泌系统的变化。

（3）循环系统。

（4）呼吸系统。

（5）消化系统。

（6）凝血机制。

（7）其他。

（8）疼痛对机体的"益处"。

第三节 慢性疼痛的治疗

一、治疗

（1）药物治疗

①解热消炎镇痛药。

②麻醉性镇痛药。

③催眠镇静药。

④抗癫痫药。

⑤抗抑郁药。

（2）神经阻滞

①星状神经节阻滞。

②腰交感神经阻滞。

（3）椎管内注药

①蛛网膜下隙注药。

②硬脊膜外间隙注药。

（4）痛点注射。

（5）针灸疗法。

（6）推拿疗法。

（7）物理疗法。

（8）经皮神经电刺激疗法。

（9）心理疗法。

二、癌症疼痛治疗

1. 癌症疼痛的三阶梯疗法

原则：①根据疼痛程度选择镇痛药物；②口服给药，一般以口服药为主；③按时服药，根据药理特性有规律地按时给药；④个体化用药，应根据具体患者和疗效用药。

（1）第一阶梯　轻度疼痛时，选用非阿片类镇痛药，如阿司匹林；也可选用胃肠道反应较轻的布洛芬和对乙酰氨基酚等。

（2）第二阶梯　在轻、中度疼痛时，单用非阿片类镇痛药不能控制疼痛，应加用弱阿片类药以提高镇痛效果，代表药物可为可待因。

（3）第三阶梯　选用强阿片类药，如吗啡。应根据疼痛的强度（如中、中度癌痛者）而不是根据癌症的预后或生命的时限选择用药。常用缓释或控释剂型。

2. 椎管内注药

3. 放疗、化疗和激素疗法

第四节　术后疼痛

一、镇痛药物

阿片类药物。

二、镇痛方法

（1）硬膜外镇痛。

（2）患者自控镇痛。

第九章 围术期处理

第一节 术前准备

一、一般准备

1. 心理准备

2. 生理准备

（1）适应性锻炼。

（2）输血和补液。

（3）预防感染。

（4）胃肠道准备 术前 8~12 小时禁食，术前 4 小时开始禁水。

二、特殊准备

1. 营养不良

2. 脑血管病 近期有脑卒中史，择期手术应至少推迟 2 周，最好 6 周。

3. 心血管病 高血压继续服用药物，血压控制在 160/100 mmHg 以下。

4. 肺功能障碍 急性呼吸系统感染，择期手术应推迟至治愈后 1~2 周。

5. 肾疾病 术前准备最大限度改善肾功能。

6. 糖尿病 血糖维持轻度升高状态（5.6~11.2mmol/L）。

7. 凝血障碍 术前 7 天停用阿司匹林，术前 2~3 天停用非甾体抗炎药，术前 10 天停用抗血小板药物。

8. 下肢深静脉血栓形成的预防 预防性使用低分子肝素。

第二节 术后处理

一、常规处理

（1）术后医嘱。

（2）监测。

（3）静脉输液。

（4）引流管。

二、卧位

（1）颅脑手术后，取 15°~30° 头高脚低位，颈部、胸部手术后，采取高半坐位卧式。

（2）腹部手术后多采取低半坐位卧式，脊柱或臀部手术后采用俯卧或仰卧。

三、各种不适的处理

1. 疼痛 常用麻醉类镇痛药 吗啡、哌替啶和芬太尼。

2. 呃逆 给予镇静或解痉药物。

四、胃肠道

开腹术后，肠蠕动恢复较慢，右半结肠需 48 小时，左半结肠 72 小时。

五、活动

术后，原则上应该早期床上活动，争取短期内起床活动。

六、缝线拆除

（1）头、面、颈部在术后 4~5 日拆线；下腹部、会阴部在术后 6~7 日拆线；胸部、上腹部、背部、臀部手术 7~9 日拆线；四肢手术 10~12 日拆线；减张缝线 14 日拆线；电刀切口，也应推迟 1~2 日拆线。

（2）切口可分为三类

①清洁切口（Ⅰ类切口）无菌切口，如甲状腺切除术。

②可能污染伤口（Ⅱ类切口）手术时可能带有污染的缝合切口，如胃大部切除术。

③污染切口（Ⅲ类切口）邻近感染区或组织直接暴露于污染或感染物的切口如阑尾切除术。

（3）切口愈合分为三级

①甲级愈合　愈合优良，无不良反应。

②乙级愈合　愈合处有炎症，如红肿、硬结、积液等。

③丙级愈合　切口化脓，需要切开引流。

第三节　术后并发症的防治

1. 术后出血　迅速再手术止血，清除凝血块，妥善放置引流。

2. 术后发热与低体温　①发热；②低体温。

3. 呼吸系统并发症　①肺膨胀不全；②术后肺炎；③肺栓塞。

4. 术后感染　①腹腔脓肿；②真菌感染。

5. 切口并发症

（1）血肿、积血和凝血块。

（2）血清肿。

（3）伤口裂开。

（4）切口感染。

6. 泌尿系统并发症

（1）尿潴留。

（2）泌尿道感染。

第十章 外科患者的代谢及营养治疗

1. 能量代谢 包括基础能量消耗、食物的生热效应、兼性生热作用和活动的生热效应。

2. 营养评价 体重、体重指数、皮褶厚度与臂围、握力测定。

3. 肠外营养 肠外营养制剂包括碳水化合物制剂、氨基酸制剂、脂肪乳制剂、电解质制剂、维生素及微量元素制剂。

并发症：静脉导管相关并发症、代谢性并发症、脏器功能损害、代谢性骨病。

4. 肠内营养

（1）途径 鼻–胃（十二指肠）、鼻–空肠置管、胃及空肠造口。

（2）并发症 机械性并发症、胃肠道并发症、代谢性并发症、感染性并发症。

第十一章 外科感染

第一节 概论

一、概述

外科感染是指需要外科治疗的感染，包括创伤、手术、烧伤等并发的感染。

二、分类

1. 按病菌种类和病变性质归类

（1）非特异性感染。

（2）特异性感染。

2. 按病程区分 外科感染可分急性、亚急性与慢性感染。

3. 按发生条件归类

（1）原发性感染、继发性感染。

（2）外源性感染、内源性感染。

（3）条件性（机会性）感染、二重感染（菌群交替症）、医院内感染等。

三、病原体致病因素与宿主防御机制

（一）病菌的致病因素

（1）病菌有黏附因子能附着于人体组织细胞以利入侵。

（2）侵入组织病菌的数量与增殖速率也是导致感染发生的重要因素之一。

（3）致病菌的作用与其胞外酶、外毒素、内毒素等有关，常通称为病菌毒素。

（二）宿主的抗感染免疫

人体抗感染的防御机制有天然免疫与获得性免疫。

1. 天然免疫

（1）宿主屏障 完整的皮肤和黏膜以及所分泌的多种有抑菌作用的物质。

（2）吞噬细胞与自然杀伤细胞。

（3）补体 病原体进入体内首先遇到体液中的补体。

（4）细胞因子。

2. 获得性免疫

（1）T细胞免疫应答。

（2）B细胞免疫应答 分泌抗体与细胞因子。

（3）免疫记忆 当相同病原体再次入侵时，免疫应答比初次感染更快速、强烈和持久。

（三）人体易感染的因素

1. 局部情况

（1）皮肤黏膜的病变或缺损。

（2）留置导管或体腔内的导管处理不当为病菌侵入开放了通道。

（3）管腔阻塞内容物淤积。

（4）异物与坏死组织的存在使得吞噬细胞不能有效发挥功能。

（5）局部组织血流障碍或水肿、积液，降低了组织防御和修复的能力；局部组织缺氧。

2. 全身性抗感染能力降低

（1）严重损伤、大面积烧伤或休克。

（2）糖尿病、尿毒症、肝硬化等慢性疾病，严重的营养不良、贫血、低蛋白血症、白血病或白细胞过少等。

（3）使用免疫抑制剂、肾上腺皮质激素、放疗、化疗。

（4）高龄老人与婴幼儿抵抗力差，属易感人群。

（5）先天性或获得性免疫缺陷患者。

3. 条件性感染 正常菌群在人体抵抗力降低时引起的感染。

四、病理生理

（一）非特异性感染

1. 病理变化　致病菌侵入、繁殖→产生多种酶与毒素→激活凝血、补体、激肽系统等→炎症介质的生成→引起血管扩张与通透性增加，白细胞和吞噬细胞进入感染部位→局部出现红、肿、热、痛等炎症的特征性表现。部分炎症介质、细胞因子和病菌毒素等还可进入血流，引起全身性反应。

2. 结果

（1）炎症好转。

（2）感染局限化。

（3）炎症扩展。

（4）转为慢性炎症。

（二）特异性感染

1. 常见类型

（1）结核病。

（2）破伤风和气性坏疽。

（3）外科的真菌感染，患者的抵抗力低下时，常为二重感染。

2. 临床表现

（1）局部症状　急性炎症有红、肿、热、痛和功能障碍的典型表现。慢性有局部肿胀或硬结肿块等，但疼痛大多不明显。

（2）系统功能障碍，侵及某一器官时，该器官或系统可出现功能异常。

（3）全身状态改变。

（4）特殊表现，如破伤风有肌强直性痉挛。

五、诊断病史＋体格检查

（一）体格检查

（1）波动感是诊断脓肿的主要依据，但应注意与血肿等区别。

（2）深部脓肿波动感可不明显，穿刺有助诊断。

（二）实验室检查

（1）白细胞计数及分类。

（2）泌尿系感染者需做尿常规与肾功能检查。

（3）疑有免疫功能缺陷者需检查淋巴细胞分类、免疫球蛋白等。

（4）病原体的鉴定

①脓液或病灶渗液涂片，可以分辨病菌的革兰染色和菌体形态。

②细菌培养（包括需氧菌、厌氧菌和真菌）以及药物敏感试验。

③采用其他特殊检查。

（三）影像学检查

主要用于内在感染的诊断。

六、预防

（一）防止病原微生物侵入

（1）加强卫生宣教，注意个人清洁和公共卫生。

（2）及时地正确处理伤口创面、清除污染的细菌和异物、正确使用引流有助于防止与减少创口感染。

（二）增强机体的抗感染能力

（1）改善患者的营养状态，纠正贫血与低蛋白血症等。

（2）积极治疗糖尿病、尿毒症等病症，增强机体抗感染的能力。

（3）及时使用有效的特异性免疫疗法。

（4）有明确指征时合理使用抗生素预防感染。

（三）切断病原菌传播环节

对于预防医院内感染尤为重要。

（1）认真实施医院卫生管理。

（2）对诊疗器械、用品、药物等严格进行消毒灭菌。

（3）严格贯彻无菌原则，防止病菌侵入。

七、治疗原则

（1）消除感染病因和毒性物质。

（2）制止病菌生长。

（3）增强人体抗感染能力。

（4）促使组织修复。

第二节 浅部组织的化脓性感染

	痈	急性蜂窝织炎	丹毒
部位	多个毛囊及皮脂腺	各层软组织内	网状淋巴管
致病菌	金黄色葡萄球菌	溶血性链球菌、金黄色葡萄球菌以及大肠埃希菌或其他型链球菌	乙型溶血性链球菌
特点	紫红色，边界不清，有多个脓栓	不易局限，迅速扩散，无明显分界	下肢好发，局部烧灼痛，颜色鲜艳
治疗	十字切开引流；清除坏死组织	抗生素；广泛切开引流	抗生素，局部热敷，硫酸镁湿敷

第三节　手部急性化脓性感染

1. 常见类型

（1）甲沟炎。

（2）脓性指头炎。

（3）手掌侧化脓性腱鞘炎。

（4）滑囊炎。

（5）掌深间隙感染。

2. 致病菌　主要是金黄葡萄球菌。

3. 特点

（1）掌面皮肤表皮层厚且角化明显，掌面的皮下感染化脓后可形成"哑铃状脓肿"。

（2）手的掌面皮下组织分隔成若干相对封闭的腔隙，发生感染时不易向周围扩散。

（3）皮下组织内压力较高而致剧烈疼痛，出现明显全身症状。

（4）在局部化脓前感染就可侵及深层组织，引起骨髓炎、腱鞘炎、滑囊炎及掌深间隙感染。

（5）手掌面的腱鞘、滑液囊、掌深间隙等解剖结构相互之间以及与前臂肌间隙之间有关联掌面感染可以一定的规律向深部、向近侧蔓延。

（6）手背皮肤薄软松弛，掌面皮肤致密厚实，手掌部感染时手背可能更显肿胀。

第四节 全身性外科感染

一、病因

致病菌数量多（毒力强）和（或）机体抗感染能力低下。

（1）继发于严重创伤后的感染和各种化脓性感染。

（2）静脉导管感染。

（3）肠源性感染。

（4）原有抗感染能力降低的患者、患化脓性感染后较易导致全身性感染。

二、常见致病菌

1. 革兰染色阴性杆菌 最常见。

（1）常见为大肠埃希菌、铜绿假单胞菌、变形杆菌等。

（2）主要致病因子为内毒素，由革兰阴性杆菌所致的脓毒症一般比较严重。

2. 革兰染色阳性球菌 金黄色葡萄球菌感染、表皮葡萄球菌等。

3. 无芽孢厌氧菌 拟杆菌、梭状杆菌等。

4. 真菌感染 属于条件性感染。

三、临床表现

（1）骤起寒战，继以高热可达 40~41℃，或低温，起病急，病情重，发展迅速。

（2）头痛、头晕、恶心、呕吐、腹胀，面色苍白或潮红、出冷汗。神志淡漠或烦躁、谵妄和昏迷。

（3）心率加快、脉搏细速，呼吸急促或困难。

（4）肝脾可大，严重者出现黄疸或皮下出血和瘀斑等。

四、实验室检查

（1）白细胞计数明显增高，或计数降低、核左移、幼稚型增多，出现毒性颗粒。

（2）可有不同程度的酸中毒，氮质血症，血尿，代谢失衡和肝、肾受损征象。

（3）寒战发热时抽血进行细菌培养，较易发现细菌。

五、诊断

（1）原发感染灶＋脓毒症的临床表现。

（2）确定致病菌应做血和脓液的细菌培养，多次培养阴性者，应考虑厌氧菌或真菌性脓毒症。

六、治疗

全身性感染应用综合性治疗，关键是处理原发感染灶。

（1）原发感染灶的处理，明确感染的原发灶，做及时、彻底的处理，解除相关的病因。

（2）抗生素的应用，可先联合应用估计有效的两种抗生素，并应用足够剂量。再做药敏试验，调整抗生素。

（3）支持疗法，补充血容量、输注新鲜血、纠正低蛋白血症等。

（4）对症治疗。

第五节　有芽孢厌氧菌感染（破伤风）

一、致病菌

破伤风梭菌，专性厌氧，革兰染色阳性。

二、感染主要因素

缺氧环境。

三、主要致病原因

痉挛毒素。

四、典型症状

（1）肌紧张性收缩（肌强直、发硬），阵发性强烈痉挛。

（2）最先受影响的肌群是咀嚼肌，随后顺序为面部表情肌、颈、背、腹、四肢肌，最后为膈肌。

（3）相应出现的征象

①张口困难（牙关紧闭）、咧嘴"苦笑"。

②颈部强直、头后仰，"角弓反张"或"侧弓反张"。

③膈肌受影响后，发作时面唇青紫，通气困难，可出现呼吸暂停。

（4）患者死亡原因多为窒息、心力衰竭或肺部并发症。

五、诊断和鉴别诊断病史＋临床表现

鉴别诊断 ①化脓性脑膜；②狂犬病；③其他，如颞下颌关节炎、子痫、分离（转换）性障碍等。

六、预防

（1）创伤后早期彻底清创，改善局部循环，是预防破伤风发生的关键。

（2）人工免疫，产生较稳定的免疫力。

七、治疗

（1）伤口处理、充分引流。

（2）抗毒素的应用，早期有效。

（3）镇静、解痉药物，减少患者的痉挛和痛苦。

（4）注意防治并发症。

（5）注意营养补充和水与电解质平衡的调整。

第十二章　创　伤

一、概述

（一）特点

组织连续性破坏、功能障碍。

（二）分类

（1）按致伤原因　擦伤、撕裂伤、刺伤、切割伤、挫伤、火器伤、冲击伤等。

（2）按受伤部位、组织、器官　脑、胸、腹、四肢等。

（3）按伤后皮肤是否完整　闭合性创伤、开放性创伤。

（4）按伤情轻重　重伤、轻伤。

二、创伤的病理生理

（一）局部反应

1. 原因　组织结构破坏或细胞变性坏死、微循环障碍或病原微生物入侵及异物存留等所致。

2. 主要表现　局部炎症反应的基本病理过程与一般炎症相同，创伤性炎症反应是非特异性的防御反应，有利于清除坏死组织、杀灭细菌及组织修复。

3. 创伤的炎症反应

（1）时间　伤后数小时出现。

（2）病理变化

①创伤→机体受损、组织裂隙→发生炎症→小血管收缩→扩张通透性增加→血浆，血细胞渗出→局部组织红、肿。

②细菌的毒素＋受损组织产物→有关的介质（缓激肽、补体碎片、组胺、白介素、肿瘤坏死因子、血小板活化因子等细胞因子）→疼痛、局部温度变高。

（3）临床表现 局部红、肿、热、痛。

（4）创伤性炎症对组织修复的作用

①积极作用 吞噬细菌，局部清除，组织间隙支架，提供营养。

②损伤作用 大量渗出，血容量下降，组织压、血循环受阻，组织碎片损伤其他器官。

4. 免疫反应创伤早期处于激发状态

（1）免疫反应亢进 再次出现致伤因子→炎症细胞释放大量炎症性介质→级联反应→SIRS。

（2）免疫麻痹 对外来刺激反应下降→易感染。

（二）全身反应——系列神经内分泌反应

（1）交感－肾上腺髓质系统应激性刺激→下丘脑－交感－肾上腺髓质→儿茶酚胺↑。创伤可使肾上腺皮质激素分泌增加，引起一系列代谢变化。

①使血糖升高。

②脂肪分解产生能量。

③减轻炎症损害。

（2）肾素－醛固酮系统肾素－醛固酮→血管紧张素原→血管紧张素Ⅰ→血管紧张素Ⅱ。

（3）神经内分泌系统作用下糖、蛋白和脂肪的代谢均发生相应变化。

①伤后早期出现高血糖——创伤性糖尿病。

②脂肪是伤后最主要的能源。

③严重创伤后，蛋白质分解显著增强，负氮平衡。

（三）主要脏器的功能变化

（1）心血管创伤→血容量减少，儿茶酚胺增多→减少皮肤肌肉血流量→生命器官血液灌注。

（2）肺 急性呼吸窘迫综合征或急性肺损伤。

（3）肾

①失血、失液→肾血流量减少→血管升压素和醛固酮→体液保留。

②血红蛋白、肌红蛋白分解产物可损伤肾小管，导致急性肾衰。

（4）肝血流量减少，氨基转移酶升高。

（5）胃肠应激性溃疡。

（6）低氧血症，诱发脑水肿。

三、创伤的组织修复

组织修复的基本过程，大致经历三个阶段。

	炎症反应期	细胞增殖分化期	组织塑形期
时间	伤后立即开始	伤后24~48h	伤后3~5d
主要变化	血液凝固，炎细胞渗出	成纤维细胞增生，血管形成	"钱包收拢"效应；"牵拉"效应
意义	为组织修复奠定基础	填补修复缺损组织，抗感染，吸收清除坏死组织	转变为细胞和血管较少而纤维较多的瘢痕组织

四、伤口愈合类型

1. 一期愈合
（1）创口小，不感染，组织破坏少。

（2）经缝合，创缘对合，炎症反应轻。

（3）表皮再生，少量肉芽组织。

（4）瘢痕少。

2. 二期愈合
（1）伤口大，坏死组织多，伴有感染。

（2）伤口收缩，炎症反应重。

（3）肉芽组织填平伤口，然后表皮再生。

（4）愈合后形成瘢痕大。

五、影响创伤愈合的因素

1. 局部因素

（1）伤口感染　是最常见的原因。

（2）损伤程度　损伤范围大、坏死组织多或有异物存留的伤口。

（3）局部血液循环障碍　组织缺血缺氧或由于采取的措施不当造成组织继发性损伤也不利于愈合。

2. 全身因素

（1）营养不良（蛋白质、维生素、铁、铜、锌等微量元素缺乏或代谢异常）。

（2）大量使用细胞增生抑制剂（如皮质激素等）。

（3）免疫功能低下。

（4）全身性严重并发症（如多器官功能不全）等。

六、创伤并发症

（1）感染初期可为局部感染，重者可迅速扩散成全身感染。

（2）休克早期失血性休克，晚期脓毒症甚至感染性休克。

（3）脂肪栓塞综合征常见于多发性骨折，主要病变部位是肺，可造成肺通气功能障碍甚至呼吸功能不全。

（4）应激性溃疡发生率较高，多见于胃、十二指肠，严重时可发生大出血或穿孔。

（5）凝血功能障碍主要是由于凝血物质消耗、缺乏，有出血倾向。

（6）器官功能障碍容易并发急性肾功能衰竭、急性呼吸窘迫综合征等严重内脏并发症。

七、创伤的检查、诊断和治疗

（一）创伤检查、诊断

1. 创伤检查的原则

（1）注意患者的生命体征。

（2）检查受伤部位。

（3）对严重的病情需边检查边治疗。

（4）患者不能搬动时，需凭经验初步判断，然后再仔细检查。

2. 全身检查

（1）观察生命体征

①呼吸　呼吸频率是否 >25 次 / 分或 <15 次 / 分，呼吸困难，发绀。

②心血管　脉率是否 >100 次 / 分微弱，触不清，收缩压是否 <90mmHg。

③神经 – 精神状态。

（2）创伤严重度评分

①计算时只将全身 6 个分区中损伤较严重的 3 个分区中各取一最高 AIS 值取其平方和。

②目前认为 ISS ≥ 16 列为重伤，ISS ≥ 20 死亡率明显增高，ISS>50 存活者少，ISS 为 75 是难以救治。

3. 闭合性创伤检查

（1）试验性穿刺　腹穿、胸腔穿刺。

（2）影像检查　CT、MRI、X 线。

（3）导管术。

（4）探察手术。

4. 伤口检查

（1）伤口大小、深度、形状。

（2）伤口污染情况。

（3）伤口性状。

（4）伤口内异物存留。

5. 注意事项

（1）发现危重情况，必须立即抢救，不能为了检查耽误抢救时机。

（2）检查步骤尽量简捷，动作必须谨慎轻巧，切勿因检查而加重损伤。

（3）重视症状明显的部位，同时应仔细寻找比较隐蔽的损伤。

（4）接收批量伤员时，不可忽视异常安静的患者。

（5）一时难以诊断清楚的损伤，应在对症处理过程中密切观察，争取尽早确诊。

（二）创伤的治疗

1. 急救

（1）目的和原则

①优先解除危及伤员生命的情况，使伤情得到初步控制，为转送和后续确定性治疗创造条件。

②必须优先抢救的急症主要包括心脏、呼吸骤停，窒息，大出血，张力性气胸和休克等。

③抢救积极，但不慌乱，保持镇定，工作有序。

④现场有多个伤员，组织人力协作。不可忽视沉默的伤员，因为其伤情可能甚为严重。

⑤防止抢救中再次损伤，例如移动伤员时制动不够，使骨折端损伤原未受伤的血管神经。

⑥防止医源性损害，例如输液过快过多引起肺水肿，输不相容的血液引起溶血等。

（2）常用的急救技术　主要有复苏、通气、止血、包扎、固定和后送等。

（3）心脏骤停

①现场　心脏按压及口对口人工呼吸。

②急诊室（车）　呼吸面罩及手法加压给氧或气管插管接呼吸机支持呼吸。

③在心电监测下电除颤，开胸心脏按压，药物除颤，并兼顾脑复苏。

（4）呼吸道阻塞处理方法

①手指掏出，有条件时（急诊室）可用吸引管吸出。呼吸道通畅后应将伤员头偏向一侧或取侧卧位。

②抬起下颌　适用于颅脑伤舌根后坠及伤员深度昏迷而窒息者。必要时可将舌拉出。

③环甲膜穿刺或切开。

④气管插管。

⑤气管切开。

（5）止血

①指压止血。

②加压包扎止血。

③止血带止血。

a. 类型　充气止血带、橡皮止血带。

b. 止血带使用注意事项　1小时放松一次，皮肤保护，松紧适宜。

（6）包扎

①包扎方法　绷带包扎、三角巾包扎等。

②包扎注意事项

a. 包扎前要观察伤口，判断出血性质，用合适方法包扎。

b. 不敷洒任何药物。

c. 脱出的肠管不要立即还纳。

d. 四肢开放骨折不要立刻复位，包扎固定。

e. 开放性气胸，加盖不透气材料。

（7）固定、搬运和转送　可以减少疼痛，防止损伤周围组织器官。

2. 局部治疗

（1）一期缝合　清洁伤口，污染伤口，如无明显感染。

（2）二期缝合　已感染伤口，或有感染可能。

（3）基本要求

①应扩大伤口，切开深筋膜，彻底止血，切除失活组织，取出异物。

②伤口尽早清创，最好6小时，最迟72小时。

③休克的伤员应在伤情稳定后再清创。

④根据先重后轻的原则清创。

⑤如发现坏死组织，引流不畅，应再次清创。

（4）方法和步骤

①清洗伤口周围，保护创口。

②清创的切口要选择合适，不影响以后的功能。

③由浅入深地逐层清除失活组织。

④清除血块、组织碎片和异物。

⑤骨折时应去除污染的碎骨片，较大的骨片应保留固定，防止骨缺损。

⑥妥善止血。

⑦神经或肌腱损伤一般不一期缝合，清除表面污物，定位缝合。

⑧清除完毕，用过氧化氢溶液及灭菌盐水冲洗。

⑨除颅、胸、腹、关节腔外一般不做一期缝合。

⑩四肢骨折、关节伤和大块软组织损伤，清创后要固定止动，禁用管形石膏。盲管引流不畅时做低位引流。早期清创后，必须尽早封闭伤口。

3. 全身治疗

（1）抗感染预防性抗生素的应用原则

①污染较重、失活组织较多的开放性损伤，尤其是火器伤。

②颌面、胃肠道和会阴部损伤。

③组织缺氧时间较长。

④机体抵抗力低，有免疫缺陷或抑制者。

（2）体液调整

①脱水　补充平衡盐和葡萄糖液后可以得到纠正血浆丢失太多要补充一些胶体。

②血清钾异常　一般伤后 3~4 日不补钾，以后酌情补充。

③血清钙降低。

④酸碱失衡。

（3）营养支持。

第十三章 烧 伤

一、伤情判断

（一）烧伤面积的估算

（1）九分法　按体表面积划分为 11 个 9% 的等份，头颈部 = $1 \times 9\%$；躯干 =$3 \times 9\%$；两上肢 =$2 \times 9\%$；双下肢 =$5 \times 9\%+1\%$，

（2）患者并指的掌面约占体表面积 1%，此法可辅助九分法，测算小面积烧伤较便捷。

（二）烧伤深度的识别

三度四分法，即分Ⅰ度、浅Ⅱ度、深Ⅱ度、Ⅲ度烧伤。

	Ⅰ度烧伤	浅Ⅱ度烧伤	深Ⅱ度烧伤	Ⅲ度烧伤
损伤深度	表皮浅层生发层健在	生发层甚至真皮乳头层	真皮层但残留皮肤附件	全层
水疱	无	多、大水疱	可有、小水疱	无
创面	红斑状干燥轻度红肿，无感染	红润潮湿水肿明显	微湿、红白相间水肿明显	焦黄、碳化焦痂树枝样粗大静脉
感觉	烧灼感	剧痛、感觉过敏	疼痛迟钝	痛觉消失
拔毛试验	剧痛	痛	微痛	不痛，且易拔除
局部温度	微增	增高	略低	发凉
愈合时间	3~7 天	1~2 周	3~4 周	> 4 周
愈合方式	脱屑愈合，无瘢痕	无瘢痕，有色素沉着	瘢痕愈合	无上皮再生，需植皮

（三）烧伤严重程度 我国常用下列分度法

1. 轻度烧伤 Ⅱ°烧伤面积 9% 以下。

2. 中度烧伤 烧伤面积 10%~29%；或Ⅲ°烧伤面积不足 10%。

3. 重度烧伤 烧伤总面积 30%~49%；或Ⅲ°烧伤面积 10%~19%；或Ⅱ°、Ⅲ°烧伤面积虽不到上述百分比，但已发生休克等并发症、呼吸道烧伤或有较重的复合伤。

4. 特重烧伤 烧伤总面积 50% 以上；或Ⅲ°烧伤 20% 以上；或已有严重并发症。

（四）吸入性损伤

1. 吸入性损伤 以往称"呼吸道烧伤"，是较危重的部位烧伤。燃烧时的烟雾含有大量有局部腐蚀和全身中毒的物质。

2. 诊断 ①燃烧现场相对密闭；②呼吸道刺激，咳出炭末痰，呼吸困难，肺部可能有哮鸣音；③面、颈、口鼻周常有深度烧伤，鼻毛烧伤，声音嘶哑。

二、烧伤病理生理和临床分期

1. 急性体液渗出期（休克期）

（1）组织烧伤后的立即反应是体液渗出。

（2）持续 36~48 小时。

（3）小面积浅度烧伤，可过人体的代偿；烧伤面积大而深者，可急剧发生休克。

（4）烧伤早期的休克基本属于低血容量休克。

（5）体液的渗出是逐步的，伤后 2~3 小时最为急剧，8 小时达高峰，随后逐渐减缓，至 48 小时渐趋恢复，因此烧伤早期的补液速度应掌握先快后慢的原则。

2. 感染期

（1）烧伤水肿回收期一开始，感染就上升为主要矛盾。

（2）浅度烧伤如早期创面处理不当，此时可出现创周炎症（如蜂窝织炎）。

（3）严重烧伤，全身免疫功能处于低迷状态，病原菌的易感性很高，易暴发全身性感染，预后严重。

（4）烧伤的特点

①广泛的生理屏障损害。

②广泛的坏死组织和渗出，是微生物良好的培养基。

③烧伤组织，先是凝固性坏死，随之为组织溶解，伤后2~3周，组织广泛溶解阶段，又是全身性感染的另一峰期。

④处理不当，病原菌可侵入邻近的非烧伤组织。

⑤大面积的侵入性感染，痂下组织菌量增多，可形成烧伤创面脓毒症。

3. 修复期

（1）浅度烧伤多能自行修复；深Ⅱ°烧伤靠残存的上皮岛融合修复；Ⅲ°烧伤靠皮肤移植修复。

（2）切除烧伤坏死组织和皮肤移植的工作。

三、治疗原则

（1）早期及时补液，维持呼吸道通畅，纠正低血容量休克。

（2）深度烧伤组织是全身性感染的主要来源，应早期切除，自、异体皮移植覆盖。

（3）及时纠正休克，控制感染是防治多内脏功能障碍的关键。

（4）重视形态、功能的恢复。

四、现场急救、转送与初期处理

1. 目标 是尽快消除致伤原因，脱离现场和进行危及生命的救治措施。

2. 措施

（1）迅速脱离热源。

（2）保护受伤部，现场只求创面不再污染、不再损伤，可行简单处理后送医院。

（3）避免用有色药物涂抹，增加随后深度判定的困难。

（4）维护呼吸道通畅，必要时气管插管，吸氧气。

（5）其他救治措施

①严重烧伤，避免长途转送，应输液、抗休克或加做气管切开。

②需转送者应建立静脉输液通道，途中继续输液，保证呼吸道通畅。

③路程较远者，应留置导尿管，观察尿量。

④安慰和鼓励受伤者，稳定情绪。

⑤注意有无复合伤。

五、入院后的初步处理

1. 轻度烧伤

（1）主要为创面处理。

（2）如用包扎，内层用油质纱布，外层用吸水敷料均匀包扎，包扎范围应超过创周面。

（3）颈与会阴部烧伤不适合包扎处，则予暴露。

2. 中、重度烧伤

（1）记录血压、脉搏、呼吸，注意有无合并伤，严重呼吸道烧伤需及早行气管切开。

（2）立即建立静脉输液通道，开始输液。

（3）留置导尿管，观察尿量、比重、pH，并注意有无血红蛋白尿。

（4）清创。

（5）制订第一个 24 小时的输液计划。

（6）广泛大面积烧伤一般采用暴露疗法。

（7）创面污染重或有深度烧伤者，均应注射破伤风抗毒血清，并用抗生素治疗。

六、烧伤休克

（1）心率增快、脉搏细弱，听诊心音低弱。

（2）血压的变化　早期往往表现为脉压变小，随后为血压下降。

（3）呼吸浅、快。

（4）尿量减少是低血容量休克的一个重要标志，成人每小时尿量低于 20ml 常示血容量不足。

（5）口渴难忍，在小儿特别明显。

（6）烦躁不安，是脑组织缺血、缺氧的一种表现。

（7）周边静脉充盈不良，肢端凉，患者诉畏冷。

（8）血液化验，常出现血液浓缩（血细胞比容升高）、低血钠、低蛋白、酸中毒。

七、治疗

液体疗法是防治烧伤休克的主要措施，保持一通畅的静脉输液通道。

补液方案	第一个 24 小时补液量	第二个 24 小时补液量
每 1% 烧伤面积（Ⅱ°、Ⅲ°）每公斤体重补液量	成人 1.5ml；儿童 1.8~2.0ml	第一个 24 小时的一半
胶体 晶体	中重度 1:2；广泛 1:1	同左
基础需要量	成人 2000ml；儿童 60~80ml/kg	同左

（二）观察指标

（1）成人每小时尿量不低于 20ml，以 30~50ml 为宜。小儿每公斤体重每小时不低于 1ml。

（2）患者安静，无烦躁不安。

（3）无明显口渴。

（4）脉搏、心跳有力，脉率在 120 次 / 分以下。

（5）收缩压维持在 90mmHg。

（6）呼吸平稳。注意呼吸道的通畅。

（7）烧伤全身性感染，烧伤死亡原因中，感染居首位。

八、诊断

（1）性格的改变。

（2）体温的骤升或骤降。

（3）心率加快（成人常在 140 次 / 分以上）。

（4）呼吸急促。

（5）创面骤变。常可一夜之间出现创面生长停滞、创缘变锐、干枯、出血坏死斑等。

（6）白细胞计数骤升或骤降。

（7）其他如尿素氮、肌酐清除率、血糖、血气分析都可能变化。

九、预后与防治

关键在早期诊断和治疗。

第十四章 肿 瘤

第一节 概论

一、我国最常见的恶性肿瘤

（1）在城市依次为肺癌、胃癌、肝癌、肠癌与乳癌。

（2）在农村为胃癌、肝癌、肺癌、食管癌、肠癌。

二、分类

根据肿瘤的形态学及生物学行为，分为良性与恶性两大类。

（1）良性肿瘤，一般称为"瘤"。

（2）恶性肿瘤来自上皮组织者称为"癌"。

（3）来源于间叶组织者称为"肉瘤"。

（4）胚胎性肿瘤常称"母细胞瘤"。

（5）交界性或临界性肿瘤 ①形态上属良性，但常浸润性生长；②切除后易复发，甚至可出现转移；③从生物行为上显示良性与恶性之间的类型。

三、病因

（一）环境因素

1. 化学因素

（1）烷化剂。

（2）多环芳香烃类化合物。

（3）氨基偶氮类。

（4）亚硝胺类。

（5）真菌毒素和植物毒素。

（6）其他 金属（镍、铬、砷）可致肺癌等。

2. 物理因素

（1）电离辐射　医源性致癌的原因之一。

（2）紫外线。

（3）其他　如烧伤瘢痕及皮肤慢性溃疡可能致皮肤鳞癌；石棉纤维与肺癌有关；滑石粉与胃癌有关。

3. 生物因素　主要为病毒，致癌病毒可分为 DNA 肿瘤病毒与 RNA 肿瘤病毒两大类；此外，寄生虫与肿瘤有关。

（二）机体因素

（1）遗传因素　癌症有遗传倾向性，即遗传易感性。

（2）内分泌因素　某些激素与肿瘤发生有关；生长激素可以刺激癌的发展。

（3）免疫因素　先天或后天免疫缺陷者易发生恶性肿瘤。

（4）其他因素　如营养、微量元素、精神因素等。

四、病理及分子机制

1. 肿瘤的恶变过程　包括了细胞增生、DNA 复制过度、细胞周期功能紊乱、细胞永生化、逃逸凋亡、血管增生及转移浸润等一系列过程。

2. 相应的分子机制　癌基因的激活、抑癌基因失活、修复相关基因的功能缺失以及凋亡机制丢失、端粒酶过度表达、信号转导调控机制紊乱及浸润转移相关分子事件等，构成了恶变分子机制的基础。

3. 肿瘤的病理

（1）恶性肿瘤的发生发展过程包括癌前期、原位癌及浸润癌三个阶段。一般情况下，经 10 年左右的癌前期阶段恶变为原位癌。

（2）肿瘤细胞增殖周期，细胞增殖受多个基因及其表达产物的调控如 P53、LMP1 等。

（3）肿瘤细胞的分化可分为高分化、中分化与低分化（或未分化）三类，分化愈好高，恶性程度低。

（4）肿瘤组织化学方面其相应的变化

①核酸增多。

②酶的改变　有的酶活性增高，有的酶因分化不良而减少活性。

③糖原减少。

（5）转移恶性肿瘤的转移方式　直接蔓延、淋巴或血行转移以及种植 3 大类。

①直接蔓延　为肿瘤细胞向与原发灶相连续的组织扩散生长，如直肠癌、子宫颈癌侵及骨盆壁。

②淋巴道转移　多数情况为区域淋巴结转移，但也可出现"跳跃式"。

③种植性转移　为肿瘤细胞脱落后在体腔或空腔脏器内的转移，最多见的为胃癌种植到盆腔。

④血道转移。

（6）肿瘤浸润　是肿瘤细胞与细胞外基质相互作用的过程，有黏附、降解和移动等步骤。包括黏附分子、降解酶类、瘤细胞运动相应的酶等一系列分子机制。

五、临床表现

肿瘤的临床表现决定于肿瘤性质、组织、所在部位以及发展程度。

（一）局部表现

1.**肿块**　肿块常是第一症状，因肿瘤性质而具不同硬度、移动度及有无包膜。位于深在或内脏者，肿块不易触及，但可出现脏器受压或空腔器官梗阻症状。良性者多生长慢，恶性者则快，且可出现相应的转移灶。

2.**疼痛**　局部刺痛、跳痛、灼热痛、隐痛或放射痛等，常难以忍受，夜间更明显。

3.**溃疡**　体表或胃肠道的肿瘤，若生长过快，血供不足而继发坏死，或因继发感染可致溃烂。恶性者常呈菜花状。

4.**出血**　肿瘤本身溃破可出血，浸润周围血管组织可发生出血，长期慢性失血可致贫血、乏力等。

5. 梗阻 肿瘤可导致空腔器官阻塞，而随部位不同可出现不同症状。梗阻的程度有不完全或完全两类。

6. 浸润与转移

（1）良性肿瘤多为外生性或膨胀生长；恶性肿瘤主要呈浸润性生长。

（2）肿瘤沿组织间隙、神经纤维间隙或毛细淋巴管、血管扩展，界限不分明。

（3）实际扩展范围较肉眼所见为大，局部切除后易复发。

（4）故手术时应扩大切除范围，包括基底部筋膜。

（二）全身症状

良性及早期恶性肿瘤，多无明显的全身症状，随病情进展可产生一系列非特异性改变，直至出现恶病质。

六、肿瘤的诊断与治疗目的

确定有无肿瘤及明确其性质。恶性者应进一步了解其范围与程度。

（一）病史应注意

1. 年龄 儿童肿瘤多为胚胎性肿瘤或白血病；青少年肿瘤多为肉瘤。癌多发生于中年以上。

2. 病程 良性者病程较长，恶性者较短。老年患者的恶性肿瘤发展速度相对较慢。儿童者发展迅速。

3. 个人史及过去史

（1）有无癌前期病变或相关疾患的病史。

	癌前期病变	相关疾患
肝癌	——	乙型肝炎
鼻咽癌		EB 病毒
子宫颈癌		乳头瘤病毒
胃癌	萎缩性胃炎、慢性胃溃疡、胃息肉	
乳头状癌	黏膜白斑	
大肠癌	肠道腺瘤性息肉	——

（2）在个人史中，行为与环境相关的情况。

（3）有些肿瘤有家族多发史或遗传史。

（二）体格检查

1. 全身体检　除肿瘤局部及全身一般常规体检外，对于肿瘤转移多见部位（如颈、腹股沟淋巴结）以及对腹内肿瘤者的肝及直肠指诊等检查均不可疏漏。

2. 局部检查

（1）肿块的部位、性质　应与炎症、增生、畸形或肿瘤等鉴别。

（2）肿瘤的性状

①良性者大多有包膜，质地同相应的组织，恶性者多无包膜，生长迅速扩展快，局部紧张而感质硬，浸润生长者边界不清且肿块固定。

②恶性肿瘤可有坏死、液化、溃疡、出血等继发症状，少数巨大良性肿瘤，亦可出现浅表溃疡与出血。

（3）区域淋巴结或转移灶的检查。

（三）实验室检查

（1）常规化验不一定是恶性肿瘤特异的标志，但该类阳性结果常可提供诊断的线索。

（2）肿瘤标志物是指表达或表达水平与肿瘤相关的分子。

（3）肿瘤标志物可归纳为肿瘤特异的标志物与肿瘤相关的标志物两类。①肿瘤特异的标志物，指只在肿瘤细胞或不同组织类型的肿瘤细胞表达而在正常细胞不表达。②肿瘤相关的标志物，指在正常组织的某些细胞类型及不同肿瘤间均有表达，仅是表达量的差异。

（4）肿瘤标志物的实验室检查

①酶学检查

a. 碱性磷酸酶　肝癌、骨肉瘤时血清水平可增高。

b. 酸性磷酸酶　由前列腺分泌。前列腺癌时可见血清酸性磷酸酶增高。

c. 乳酸脱氢酶　肝癌及恶性淋巴瘤。

②糖蛋白 肺癌者血清 α– 酸性糖蛋白、消化系统癌 CA19–9、CA50 等增高。

③激素类 不同激素器官肿瘤可出现不同激素分泌增加，出现内分泌 – 肿瘤综合征。

④免疫学检查 主要检查来自体内肿瘤的胚胎抗原、相关抗原及病毒抗原。常用的胚胎性抗原如下。

a.癌胚抗原 在结肠癌、胃癌、肺癌、乳癌均可增高。癌胚抗原作为大肠癌术后监测，对预测复发与否有较好的作用。

b.胚胎抗原 肝癌及恶性畸胎瘤者均可增高，在我国用于肝癌普查，效果良好。

c.肿瘤相关抗原 如抗 EB 病毒抗原。

⑤流式细胞分析术 是用以了解细胞分化的一种方法，分析染色体倍体特性、DNA 倍体类型、DNA 指数等。

⑥基因诊断 根据有无特定核酸序列以确定是否有肿瘤或癌变的特定基因存在，从而做出诊断。

肿瘤的发生是由于体细胞中基因改变积累的结果，癌症是多基因、多步骤发展的疾病，包括：

a.癌基因的激活、过度表达。

b.抑癌基因的突变、丢失。

c.微卫星不稳定，出现核苷酸异常的串联重复（1~6 个碱基重复序列）分布于基因组。

d.错配修复基因突变，该组修复 DNA 损伤的基因，一旦发生突变，导致细胞遗传不稳定或致肿瘤易感性。

目前，已知的癌基因较多，抑癌基因也有十余个，错配修复基因有关的已达 6 个。

（四）影像学检查

应用 X 线、超声波、各种造影、核素、CT、MRI 等各种方法所得成像、检查有无肿块及其所在部位、阴影的形态与大小，以判断有无肿瘤及其性质。

1.X 线检查

（1）透视与平片 肺肿瘤、骨肿瘤可见特定的阴影。钼靶

X 线可检查软组织如乳癌及软组织肿瘤。

（2）造影检查

①应用对比剂。

②器官造影　可经口服或静脉注射对比剂。

③血管造影　选择性动脉造影可显示患瘤器官或肿瘤的血管图像以帮助诊断。

④空气造影　对脑室、纵隔、腹膜后（观察肾及肾上腺的肿瘤）、腹腔等肿瘤以空气为对比，已应用不多。

（3）特殊 X 线显影术　硒静电 X 线和钼靶 X 线球管的摄影。

2.电子计算机断层扫描　用于颅内肿瘤、实质性脏器肿瘤、实质性肿块及淋巴结等的鉴别诊断。

3.超声显像　有助于了解肿瘤所在部位、范围及判断阴影性质。在超声引导下，可进行穿刺活检，成功率可达 80%~90%。

4.放射性核素显像

（1）对某些组织亲和的核素进入体内，正常组织与肿瘤部位吸收核素差距，形成对比显示呈占位性病变。

（2）临床上甲状腺肿瘤、肝肿瘤、骨肿瘤、脑肿瘤及大肠癌等常用放射性核素检查。

（3）一般可显示直径在 2cm 以上的病灶。

5.磁共振成像　对神经系统及软组织图像更为清晰。

（五）内镜检查

（1）可直接观察空腔器官、胸、腹腔以及纵隔肿瘤或其他病变的改变。

（2）可取细胞或组织行病理学检查诊断。

（3）可对小的病变如息肉做摘除治疗。

（4）可向输尿管、胆总管或胰管插入导管做 X 线造影检查。

（六）病理形态学检查

确定肿瘤的直接而可靠依据，包括细胞学与组织学两部分。

1.临床细胞学检查

（1）体液自然脱落细胞。

（2）黏膜细胞。

（3）细针穿刺涂片或超声导向穿刺涂片。

缺点：细胞学检查自然脱落的细胞易退变，分化较高的单个或少数肿瘤细胞，有时诊断较困难、诊断标准不易统一。

2.病理组织学检查 根据肿瘤性质等，应用不同的取材方法。

（1）凡经小手术能完整切除者则行切除送检。

（2）位于深部或体表较大而完整者宜行超声或 CT 导向下穿刺活检。

（3）手术中切取组织送做快速（冷冻）切片诊断。

（4）对疑有黑色素瘤者，一般不做切取或穿刺取材，应完整切除检查。

3.肿瘤分期 国际抗癌联盟提出了 TNM 分期法。

（1）T 是指原发肿瘤、N 为淋巴结、M 为远处转移。

（2）根据肿块程度在字母后标以 0~4 的数字，表示肿瘤发展程度。1 代表小，4 代表大，0 为无。

（3）各种肿瘤的 TNM 分类具体标准，是由各专业会议协定。

七、预防

三级预防：

1.一级预防 消除或减少可能致癌的因素，防止癌症的发生。目的是减少癌症的发病率。

2.二级预防 指癌症一旦发生，如何在其早期阶段发现，予以及时治疗。

目的：降低癌症的死亡率；早期发现、早期诊断与早期治疗。

3.三级预防 即诊断与治疗后的康复，提高生存质量及减轻痛苦、延长生命。

癌症三级止痛方案，其基本原则如下。

（1）最初用非吗啡类药，效果不明显时追用吗啡类药，仍不明显换为强吗啡类药，如仍不明显，考虑药物以外的治疗。

（2）从小剂量开始，视止痛效果渐增量。

（3）口服为主，无效时直肠给药，最后注射给药。

（4）定期给药。

八、治疗

（一）常用治疗方法

（1）手术。

（2）放射线。

（3）抗癌药。

（4）生物治疗。

（5）物理治疗。

（6）中医中药治疗等。

（二）治疗方法选择

1. 良性肿瘤及临界性肿瘤 以手术切除为主。

2. 恶性肿瘤

分期	治疗
Ⅰ期	手术治疗为主
Ⅱ期	局部治疗为主，原发肿瘤切除或放疗
Ⅲ期	手术前、后及术中放疗或化疗
Ⅳ期	全身治疗为主，辅以局部对症治疗

（1）Ⅰ期者以手术治疗为主。

（2）Ⅱ期以局部治疗为主，原发肿瘤切除或放疗，必须包括转移灶的治疗，辅以有效的全身化疗。

（3）Ⅲ期者采取综合治疗，手术前、后及术中放疗或化疗。

（4）Ⅳ期以全身治疗为主，辅以局部对症治疗。

（三）治疗方法

1. 手术治疗 手术切除恶性肿瘤，仍然是最有效的治疗方法。

（1）**根治手术** 包括原发癌所在器官的部分或全部，连同周围正常组织和区域淋巴结整块切除；并应用不接触技术阻隔肿瘤细胞浸润或扩散，结扎引流静脉血流等措施。

（2）**扩大根治术** 在原根治范围基础上适当切除附近器官及区域淋巴结。

（3）对症手术或姑息手术　以手术解除或减轻症状，对症手术后可减轻痛苦，延长生命，进而可争取综合治疗机会，改进生存质量。

（4）其他　激光手术切割或激光气化治疗、超声手术切割、冷冻手术等。

2. 抗癌药物疗法（简称化疗）

（1）概述

①能单独应用化疗治愈　绒毛膜上皮癌、睾丸精原细胞瘤、Burkitt 淋巴瘤、急性淋巴细胞白血病等。

②对某些肿瘤可获得长期缓解，如粒细胞白血病、霍奇金病、肾母细胞瘤、乳癌等。

③化疗药物只能杀灭一定百分比的肿瘤细胞，仍可出现临床复发。

④多类药物的合理应用是控制复发的可能途径。

（2）药物分类

①按作用原理药物分类

药物类型	作用机制	常用药物
细胞毒素类药物	其氮芥基团作用于 DNA 和 RNA、酶、蛋白质，导致细胞死亡	环磷酰胺、氮芥、卡莫司汀（卡氮芥）、白消安（马利兰）、洛莫司汀（环已亚硝脲）等
抗代谢类药	此类药物对核酸代谢物与酶结核反应有相互竞争作用，影响与阻断了核酸的合成	氟尿嘧啶、甲氨蝶呤、巯嘌呤、替加氟（呋喃氟尿嘧啶）、阿糖胞苷等
抗生素类	产生自由基引起碱基损伤和 DNA 链断裂	放线菌素 D（更生霉素）、丝裂霉素、阿霉素、平阳霉素、博来霉素

药物类型	作用机制	常用药物
生物碱类	主要为干扰细胞内纺锤体的形成，使细胞停留在有丝分裂中期	常用的有长春新碱、长春碱、羟喜树碱及依托泊苷、替尼泊苷
激素类	能改变内环境进而影响肿瘤生长，有的能增强机体对肿瘤侵害的抵抗力	他莫昔芬、己烯雌酚、黄体酮、丙酸睾丸酮、甲状腺素、泼尼松及地塞米松等

②根据药物对细胞周期作用分类

a.细胞周期非特异性药物 该类药物对增殖或非增殖细胞均有作用，如氮芥类及抗生素类。

b.细胞周期特异性药物 作用于细胞增殖的整个或大部分周期时相者，如氟尿嘧啶等抗代谢类药物。

c.细胞周期时相特异药物 药物选择性作用于某一时相，如阿糖胞苷、羟基脲抑制 S 期，长春新碱对 M 期的抑制作用。

（3）给药方式 静脉滴注或注射、口服、肌内注射（全身性用药）。有些药物可做肿瘤内注射、腔内注射、局部涂抹、动脉内注入或者局部灌注。

（4）不良反应 ①白细胞、血小板减少；②消化道反应，如恶心、呕吐、腹泻、口腔溃疡等；③毛发脱落；④血尿；⑤免疫功能降低，容易并发细菌或真菌感染。

（5）分子靶向治疗。

3.放射疗法（简称放疗） 放射源、有两大类：电磁辐射和粒子辐射。

（1）方法 外照射（用各种治疗机）与内照射（如组织内插植镭针）。

（2）敏感性 可归纳为三类：

①高度敏感 淋巴造血系统肿瘤、性腺肿瘤、多发性骨髓瘤、肾母细胞瘤等低分化肿瘤。

②中度敏感 鳞状上皮癌及一部分未分化癌，如基底细胞

癌、宫颈鳞癌、鼻咽癌（未分化癌，淋巴上皮癌）、乳癌、食管癌、肺癌等。

③低度敏感　胃肠道腺癌、软组织及骨肉瘤等。

（3）不良反应　为抑制骨髓（白细胞减少、血小板减少）、皮肤黏膜改变及胃肠反应等。

（4）注意　治疗中必须常规检测白细胞和血小板。

4. **生物治疗**　包括免疫治疗与基因治疗两大类。

（1）免疫治疗　肿瘤的非特异性免疫疗法，如接种卡介苗、短棒状杆菌等。

（2）基因治疗　干预存在于靶细胞的相关基因的表达水平以达到治疗目的，包括直接或间接地抑制或杀伤肿瘤细胞。

（3）常见　细胞因子、肿瘤疫苗、肿瘤药物基因疗法和调整细胞遗传系统的基因疗法等。

5. **中医中药治疗**

九、转归和预后

主要影响因素是肿瘤的性质和治疗的彻底性。

第二节　常见体表肿瘤与肿块

一、概述

体表肿瘤是指来源于皮肤、皮肤附件、皮下组织等浅表软组织的肿瘤。

二、常见类型

（一）皮肤乳头状瘤

皮肤乳头状瘤，易恶变为皮肤癌，乳头状瘤非真性肿瘤，多由病毒所致。

（二）皮肤癌

常见为基底细胞癌与鳞状细胞癌，多见于头面部及下肢。

1. 皮肤基底细胞癌

（1）来源于皮肤或附件基底细胞。

（2）发展缓慢。

（3）呈浸润性生长，很少有血道或淋巴道转移。

（4）可伴色素增多，呈黑色，称色素性基底细胞。

（5）对放射线敏感，故可行放疗。

（6）早期也可手术切除。

2. 鳞状细胞癌

（1）早期即可呈溃疡。

（2）常继发于慢性溃疡或慢性窦道开口，或瘢痕部的溃疡经久不愈而癌变。

（3）表面呈菜花状，边缘隆起不规则，底部不平，易出血，常伴感染致恶臭。

（4）可局部浸润及淋巴结转移。

（5）手术治疗为主，区域淋巴结应清扫。

（6）放疗亦敏感，但不易根治。

（三）痣与黑色素瘤

1. 黑痣 为色素斑块。

（1）**皮内痣** 痣细胞位于表皮下，真皮层，常高出皮面。少见恶变。

（2）**交界痣** 痣细胞位于基底细胞层。局部扁平，色素较深。该痣细胞易受激惹，局部受外伤或感染后易恶变，多位于手和足易受外伤处。

（3）**混合痣** 皮内痣与交界痣同时存在。

2. 黑色素瘤 为高度恶性肿瘤，发展迅速。应做广泛切除治疗。手术治疗为局部扩大切除。

（四）脂肪瘤

（1）好发于四肢、躯干。

（2）境界清楚，呈分叶状，质软。

（3）可有假囊性感、无痛。

（4）生长缓慢，但可达巨大体积。

（5）深部者可恶变，应及时切除。

（6）多发者瘤体常较小，常呈对称性。

（7）有家族史，可伴疼痛（称痛性脂肪瘤）。

（五）纤维瘤及纤维瘤样病变

1.纤维黄色瘤

（1）直径一般在1cm以内，如增大应疑有纤维肉瘤变。

（2）多见于躯干、上臂近端。

（3）质硬，边界不清呈浸润感，易误为恶性。

2.隆突性皮纤维肉瘤

（1）多见于躯干。

（2）低度恶性，具假包膜。

（3）切除后局部极易复发，多次复发恶性度增高，并可出现血道转移。

（4）该类肿瘤手术切除应包括足够的正常皮肤及足够的深部相应筋膜。

3.带状纤维瘤　位于腹壁，虽非真性肿瘤，但无明显包膜，应完整切除。

（六）神经纤维瘤

包括神经鞘瘤与神经纤维瘤。

1.神经鞘瘤　可见于四肢神经干的分布部位。

（1）中央型　手术应沿神经纵行方向切开，包膜内剥离出肿瘤。

（2）边缘型　神经索沿肿瘤侧面而行，易手术摘除，较少损伤神经干。

2.神经纤维瘤　可夹杂有脂肪、毛细血管等。为多发性，且常对称。大多无症状。

（七）血管瘤

（1）毛细血管瘤。

（2）海绵状血管瘤。

（3）蔓状血管瘤。

（八）囊性肿瘤及囊肿

1. 皮样囊肿　非真性肿瘤，易继发感染伴奇臭，感染控制后手术切除治疗。

2. 表皮样囊肿　多见于易受外伤或磨损部位，手术切除治疗。

3. 腱鞘或滑液囊肿　多见于手腕、足背肌腱或关节附近。可加压击破或抽出积液，注入醋酸氢化可的松或手术切除治疗，但治疗后易复发。

第十五章　移　植

第一节　概论

一、概述

（1）移植是将一个个体细胞、组织或器官用手术或其他方法，移到自己体内或另一个体的某一个部位。

（2）移植的细胞、组织或器官称为移植物。

（3）供者　献出移植物的个体。

（4）受体　接受移植物的个体。

二、分类

1. **自体移植**　移植物重新移植到原来的解剖位置。

2. **同卵双生移植（同质移植）**　供受者的抗原结构完全相同，术后无排斥反应。

3. **同种异体移植**　同一种属，临床上最多见。

4. **异种移植**　供受者属不同种属，术后会发生强烈的排斥反应。

5. **活体移植**　移植物保持着活力，移植后能恢复其原来的功能。

6. **结构移植**　移植物已失去活力。

7. **游离移植**　移植物完全离断，移植到受者身上，但不吻合血管。

8. **带蒂移植**　移植物剩有一带血管、淋巴和神经的体与供者保持有效联系，待新建血液循环后，再切断该体。

9. **吻合移植**　移植物完全断离，移植时将血管重新吻合，建立了有效的血液循环。

10. **输注移植**　有活力的细胞群悬液，输注到受者的血管、体腔或组织器官内。

第二节 移植免疫

一、临床移植免疫

（一）主要特点

（1）由供者异质抗原表达一组独特的抗原主要组织相容性复合物抗原。

（2）受者体内，免疫系统有两套不同的抗原提呈细胞，通常表达不同的 MHC 抗原，有效地刺激免疫反应。

（二）在移植中已被鉴别出来的三类抗原

1. MHC 抗原

（1）移植中最强的抗原。

（2）分子基因产物称为人类白细胞抗原。

（3）Ⅰ类抗原存在于身体几乎所有的细胞。

（4）Ⅱ类抗原主要存在于树突状细胞、单核 – 吞噬细胞等。

2. 次要组织相容性抗原 等位基因变异的细胞蛋白肽构成，引起细胞介导的移植物排斥反应。

3. 内皮糖蛋白 包括血型抗原，是细胞表面的糖类决定簇。

（三）临床例外

（1）并非所有植入的器官都同等受血型抗体介导的排斥反应的影响。

（2）A 型血有两个亚型 A_1 和 A_2，O 型和 B 型血的人，可能不形成抗体对 A_2 遗传因子起作用，因此，在这一特殊情况下，即使交叉血型障碍也可进行移植。

（3）移植前，通过血浆除去法清除受者的血型抗体，有时能使交叉血型障碍者移植成功。但这一方法尚未推广应用。

二、移植免疫主要成分激活 B 细胞和 T 细胞

1. B 细胞产生的抗体，其主要特征取决于抗供者抗体出现的时间

（1）抗体在移植前就存在，可引起超急性排斥反应。

（2）抗体在移植中迅速出现，能引起快速血管排斥反应。

（3）抗体出现在移植之后数周或数月，可引起慢性排斥反应。

2. T 细胞在移植物排斥主要作用是直接溶解供者细胞

（1）T 细胞的激活需要两个独立且有协同作用的信号　第一信号由抗原提供，第二信号即共刺激信号，由 APC 的共刺激分子提供。

（2）急性排斥时，激烈的免疫反应主要由直接识别引起；间接识别主要在慢性排斥反应中起作用。

三、异种移植

（1）异种移植的排斥反应机制　不同于同种异基因移植，引发的排斥反应极为强烈。

（2）异体移植的主要障碍　存在自然抗体、延迟异种移植排斥反应。

四、移植耐受

1. 移植耐受的特点

（1）对一些特定的抗原长期不发生免疫反应。

（2）对其他抗原可发生正常的免疫反应。

（3）无须采用现行的免疫抑制剂。

注意：所有成功诱导耐受的试验都是针对 T 细胞的。

2. 四种机制

（1）清除　通过凋亡去除特异性的 T 细胞或 T 细胞克隆。

（2）无能　T 细胞的功能性无反应或失活而不伴有细胞死亡。

（3）调节或抑制　抗原特异性 T 细胞免疫反应性被其他细胞抑制或改变了，这种调节是抗原特异性模式。

（4）忽略　T 细胞忽略一种抗原是指抗原在体内表达，但 T 细胞却保持无反应性。

五、临床排斥反应综合征

排斥类型	产生原因	病理生理	临床表现	治疗预防
超急性排斥反应	1. 受者、供者血型不合 2. 再次移植 3. 反复输血 4. 多次妊娠 5. 长期血液透析的个体	受者血液循环存在抗供者组织抗原的抗体，抗体结合供者内皮抗原，激活补体系统，立即引起内皮激活，导致细胞分离、释放促凝血因子（血管内凝血），出现超急性排斥反应	移植器官功能迅速衰竭	1. 关键在于供者与受者血型必须相同 2. 禁忌与抗淋巴细胞抗体强阳性、交叉配型阳性者做器官移植 3. 应用免疫抑制药物效果不佳，唯一治疗措施是再移植
加速血管排斥反应又称血管排斥反应	由体液介导，小动脉纤维蛋白样坏死，伴有明显的血管内血栓形成	细胞浸润相对较少；Ⅱ型内皮因子激活，产生多种炎症有关的因子，有血管内皮损伤，且伴有血管内凝血	通常发生在移植手术后一周之内	药物增加抗 T 细胞免疫抑制药物

续表

排斥类型	产生原因	病理生理	临床表现	治疗预防
急性排斥反应	T细胞的免疫反应所致T细胞介导的免疫应答在急性排斥反应中发挥主要作用	组织学主要表现为弥漫性间质性水肿和圆细胞浸润,移植物的小动脉和毛细血管内有纤维蛋白和血小板沉积而引起的梗死	移植后4天~2周左右出现。现突然发生寒战、高热、移植物肿大引起局部痛,移植器官功能减退	若能及时诊断和及早诊疗,绝大多数都可以控制,并能好转
慢性排斥反应	血管慢性排斥	表现为血管内皮损伤以及非免疫损伤机制所致的组织器官退行性变	移植术后数月至数年移植器官功能缓慢减退增加免疫抑制药物治疗常难奏效。病理特征则因植入的器官不同而各具特点	慢性排斥致移植器官功能丧失的唯一有效疗法是再次移植

六、临床常用的免疫抑制药物

药物名	作用机制	不良反应
硫唑嘌呤	抑制嘌呤、DNA 和 RNA 合成	骨髓抑制、肝炎、胆汁淤积、胰腺炎等

续表

药物名	作用机制	不良反应
霉酚酸酯	抑制 T 细胞和 B 细胞增殖及抗体生成，制止细胞毒性 T 细胞繁殖	腹泻、白细胞减少、关节痛和胃肠出血
环磷酰胺	B 细胞和 T 细胞均有抑制作用	白细胞减少、血小板减少、脱发等
皮质激素类	对 T 细胞和巨噬细胞起作用	促进感染、应激性溃疡、糖尿病、Cushing 综合征
环孢素	阻止早期 T 细胞激活基因的转录，抑制巨噬细胞产生白介素 –1	肾和肝毒性作用促进感染、高尿酸血症、疼痛等
他克莫司	阻止受异常刺激的 T 细胞白介素 –2 受体表达	糖尿病、肾毒性作用、失眠、震颤、皮肤感觉异常、促进感染
抗淋巴细胞球蛋白	清除 T 细胞、B 细胞	发热、寒战、白细胞减少、血小板减少、皮疹、过敏性休克等
莫罗莫那	抑制 T 细胞活性和多种细胞因子的产生与表达	发热、寒战、腹泻、肺水肿、脑膜炎、昏迷。禁用于对本品过敏者

（一）供者的选择

1. 活体供者 可供移植的器官短缺。

2. 尸体供者 最常用。

（1）年龄的界限

①供肺、胰腺者不超过 55 岁。

②供心脏、肾、肝者分别不超过 60 岁、65 岁、70 岁。

③供移植用的器官（特别是肝）体积，要和受者切除的器官相等或略小。

（2）器官移植的供者禁忌

①脓毒症、血培养阳性或已知有全身性感染尚未彻底治愈。

②人类免疫缺陷病毒感染。

③患恶性肿瘤。

④乙、丙肝炎病毒感染和吸毒者。

（3）免疫学方面的选择，应做下列检查 ①血型；②淋巴细胞毒交叉配合试验；③ HLA 配型；④混合淋巴细胞培养、流式细胞技术等，仍存在争议。

（二）器官的切取与保存

（1）移植的器官不同，切取与保存的方法也不相同。

（2）切取器官的步骤包括切口、探查、游离器官、原位灌注、切取器官、缝合切口、保存器官并运往移植中心。

（3）器官的保存原则

①低温，预防细胞肿胀、避免生化损伤。

② UW 液作为器官保存液。

③保存时限定为心 5 小时，肾 40~50 小时，胰腺 10~20 小时和肝 6~12 小时。

第三节 器官移植

一、肾移植

（1）是临床各类器官移植中疗效最稳定和最显著的。

（2）适应证 肾病发展到慢性肾衰终末阶段，经一般治疗无明显效果。

二、肝移植

（1）适应证 终末期肝病，缺乏其他有效的治疗方法。

（2）肝移植标准术式 ①原位肝移植；②背驮式肝移植。

三、心脏移植

（1）适应证　终末期心脏病，没有药物或其他手术方法治疗能够奏效者。

（2）影响长期存活的主要障碍　植入心脏的冠状动脉硬化。

四、胰腺移植

（一）适应证和手术时机

（1）1型糖尿病一般在1型糖尿病即将或已经发生并发症时才考虑单纯胰腺移植或胰－肾联合移植。但近年随着移植疗效的不断提高，单纯胰腺移植的手术时机有提前的趋势。

（2）2型糖尿病合并肾功能不全时行SPK治疗。

（3）全胰切除术后。

（二）分类

（1）按是否合并肾移植及肾移植的时间可分为　①同期胰－肾联合移植；②肾移植后胰腺移植；③单纯胰腺移植。

（2）手术方式　根据对移植胰腺内外分泌功能可分为：①经体循环的内分泌引流；②经门静脉系统的内分泌引流；③经肠道胰腺外分泌引流；④经膀胱胰腺外分泌引流。

（3）并发症：常见的并发症包括移植物血管栓塞、急性排斥反应、急性胰腺炎、胰周脓肿、吻合口瘘、十二指肠残端瘘、代谢性酸中毒、尿路感染与膀胱出血等。

五、肺移植

（1）适应证　终末期肺病，不适于药物和其他手术治疗或治疗失败者。

（2）肺移植　90日内导致患者死亡的主要原因是感染和阻塞性支气管炎。

六、小肠移植

（1）适应证　各种病因导致小肠广泛切除引起的短肠综

合征。

（2）较其他实质器官对缺血－再灌注损伤更敏感，预防排斥反应更困难。

第十六章　外科微创技术

一、概述

（1）微创可把手术对人体局部或全身的损伤控制到最小的程度，而又能取得最好的治疗效果。

（2）微创包括微创医学、微创外科技术。

二、内镜技术

（1）膀胱镜。

（2）纤维胃镜。

三、内镜下的诊疗

染色、放大、造影、活检、高频电刀、超声刀、激光、微波、射频等。

四、内镜的临床应用

（1）胆管结石。

（2）胃癌。

（3）泌尿外科疾病。

（4）胸外科疾病。

（5）腹腔镜外科技术。

①基本技术　建立气腹，腹腔镜下止血，腹腔镜下组织分离与切开，腹腔镜下缝合，标本取出。

②并发症

a. CO_2 气腹相关的并发症。

b. 血管损伤。

c. 内脏损伤。

d. 腹壁并发症。

六、介入治疗技术

1. 分类　经血管介入放射学和非经血管介入放射学。

2. 并发症　穿刺并发症、造影剂并发症和脏器损伤。

第十七章 颅内压增高和脑疝

一、颅内压增高原因

（1）颅内占位性病变。

（2）脑组织体积增大。

（3）脑脊液循环和吸收障碍所致梗阻性脑积水。

（4）脑血流过度灌注。

（5）先天性畸形使颅腔容积变小。

二、病理生理

1. 颅内压增高后果

（1）脑血流的降低，造成脑缺血至脑死亡。

（2）脑移位和脑疝。

（3）脑水肿。

（4）Cushing 综合征。

（5）胃肠功能紊乱和消化道出血。

（6）神经源性肺水肿。

2. 颅内压增高的表现

（1）类型　弥漫性颅内压增高和局造型颅内压增高。

（2）临床表现

①头痛、呕吐、视乳头水肿，称为颅内压增高"三主征"，是颅内压增高的典型表现。

②意识障碍及生命体征变化。

（3）治疗

①一般处理；②病因治疗；③药物治疗降低颅内压，常用口服药物有氢氯噻嗪、乙酰唑胺、氨苯蝶啶等；④激素；⑤亚低温冬眠疗法；⑥脑脊液体外引流；⑦巴比妥治疗；⑧辅助过度换气；⑨对症治疗。

第十八章　颅脑损伤

第一节　头皮损伤

一、头皮血肿

1.**病因**　多因钝器伤所致。

2.**分类**

类型	皮下血肿	帽状腱膜下血肿	骨膜下血肿
特点	（1）血肿位于皮下组织层之间 （2）血肿不易扩散 （3）体积小 （4）周围组织肿胀增 （5）中心有凹感 （6）疼痛明显	（1）小动脉或头皮导致血管破裂所致 （2）组织疏松、血肿易扩散 （3）疼痛不如皮下血肿明显	（1）颅骨与骨膜分离 （2）血肿范围常受颅缝限制，局限于某一颅骨表面

3.**治疗**

（1）皮下血肿无需特殊处理。

（2）帽状腱膜下血肿、骨膜下血肿，小者自行吸收，较大者无菌穿刺，加压包扎，感染切开引流。

二、头皮裂伤

1.**病因**　多由锐器所伤。

2.**特点**　头皮血运丰富，血管位于帽状腱膜与头皮之间的致密层，断裂时不易回缩，故伤口不大，但出血较多。

3. 治疗

（1）短时间内清创（24 小时内）缝合。

（2）有缺损者可行修补。

（3）感染严重者分期缝合。

三、头皮撕脱伤

1. 特点

（1）大块头皮自帽状腱膜下或连同骨膜一并撕脱。

（2）伤口出血多，易发生失血性休克。

2. 治疗 争取 12 小时内清创、缝合，对全撕脱者、头皮坏死者待感染控制后植皮，先止痛，抢救休克。

第二节 颅骨损伤

一、颅盖骨折

（一）线形骨折

特点 系外力直接作用，单发或多发，可合并颅内出血及脑损伤。

（二）凹陷骨折

1. 粉碎性凹陷骨折 成年人，颅骨全层。

2. 乒乓球样骨折 小儿，凹陷之颅骨一般不刺破硬膜。

凹陷骨折的手术指征：

（1）骨折伸入颅腔 1cm 以上。

（2）有脑损伤症状如癫痫、失语等症状。

（3）颅骨凹陷使颅腔缩小引起颅压增高者 有硬脑膜破裂者予以修补，涉及大静脉窦无颅压增高者可不手术。

二、颅底骨折

1.分类

类型	前颅底骨折	中颅凹骨折	后颅凹骨折
特点	（1）常累及眶顶及筛骨 （2）常伴有鼻出血，脑脊液鼻漏，眼眶周围淤血(熊猫眼)，外伤性气脑，嗅、视神经损伤	（1）脑脊液外流出 （2）骨折波及破裂孔时常导致致命性的大出血	乳突皮下淤血

2.**辅助检查** 颅底骨折 X 线拍片时只有三分之一颅底骨折呈阳性；CT 扫描对诊断有帮助。

3.**治疗** 多数颅底骨折无需特殊治疗，主要治疗脑损伤。

第三节 脑损伤

一、方式和机制

（一）直接损伤

1.**加速性损伤** 运动的物体撞击于静止的头部（打击伤）。

2.**减速性损伤** 运动的头部撞击于静止的物体（坠落伤）。

3.**挤压伤** 头部两侧同时挤压所致脑损伤。

（二）间接损伤

1.**传递性损伤** 如双足或臀部着地，外力通过脊柱作用于头部所致的脑损伤。

2.**甩鞭样损伤** 头部运动落后于躯干所致的脑损伤。

3.**胸部挤压伤** 胸内压↑→静脉压↑→脑损伤。

二、类型、病理与临床表现

（一）脑震荡

1. 病理 脑震荡后脑组织肉眼和镜下观察无病理改变。

2. 临床表现

（1）短暂的意识障碍或完全昏迷，一般不超过半小时，逆行健忘。

（2）在意识障碍期间出现皮肤苍白、出汗、血压↓、肌张力↓、各种生理反射消失等。

（3）意识恢复后，可有头痛、头晕、恶心、呕吐等，短期内恢复。

（4）神经系统检查无阳性体征。

（5）脑脊液中无红细胞。

（二）脑挫裂伤

1. 病理

（1）肉眼 皮质下或深部脑组织内许多大小不等的出血灶。

（2）镜下 软膜裂伤，坏死的脑组织、周围脑组织水肿。

（3）脑水肿一般 3~7 天达高峰，后渐好转恢复。

2. 临床表现

（1）一般症状 意识障碍较脑震荡严重，持续时间长，有的甚至昏迷直至死亡。意识恢复后常有较严重的头痛、恶心、呕吐及自主神经功能紊乱情况。

（2）体征 脑膜刺激征阳性；偏瘫、单瘫、失语、脑神经的改变、癫痫发作等；蛛网膜下隙脑脊液中有大量红细胞。

（三）脑干挫伤

（1）临床表现 伤后持续昏迷，有相应脑干损伤的症状，如去大脑强直、锥体束征及脑神经症状等。预后不良。

（2）头颅 CT、MRI 检查 可清楚地显示脑挫裂伤的部位及范围。

三、脑损伤的程度分类与分级

（一）格拉斯哥昏迷分级

1. 轻型脑损伤　13~15 分。

2. 中型脑损伤　9~12 分。

3. 重型脑损伤　3~8 分。

（二）按损伤程度分级

（1）轻型（Ⅰ级）　主要指单纯脑震荡，昏迷 20 分钟以内，轻度头痛、头晕，神经系统和脑脊液检查无明显改变。

（2）中型（Ⅱ级）　主要指轻度脑挫裂伤或颅内小血肿，无脑受压征，昏迷在 6 小时以内，有轻度的神经系统阳性体征，有轻度生命体征改变。

（3）重型（Ⅲ级）　主要指广泛颅骨骨折、广泛脑挫裂伤、脑干损伤或颅内血肿，昏迷在 6 小时以上，意识障碍逐渐加重或出现再昏迷，有明显的神经系统阳性体征，有明显生命体征改变。

四、脑损伤的治疗

（一）一般处理

（1）严密观察血压、脉搏、呼吸等生命体征变化。

（2）重型患者应采取头高位 15°~30°。

（3）保持呼吸道通畅，水、电解质平衡等。

（二）降颅压处理

（1）脱水剂的应用。

（2）脑脊液持续引流。

（3）冬眠低温疗法。

（4）激素疗法。

（三）手术治疗

1. 开放性颅脑损伤　争取在 6 小时内清创，修复硬脑膜。

2. 闭合性颅脑损伤

手术指征：

（1）意识障碍程度逐渐加深。

（2）颅内压的监测压力在 2.7kPa 以上，并呈进行性升高。

（3）有局灶性脑损害体征。

（4）无明显意识障碍或颅内压增高症状，但血肿较大，或血肿虽不大但中线结构移位明显（移位 >1cm）、脑室或脑池受压明显者。

（5）在非手术治疗过程中病情恶化者。

颞叶血肿、硬脑膜外血肿，应放宽手术指征。

3. 常用手术方式

（1）开颅血肿清除术。

（2）去骨瓣减压术。

（3）钻孔探查术。

（4）脑室引流术。

（5）钻孔引流术。

（四）药物及对症治疗

（1）神经营养药　细胞色素 C、脑活素、胞二磷胆碱等。

（2）抗生素等。

第十九章 颅内和椎管内肿瘤

第一节 颅内肿瘤

一、病因

遗传因素、物理和化学因素以及生物因素等。

二、分类

（1）神经上皮组织肿瘤。
（2）脑膜的肿瘤。
（3）神经鞘细胞肿瘤。
（4）神经垂体肿瘤。
（5）先天性肿瘤。
（6）血管性肿瘤。
（7）转移性肿瘤。
（8）邻近组织侵入到颅内的肿瘤。
（9）未分类的肿瘤。

三、发病部位

大脑半球发生脑肿瘤机会最多，其次为蝶鞍。不同性质的肿瘤各有其好发部位。

四、临床表现

1. 颅内压增高
（1）头痛。
（2）视乳头水肿是颅内压增高重要的客观体征。
（3）呕吐　呈喷射性。

2.局灶性症状和体征

五、诊断与鉴别诊断

1.诊断 病史＋全身和神经＋辅助检查。

2.鉴别诊断 ①脑脓肿；②脑结核瘤；③脑寄生虫病；④慢性硬膜下血肿；⑤脑血管病；⑥良性颅内压增高。

六、治疗

1.降低颅内压

（1）脱水治疗 渗透性脱水药及利尿性脱水药。

（2）脑脊液引流 侧脑室穿刺、脑脊液持续外引流。

（3）综合治疗措施 低温冬眠或亚低温，激素，限制水、钠输入量，保持呼吸道通畅，合理的体位等。

2.手术治疗 最直接、最有效的方法

（1）肿瘤切除手术。

（2）内减压手术。

（3）外减压手术。

（4）脑脊液分流术。

3.放射治疗及放射外科 内照射法和外照射法。

4.化学治疗

（1）选用能通过血－脑屏障、对中枢神经无毒性、在血液及脑脊液中能维持长时间的高浓度的药物。

（2）选择脂溶性高、分子量小、非离子化的药物。

（3）对脑转移癌患者，参考原发肿瘤选择药物。

5.基因药物治疗

第二节　椎管内肿瘤

一、分类

硬脊膜外，髓外硬脊膜下和髓内三大类。

二、临床表现

分为三期。

1. 刺激期　神经根痛。

2. 脊髓部分受压期　脊髓半切综合征。

3. 脊髓瘫痪期　瘫痪逐渐加重，最终至完全性瘫痪。

三、诊断

①节段性定位；②髓内外病变鉴别；③腰穿；④ X 线、脊髓造影、CT 等。

四、治疗

椎管内肿瘤目前唯一有效的治疗手段是手术切除。

第二十章　颈部疾病

甲状腺疾病

一、解剖生理概要

（一）解剖

1. 位置

（1）甲状软骨下方、气管的两旁。

（2）分中央的峡部和左右两个侧叶，峡部位于第 2~4 气管软骨的前面；侧叶的上极平甲状软骨，下极多位于第 5~6 气管环。

2. 被膜，两层被膜包裹

（1）内层——甲状腺固有被膜。

（2）外层被膜——甲状腺外科被膜。

手术时分离甲状腺应在此两层被膜之间进行。

3. 成人甲状腺　约重 30g。

4. 吞咽时，甲状腺亦随之而上、下移动　临床上常凭此而鉴别颈部肿块是否与甲状腺有关。

5. 血液供应

（1）甲状腺上动脉（颈外动脉的分支）和甲状腺下动脉（锁骨下动脉的分支）供应。

（2）甲状腺有三条主要静脉即甲状腺上、中、下静脉。

（二）生理作用

1. 甲状腺的主要功能　合成、贮存和分泌甲状腺素。

2. 甲状腺素的主要作用

（1）增加全身组织细胞的氧消耗及热量产生；促进蛋白质、碳水化合物和脂肪的分解。

（3）促进人体的生长发育及组织分化，此作用与机体的年龄有关。

3. 主要调节的机制

（1）下丘脑 – 垂体 – 甲状腺轴控制系统。

（2）甲状腺腺体内的自身调节系统。

二、甲状腺疾病与治疗

（一）单纯甲状腺肿

发病率 4.2%（女 6.4%，男 1.2%）。

1. 病因

（1）碘缺乏。

（2）甲状腺素需要量增加。

（3）甲状腺素合成分泌障碍。

2. 临床表现　结节（早期，弥漫性，随吞咽活动上下移动；后期结节性）、压迫、声嘶、出血、疼痛、甲亢、恶变。

3. 治疗原则

（1）生理性甲状腺肿，宜多食含碘丰富的食物。

（2）20 岁以下的弥漫性单纯甲状腺肿患者，少量甲状腺素，抑制神经垂体 TSH 分泌，缓解甲状腺的增生和肿大。

4. 外科手术治疗

适应证：

（1）因气管、食管或喉返神经受压引起临床症状者。

（2）胸骨后甲状腺肿。

（3）巨大甲状腺肿影响生活和工作者。

（4）结节性甲状腺肿继发功能亢进者。

（5）结节性甲状腺肿疑有恶变者。

（二）甲亢

循环中甲状腺素异常增多，全身代谢亢进。

1.分类

类型	原发性甲亢	继发性甲亢	高功能腺瘤
甲状腺肿大	腺体肿大为弥漫性，两侧对称	腺体呈结节状肿大，两侧多不对称	单发的自主性高功能结节
伴随症状	突眼性甲状腺肿	心肌损害	无眼球突出

2.病因

原发性甲亢是一种自身免疫性疾病。

（1）体内可出现两类抗体：① "长效甲状腺激素"；② "甲状腺刺激免疫球蛋白"，都能抑制 TSH，而与 TSH 受体结合，从而加强甲状腺细胞功能分泌大量 T_3 和 T_4。

（2）继发性甲亢和高功能腺瘤的病因，未完全清楚。

3.诊断

主要依靠临床表现，结合一些特殊检查。

4.临床表现

（1）甲状腺肿大。

（2）性情急躁、两手颤动、怕热、多汗、食欲亢进但却消瘦、体重减轻。

（3）心悸、脉快有力（脉率常在每分钟 100 次以上，休息及睡眠时仍快）、脉压增大（主要由于收缩压升高）。

（4）内分泌紊乱，无力、易疲劳，出现肢体近端肌萎缩等。其中脉率增快及脉压增大尤为重要，常可作为判断病情程度和治疗效果的重要标志。

5.常用的特殊检查方法

（1）基础代谢率 测定可根据脉压和脉率计算或用基础代谢率测定器测定。

（2）甲状腺摄碘率的测定。

（3）血清中 T_3 和 T_4 含量的测定，对甲亢的诊断具有较高的敏感性。

6.甲亢的外科治疗

（1）手术指征

药物治疗	^{131}I 治疗	手术治疗
①轻中度甲亢	①中度甲亢	①中重度甲亢
②年轻甲亢（< 20岁）	②> 25岁的甲亢	②药物治疗无效者
③妊娠甲亢	③不愿手术者	③不愿药物治疗者
④年老或合并症不能手术者	④年老或合并症不能手术者	④药物治疗后复发者
⑤术前准备	⑤非自身免疫性甲状腺肿	⑤胸骨后甲状腺肿并甲亢
⑥复发不易^{131}I治疗者	⑥药物过敏者、复发者	⑥结节性甲状腺并甲亢
⑦作为^{131}I的辅助治疗	⑦某些高功能腺瘤	

（2）禁忌证

①青少年。

②轻度甲亢。

③老年患者或有严重器质性疾病不能耐受手术者。

（3）术前准备

①常规化验、检查。

②药物及常用方案。

a. 硫脲类药物→碘→2周→手术。

b. 碘→2周→抗甲药→碘→2周→手术。

c. 抗甲药→碘→2周→手术。

d. 普萘洛尔（或加碘）20~60mg，q.6h.。

③手术时机　HR < 90次/分，BMR < +20%。

（4）术中　结扎血管应紧贴甲状腺上极结扎、切断甲状腺上动静脉，以避免损伤喉上神经；要结扎甲状腺下动脉，则尽量离开腺体背面，以避免损伤喉返神经；切除腺体80%~90%，严格止血，留置引流条，术后减碘。

（5）术后并发症

①术后呼吸困难和窒息　术后48小时内。

常见原因：切口内出血压迫气管、喉头水肿、气管塌陷等。

处理：立即行床旁抢救，敞开切口，除去血肿；如呼吸仍无改善，立即施行气管切开；情况好转后，手术室进一步检查和其他处理。

②喉返神经损伤　发生率约 0.5%。

表现：一侧损伤，声嘶；双侧喉返神经损伤，可致失音或严重的呼吸困难，甚至窒息，需立即做气管切开。

③喉上神经损伤　喉上神经分内（感觉）支、外（运动）支两支。

外支损伤：环甲肌瘫痪，声带松弛、音调降低。

内支损伤：则喉部黏膜感觉丧失，进食、饮水时，发生呛咳。

④手足搐搦　手术时误伤及甲状旁腺或其血液供给受累所致。切除甲状腺时，注意保留腺体背面部分的完整。

⑤甲状腺危象　术后 12~36 小时内，P > 120 次 / 分、T > 39℃，同时合并神经、循环及消化系统严重功能紊乱、严重昏迷、休克甚至死亡，死亡率约 20%~30%。

7. 治疗

（1）肾上腺素能受体阻滞剂　降低周围组织对肾上腺素的反应，缓解症状。

（2）碘剂　降低血液中甲状腺素水平。

（3）氢化可的松　拮抗过多甲状腺素的反应。

（4）镇静剂　缓解症状

（5）降温　保持患者体温在 37℃左右。

（6）静脉输入大量葡萄糖溶液补充能量，吸氧，以减轻组织的缺氧。

（7）有心力衰竭者，加用洋地黄制剂。

8. 术后

（1）复发率 4%~5%，术后 2~5 年。

（2）术后恶性突眼，轻度者一年内逐渐好转，少数加重；疼痛、畏光，角膜溃疡，失明。

（3）甲状腺功能低下症，多由于切除过多，血供不足。治疗应用甲状腺制剂。

（三）甲状腺瘤

特点 女性多见、< 40 岁、多发、质软、多无症状、可出血，癌变率 10%、甲亢可能 20%、早期切除。

（四）甲状腺癌

	乳头状癌	滤泡状癌	未分化癌	髓样癌
发病率	60%	20%	15%	7%
好发年龄	30~45 岁女性	50 岁左右	70 岁左右	–
恶性程度	低	中	高	中
颈淋巴结	转移早	10% 转移	早、50% 转移	可有转移
远处转移	少	33% 有	迅速	可有
预后	好，5 年生存率 > 90%	较好	最差 1~3 月	较差

第二十一章　乳房疾病

第一节　解剖生理概要

一、位置

位于胸大肌浅面，约在第 2 和第 6 肋骨水平的浅筋膜浅、深层之间。

二、乳腺解剖

（1）乳腺有 15~20 个腺叶，每一腺叶分成很多腺小叶，腺小叶由小乳管和腺泡组成，是乳腺的基本单位。

（2）每一腺叶有其单独的导管（乳管），腺叶和乳管均以乳头为中心呈放射状排列。

（3）小乳管汇至乳管，乳管开口于乳头，乳管靠近开口的 1/3 段略为膨大，是乳管内乳头状瘤的好发部位。

（4）腺叶、小叶和腺泡间有结缔组织间隔，腺叶间还有与皮肤垂直的纤维束。

（5）乳房的淋巴网，其淋巴液输出途径如下。

①乳房大部分淋巴液经胸大肌外侧缘淋巴管流至腋窝淋巴结，再流向锁骨下淋巴结。

②部分乳房内侧的淋巴液通过肋间淋巴管流向胸骨旁淋巴结。

③两侧乳房间皮下有交通淋巴管，一侧乳房的淋巴液可流向另一侧。

④乳房深部淋巴网可沿腹直肌鞘和肝镰状韧带通向肝。

（6）腋区淋巴结分为三组

①Ⅰ组　即腋下（胸小肌外侧）组，在胸小肌外侧，包括乳腺外侧组，中央组，肩胛下组，腋静脉淋巴结，胸大、小肌间

淋巴结。

②Ⅱ组　即腋中（胸小肌后）组　胸小肌深层的腋静脉淋巴结。

③Ⅲ组　即腋上（锁骨下）组　胸小肌内侧锁骨下静脉淋巴结。

第二节　乳房检查

一、要求

检查室光线明亮。患者端坐，两侧乳房充分暴露，以利对比。

（一）视诊

观察两侧乳房的形状、大小、外观。

（二）扪诊

检查者采用手指掌面扪诊，应循序对乳房外上、外下、内下、内上各象限及中央区做全面检查。先查健侧，后查患侧。

（三）特殊检查

1. X线检查　常用方法是钼靶 X 线摄片，其致癌危险性低。乳腺癌的 X 线表现：密度增高的肿块影，边界不规则或呈毛刺征。有时可见钙化点，颗粒细小、密集。

2. 其他

（1）超声显像，无损伤性，可反复使用，主要用于鉴别肿块系囊性还是实质性。

（2）B 型超声＋彩色多普勒，检查进行血供情况观察，可提高其判断的敏感性，且对肿瘤的定性诊断可提供有价值的指标。

（3）热图像。

（4）近红外线扫描。

3.活组织病理检查

（1）细针穿刺细胞学检查　检查者以左手拇、示指固定肿块，消毒，细针直刺肿块，负压下将针头退至近肿块边缘，上下左右变换方向并抽吸，去除负压后退出针头，将针头内细胞碎屑推至玻片上，95%乙醇固定。

（2）乳头溢液未扪及肿块者，可做乳腺导管内视镜检查，乳头溢液涂片细胞学检查。

（3）乳头糜烂疑为湿疹样乳腺癌时，可做乳头糜烂部刮片或印片细胞学检查。

第三节　急性乳腺炎

一、概述

乳腺的急性化脓性感染，患者多是产后哺乳的妇女，初产妇更为多见，多在产后 3~4 周。

二、病因

乳汁淤积、卫生情况。

三、治疗

原则　是消除感染、排空乳汁。

1.形成脓肿之前，应用抗菌药

（1）先应用青霉素治疗，或用耐青霉素酶的苯唑西林钠（新青霉素Ⅱ）。

（2）若患者对青霉素过敏，则应用红霉素。

（3）可根据细菌培养结果指导选用抗菌药。

（4）抗生素可被分泌至乳汁，因此如四环素、氨基糖苷类、磺胺药和甲硝唑等药物应避免使用。

（5）中药治疗可用蒲公英、野菊花等清热解毒药物。

2.脓肿形成后，主要治疗措施是及时切开引流

（1）放射状切开。

（2）乳晕下脓肿应沿乳晕边缘做弧形切口。

（3）深部脓肿或乳房后脓肿可沿乳房下缘做弧形切口，经乳房后间隙引流之。

（4）脓腔较大时，可在脓腔的最低部位另加切口做对口引流。

（5）患侧乳房应停止哺乳，并以吸乳器吸尽乳汁。

（6）局部热敷以利早期炎症的消散。

四、预防

关键在于避免乳汁淤积，防止乳头损伤，并保持其清洁。

第四节　乳房肿瘤

一、概述

	纤维腺瘤	乳头状瘤	乳癌	乳房肉瘤
年龄	20~25	40~50	40~60	中年
病程	缓慢	缓慢	快	快
肿块数目	多单个	不易触及	多单个	多单个
肿块边界	清楚	不易触及	不清	清楚
活动度	不受限	不易触及	受限	不受限
乳头溢液	无	鲜红血性，棕色、黄色	血性、黄色、黄绿色	无
转移病灶	无	不易触及	局部淋巴结	血行
治疗	手术切除	手术为主	手术为主	手术治疗

二、乳腺癌

（一）病因

（1）雌酮及雌二醇对乳腺癌的发病有直接关系。

（2）月经初潮年龄早、绝经年龄晚、不孕及初次足月产的年龄与乳腺癌发病均有关。

（3）遗传因素。

（4）环境因素及生活方式。

（二）病理类型

1. 非浸润性癌

（1）导管内癌（癌细胞未突破导管壁基底膜）。

（2）小叶原位癌（癌细胞未突破末梢乳管或腺泡基底膜）。

（3）乳头湿疹样乳腺癌（伴发浸润性癌者，不在此列）。

此型属早期，预后较好。

2. 早期浸润性癌

（1）早期浸润性导管癌（癌细胞突破管壁基底膜，开始向间质浸润）。

（2）早期浸润性小叶癌（癌细胞突破末梢乳管或腺泡基底膜，开始向间质浸润，但仍局限于小叶内）。

此型仍属早期，预后较好。

3. 浸润性特殊癌 ①乳头状癌；②髓样癌（伴大量淋巴细胞浸润）；③小管癌（高分化腺癌）；④腺样囊性癌；⑤黏液腺癌；⑥鳞状细胞癌等。

此型分化一般较高，预后尚好。

4. 浸润性非特殊癌 ①浸润性小叶癌；②浸润性导管癌；③硬癌；④髓样癌（无大量淋巴细胞浸润）；⑤单纯癌；⑥腺癌等。

此型一般分化低，预后较上述类型差，且是乳腺癌中最常见的类型，占80%，但判断预后尚需结合疾病分期等因素。

5. 其他罕见癌

（三）转移途径

1. 局部扩展 癌细胞沿导管或筋膜间隙蔓延。

2.淋巴转移主要途径

（1）胸大肌外侧缘淋巴管→同侧腋窝淋巴结→锁骨下淋巴结→锁骨上淋巴结→胸导管（左）或右淋巴管→静脉血流→远处转移。

（2）内侧淋巴管→胸骨旁淋巴结→锁骨上淋巴结→腋窝淋巴结（转移率约为60%）。

（3）癌细胞也可通过逆行途径转移到对侧腋窝或腹股沟淋巴结。

3.血运转移 最常见的远处转移依次为肺、骨、肝。

（四）临床表现

1.早期表现

（1）患侧乳房无痛、单发的小肿块。

（2）肿块质硬，表面不光滑，分界不很清楚，不易被推动。

（3）可出现"酒窝征""橘皮样"改变。

2.晚期表现

（1）侵入胸筋膜、胸肌。

（2）癌块固定于胸壁而不易推动。

（3）皮肤可溃破而形成溃疡，溃疡常有恶臭，容易出血。

（4）腋窝淋巴结肿大、质硬、无痛、可被推动；之后数目增多，并融合成团，甚至黏着。

（5）乳腺癌转移至肺、骨、肝时，可出现相应的症状。

（五）诊断

病史＋临床检查＋病理检查，多数乳房肿块可得出诊断。

鉴别诊断 ①纤维腺瘤；②乳腺囊性增生病；③浆细胞性乳腺炎；④乳腺结核。

（六）治疗

1.手术治疗 是乳腺癌的主要治疗方法之一。

（1）手术适应证 为国际临床分期的0、Ⅰ、Ⅱ及部分Ⅲ期的患者。

（2）手术禁忌证 已有远处转移、全身情况差、主要脏器有严重疾病、年老体弱不能耐受手术者属。

（3）常用手术方式

①乳腺癌根治术　包括整个乳房、胸大肌、胸小肌、腋窝及锁骨下淋巴结的整块切除。皮肤切除范围一般距肿瘤3cm，手术范围上至锁骨，下至腹直肌上段，外至背阔肌前缘，内至胸骨旁或中线。该术式可清除腋下组、腋中组及腋上组三组淋巴结。

②乳腺癌扩大根治术　即在上述清除腋下、腋中、腋上三组淋巴结的基础上，同时切除胸廓内动、静脉及其周围的淋巴结（即胸骨旁淋巴结）。

③乳腺癌改良根治术　有两种式式，一是保留胸大肌，切除胸小肌；一是保留胸大、小肌。I、II期乳腺癌应用根治术及改良根治术的生存率无明显差异，该术式常用。

④全乳房切除术　手术范围必须切除整个乳腺，包括腋尾部及胸大肌筋膜。该术式适宜于原位癌、微小癌及年迈体弱不宜做根治术者。

⑤保留乳房的乳腺癌切除术　手术包括完整切除肿块及腋淋巴结清扫。切除肿块＋周围包括适量正常乳腺组织，确保切除标本的边缘无肿瘤细胞浸润。术后放疗、化疗。

手术方式的选择还应根据病理分型、疾病分期及辅助治疗的条件而定。

2. 化学药物

（1）乳腺癌是实体瘤中应用化疗最有效的肿瘤之一。

（2）联合化疗的效果优于单药化疗（辅助化疗）应达到一定剂量。

（3）治疗期以6个月左右为宜，能达到杀灭亚临床型转移灶的目的。

（4）浸润性乳腺癌伴腋淋巴结转移者是应用辅助化疗的指征。

（5）常用的有 CMF 方案　环磷酰胺、甲氨蝶呤、氟尿嘧啶。

（6）化疗期间应定期检查肝、肾功能，每次化疗前要查白细胞计数。应用阿霉素者要注意心脏毒性。

（三）内分泌治疗

1. 三苯氧胺

（1）非甾体激素的抗雌激素药物，其结构式与雌激素相似，抑制肿瘤细胞生长。

（2）用量为每天 20mg，至少服用 3 年，一般服用 5 年。服药超过 5 年，未证明更有效。

（3）该药安全有效，不良反应较轻。

2. 来曲唑

（1）芳香化酶抑制剂，抑制肾上腺分泌的雄激素转变为雌激素。

（2）效果优于三苯氧胺。

3. 他莫昔芬的应用

新近发展的芳香化酶抑制剂如阿那曲唑、来曲唑、依西美坦等，有资料证明对绝经后患者其效果优于他莫昔芬。

（四）放射治疗

应用指征

（1）病理报告有腋中或腋上组淋巴结转移者。

（2）阳性淋巴结占淋巴结总数 1/2 以上或有 4 个以上淋巴结阳性者。

（3）病理证实胸骨旁淋巴结阳性者（照射锁骨上区）。

（4）原发灶位于乳房中央或内侧而做根治术后，尤其是腋淋巴结阳性者。

（五）生物治疗

曲妥珠单抗注射液。

第二十二章　胸部损伤

第一节　概论

一、分类

（1）根据损伤暴力性质不同，分为钝性伤和穿透伤。

（2）根据胸膜腔是否与外界沟通，可分为开放性胸部损伤和闭合性胸部损伤。

二、紧急处理

包括入院前急救处理和入院后的急诊处理。

1. 院前急救处理

（1）维持呼吸通畅、给氧，控制外出血、补充血容量，镇痛、固定长骨骨折、保护脊柱，并迅速转运。

（2）威胁生命的严重胸外伤需在现场施行特殊急救处理。

（3）张力性气胸需放置具有单向活瓣作用的胸腔穿刺针或闭式胸腔引流。

（4）开放性气胸需迅速包扎和封闭胸部吸吮伤口，安置上述穿刺针或引流管。

（5）对大面积胸壁软化的连枷胸有呼吸困难者，予以人工辅助呼吸。

2. 院内急诊处理

（1）开胸探查手术适应证

①胸膜腔内进行性出血。

②心脏大血管损伤。

③严重肺裂伤或气管、支气管损伤。

④食管破裂。

⑤胸腹联合伤。

⑥胸壁大块缺损。

⑦胸内存留较大的异物。

（2）急诊室开胸探查手术指征

①穿透性胸伤重度休克者。

②穿透性胸伤濒死者，且高度怀疑存在急性心包压塞。

（3）手术抢救成功的关键

①迅速缓解心包压塞。

②控制出血。

③快速补充血容量。

④及时回收胸腔或心包内失血。

第二节　肋骨骨折

一、临床特征

（1）局部疼痛，在深呼吸、咳嗽或转动体位时加剧。

（2）胸壁可有畸形，局部明显压痛，可有骨摩擦音。

（3）血胸、气胸、皮下气肿或咯血。

（4）连枷胸的反常呼吸运动。

（5）胸部 X 线照片可显示肋骨骨折断裂线和断端错位。

二、治疗

处理的原则　镇痛、清理呼吸道分泌物、固定胸廓和防治并发症。

第三节 气胸

	闭合性气胸	张力性气胸	开放性气胸
别称	单纯性气胸	高压性气胸	交通性气胸
临床特征	胸内压仍低于大气压；胸膜腔积气量决定伤侧肺萎陷的程度；伤侧胸内压增加可引起纵隔向健侧移位；体检可能发现伤侧胸廓饱满，呼吸活动度降低，气管向健侧移位，伤侧胸部叩诊呈鼓音，呼吸音降低；胸部X线检查，不同程度的肺萎陷和胸膜腔积气，可有少量胸腔积液	伤侧肺严重萎陷，纵隔显著向健侧移位，健侧肺受压，腔静脉回流障碍；可形成纵隔气肿或面、颈、胸部的皮下气肿；严重或极度呼吸困难、烦躁、意识障碍、大汗淋漓、发绀；伤侧胸部饱满，叩诊呈鼓音，呼吸音消失；胸部X线检查显示胸腔严重积气，肺完全萎陷、纵隔移位，并可能有纵隔和皮下气肿；胸腔穿刺有高压气体外推针筒芯	呼吸困难、鼻翼扇动、口唇发绀、颈静脉怒张；纵隔扑动，纵隔移位，胸部吸吮伤口；伤侧胸部叩诊鼓音，呼吸音消失；胸部X线检查可见伤侧胸腔大量积气，肺萎陷，纵隔移向健侧
治疗	气胸时间较长且积气量少，无需特殊处理，1~2周内自行吸收；大量	入院前急救需迅速使用粗针头穿刺胸膜腔减压，并外接单向活瓣装置；进一步处理	给氧，补充血容量，纠正休克；清创、缝合胸壁伤口，并做闭式胸腔引流；给予

	闭合性气胸	张力性气胸	开放性气胸
治疗	气胸需进行胸膜腔穿刺，行闭式胸腔引流术，抗生素预防感染	应安置闭式胸腔引流，使用抗生素预防感染；持续漏气而肺难以膨胀时开胸探查手术	抗生素，鼓励患者咳嗽、排痰，预防感染；如疑有胸腔内脏器损伤或进行性出血，则需行开胸探查手术

第四节　血胸

一、概述

心脏、胸内大血管及其分支等出血——胸膜腔积血（血胸）。进一步可发展为凝固性血胸、感染性血胸及迟发性血胸。

二、临床表现

（1）成人血胸量 ≤ 0.5L 为少量血胸，0.5~1.0L 为中量，>1.0L为大量血胸。

（2）低血容量休克表现。

（3）呼吸急促、肋间隙饱满、气管向健侧移位、伤侧叩诊浊音和呼吸音减低等胸腔积液的临床和胸部 X 线表现。

（4）胸膜腔穿刺抽出血液可明确诊断。

（5）具备以下征象则提示存在进行性血胸。

①持续脉搏加快、血压降低，或虽经补充血容量血压仍不稳定。

②闭式胸腔引流量每小时超过 200ml，持续 3 小时。

③血红蛋白量、红细胞计数和血细胞的比容进行性降低，引流胸腔积血的血红蛋白量和红细胞计数与周围血相接近，且

迅速凝固。

（6）具备以下情况应考虑感染性血胸。

①有畏寒、高热等感染的全身表现。

②抽出胸腔积血 1ml，加入 5ml 蒸馏水，无感染呈淡红透明状，出现浑浊或絮状物提示感染。

③胸腔积血无感染时红细胞白细胞计数比例应与周围血相似，即 500:1，感染时白细胞计数明显增加，比例达 100:1 可确定为感染性血胸。

④血涂片和细菌培养发现致病菌有助于诊断，并可依此选择有效的抗生素。

（7）当闭式胸腔引流量减少，而体格检查和放射学检查发现血胸持续存在的证据，应考虑凝固性血胸。

三、治疗

（1）非进行性血胸，采用胸腔穿刺或闭式胸腔引流术治疗，并使用抗生素预防感染。

（2）凝固性血胸应待伤员情况稳定后尽早手术，清除血块，并剥除胸膜表面血凝块机化而形成的包膜。

（3）感染性血胸应及时改善胸腔引流，排尽感染性积血积脓。若效果不佳或肺复张不良，应尽早手术清除感染性积血，剥离脓性纤维膜。

第二十三章 胸壁、胸膜疾病

第一节 脓胸

一、临床表现

（1）常有高热、脉快、呼吸急促、食欲不振、胸痛、全身乏力、白细胞增高等征象。

（2）积脓较多者尚有胸闷、咳嗽、咳痰症状。

（3）体检患侧语颤减弱，叩诊呈浊音，听诊呼吸音减弱或消失。

（4）严重者可伴有发绀和休克。

（5）X线胸部检查患部显示致密阴影。大量积液，可见纵隔向健侧移位。

（6）伴有气胸时则出现液面。

（7）超声波检查能明确范围和准确定位，有助于脓胸诊断和穿刺。

（8）胸腔穿刺抽得脓液，可诊断为脓胸。首先观察其外观、性状；其次是做涂片镜检、细菌培养及药物敏感试验。

二、治疗原则

（1）根据致病菌对药物的敏感性，选用有效抗生素。

（2）彻底排净脓液，使肺早日复张。

（3）控制原发感染，全身支持治疗。

（4）排净脓液。

方法：及早反复胸腔穿刺，并向胸膜腔内注入抗生素。

若脓液稠厚不易抽出，或经过治疗脓量不见减少，患者症状无明显改善或发现有大量气体，疑伴有气管、食管瘘或腐败性脓胸等，均宜及早施行胸膜腔闭式引流术。

（5）闭式引流术。方法：经肋间插管法和经肋床插管法。

第二节　慢性脓胸

一、病因

（1）急性脓胸就诊过迟，未及时治疗，逐渐进入慢性期。

（2）急性脓胸处理不当。

（3）脓腔内有异物存留，胸膜腔内感染难以控制。

（4）合并支气管或食管瘘而未及时处理；或胸膜腔毗邻的慢性感染病灶，脓腔不能闭合。

（5）有特殊病原菌存在。

二、慢性脓胸的特征

脏、壁胸膜纤维性增厚。

三、临床表现和诊断

（1）慢性全身中毒症状，伴气促、咳嗽、咳脓痰等。

（2）体格检查及 X 线胸片均可见前述病理特征。

（3）脓腔造影或瘘管造影可明确脓腔范围和部位，若疑有支气管胸膜瘘宜慎用或禁忌使用。

（4）可自瘘口内注入少量美蓝，若吐出蓝色痰液，即可证实有支气管 – 胸膜瘘。

四、治疗原则

（1）改善全身情况，消除中毒症状和营养不良。

（2）消灭致病原因和脓腔。

（3）尽力使受压的肺复张，恢复肺的功能；最大限度地恢复肺功能，是治疗慢性脓胸的主要原则之一。

五、常用手术

1. **改进引流** 为以后进行必要的根治手术创造有利条件。

2. **胸膜纤维板剥除术** 剥除脓腔壁胸膜和脏胸膜上的纤维板，使肺得以复张，消灭脓腔，改善肺功能和胸廓呼吸运动。

肺被压缩时间过久，肺组织已纤维化不能复张或是肺内有广泛病变、结核性空洞或支气管扩张等，不宜行胸膜纤维板剥除术。

3. **胸廓成形术** 目的：去除胸廓局部的坚硬组织，使胸壁内陷，以消灭两层胸膜间的死腔。

4. **胸膜肺切除术**

第三节 胸壁结核

（1）继发于肺或胸膜结核感染的肋骨、胸骨、胸壁软组织结核病变。

（2）临床表现 原发结核病灶症状，多数患者几乎无症状，故称为"寒性脓肿"。

第二十四章　肺部疾病

第一节　肺大疱

一、病因及病理

（1）继发于小支气管的慢性病变，常与肺气肿并存。

（2）小支气管炎性病变→水肿、狭窄→管腔部分阻塞→空气能进入肺泡而不易排出→肺泡内压力升高。

（3）炎症→肺组织损坏→肺泡间隔破裂→肺泡互相融合。

（4）肺泡破裂后空气进入脏胸膜下间隙，则形成胸膜下大疱。

（5）继发于肺炎或肺结核者常为单发或只有数个大疱；继发于肺气肿者常为多发。

（6）肺大疱以位于肺尖部及肺上叶边缘多见。

（7）大的肺大疱可压迫周围肺组织，造成余肺膨胀不全，影响气体交换。

（8）肺内压力骤然升高，大疱突然破裂，可形成自发性气胸。

二、临床表现

（1）症状主要与大疱的数目、大小以及是否伴有慢性弥漫性阻塞性肺部疾病密切相关。

（2）较小、数少的单纯肺大疱可无任何症状。

（3）体积大或多发性肺大疱可有胸闷、气短等症状。

（4）体格检查有发绀，气管向健侧移位，患侧叩诊呈鼓音，听诊呼吸音消失时，应疑有大疱破裂并形成自发性气胸。

（5）肺大疱继发感染少见，亦很少并发咯血。

（6）主要并发症 自发性气胸或血气胸。

三、诊断

（1）胸部 X 线检查是诊断肺大疱的主要方法，表现特点是肺透亮度增强，见有大小不等、数目不一的薄壁空腔。肺大疱周围有受压致密的肺组织。

（2）肺组织向大疱外压缩，与气胸相鉴别。

（3）CT 有助于诊断和鉴别诊断。

四、治疗

多采用非手术疗法体积大的肺大疱，特别对反复并发自发性气胸或继发感染等，应考虑外科治疗。

（一）手术禁忌证

（1）体积小的肺大疱。

（2）年龄 >60 岁。

（3）伴有慢性阻塞性肺部疾病、呼吸功能低下者不宜手术。

（二）肺大疱切除术，手术要点

（1）切开肺大疱后，仔细缝合漏气部位。

（2）部分切除多余的疱壁，缝合边缘。

（3）双侧肺大疱可根据患者情况采用分侧切除或双侧开胸一次完成双侧手术。

（三）肺大疱外引流术

用于对开胸危险性极大的肺大疱患者作为暂时或长远的治疗方法。

第二节　肺和支气管肿瘤

一、肺　癌

（一）病因

（1）长期大量吸烟是肺癌的一个重要致病因素。

（2）职业接触。

（3）大气污染。

（4）人体内在因素，如免疫状态、代谢活动、遗传因素、肺部慢性感染等。

（二）病理

（1）肺癌起源于支气管黏膜上皮。

（2）癌肿可向支气管腔内或（和）邻近的肺组织生长，可通过淋巴、血行或经支气管转移扩散。

（3）癌肿的生长速度和转移扩散的情况与癌肿的组织学类型、分化程度等生物学特性有一定关系。

（4）肺癌的分布情况，右肺多于左肺，上叶多于下叶。

①起源于主支气管、肺叶支气管的肺癌，位置靠近肺门者称为中心型肺癌。

②起源于肺段支气管以下的肺癌，位置在肺的周围部分者称为周围型肺癌。

（5）分类

	鳞状细胞癌	腺癌	小细胞癌	大细胞癌
好发人群	男性多见	较年轻女性，最常见	老年男性	老年男性多见
肿瘤起源	较大支气管	较小支气管上皮	较大支气管	大支气管

续表

	鳞状细胞癌	腺癌	小细胞癌	大细胞癌
类型 特点	多为中心型 速度较缓慢，病程较长；对放射和化学疗法较敏感；通常先经淋巴转移，血行转移发生较晚	多为周围型 生长较慢，癌细胞不侵犯肺泡间隔；可早期发生血行转移，淋巴转移较晚，但可侵犯胸膜或经支气管播散到其他肺叶；在X线形态上可分为结节型和弥漫型两类	多为中心型 含有神经内分泌颗粒；小细胞癌恶性程度高，生长快，较早出现淋巴和血行广泛转移；对放射和化学疗法虽较敏感；预后较差	多为中心型 大细胞癌分化程度低，常在发生脑转移后才被发现；预后很差

（6）转移肺癌的扩散和转移

①直接扩散。

②淋巴转移　淋巴转移是常见的扩散途径。

③血行转移　血行转移是肺癌的晚期表现。小细胞癌和腺癌的血行转移较鳞癌更为常见。

（三）临床表现

与癌肿的部位、大小、是否压迫、侵犯邻近器官以及有无转移等密切关系。

1. 常见症状

（1）咳嗽，刺激性干咳或少量泡沫样痰。

（2）咯血，痰中带血，大咯血少见。

（3）胸痛，间歇性胸内疼痛。

（4）发热，支气管受阻，继发感染所致体温升高。

（5）胸闷气短，晚期可出现胸腔积液。

2. 晚期肺癌征象

（1）压迫或侵犯膈神经，引起同侧膈肌麻痹。

（2）压迫或侵犯喉返神经，引起声带麻痹，声音嘶哑。

（3）压迫上腔静脉，引起面部、颈部、上肢和上胸部静脉怒张、皮下组织水肿、上肢静脉压升高。

（4）侵犯胸膜，可引起胸膜腔积液，往往为血性；大量积液，可以引起气促；有时癌肿侵犯胸膜及胸壁，可以引起持续性剧烈胸痛。

（5）癌肿侵入纵隔，压迫食管，可引起吞咽困难。

（6）上叶顶部肺癌，可以侵入纵隔和压迫位于胸廓上口的器官或组织，出现颈交感神经综合征。

肺癌血行转移后，按侵入的器官而产生不同症状。

3. 其他症状　非转移性的全身症状：骨关节病综合征、Cushing综合征、重症肌无力等。

（四）诊断

1. X线检查　这是诊断肺癌的一个重要手段。

（1）中心型肺癌

①早期X线胸片可无异常征象。

②受累的肺段或肺叶可出现肺炎征象。

③可有肺叶或一侧全肺不张。

④当癌肿发展到一定大小，可出现肺门阴影。

（2）周围型肺癌　最常见的X线表现，为肺野周围孤立性圆形或椭圆形块影，直径从1~2cm到5~6cm或更大。

（3）结节型细支气管肺泡癌　轮廓清楚的孤立球形阴影。

2. 断层X线片　可显示突入支气管腔内的肿块阴影，管壁不规则、增厚或管腔狭窄、阻塞。

3. 支气管造影　可显示管腔边缘残缺或息肉样充盈缺损。

4. 电子计算机体层扫描（CT）　对中心型肺癌的诊断有重要价值。能更清楚定位，敏感性高，1cm以上肿块阴影。

5. 痰细胞学检查癌细胞　可以明确诊断，多数病例还可判别肺癌的病理类型。

6. **支气管镜检查** 对中心型肺癌诊断的阳性率较高。

7. **纵隔镜检查** 可直接观察气管前隆凸下及两侧支气管区淋巴结情况。检查阳性者,一般说明病变范围广,不适宜手术治疗。

8. **放射性核素肺扫描**

9. **经胸壁穿刺活组织检查**

10. **转移病灶活组织检查**

11. **胸腔积液检查** 抽取胸腔积液、离心、取其沉淀涂片检查,寻找癌细胞。

12. **剖胸检查**

(五)鉴别诊断

1. **肺结核**

(1)肺结核球易与周围型肺癌混淆。

(2)粟粒性肺结核易与弥漫型细支气管肺泡癌混淆。

(3)肺门淋巴结结核与中心型肺癌。

注意:肺癌可以与肺结核合并存在,有肺癌怀疑,必须进一步做痰细胞学检查和支气管镜检查。

2. **肺部炎症** 支气管肺炎、肺脓肿。

3. **肺部其他肿瘤**

(1)肺部良性肿瘤。

(2)支气管腺瘤。

4. **纵隔淋巴肉瘤** 与中心型肺癌混淆。纵隔镜检查亦有助于明确诊断。

(六)治疗

肺癌的治疗方法主要有外科手术治疗、放射治疗、化学药物治疗、中医中药治疗以及免疫治疗等。

Ⅰ、Ⅱ、ⅢA期(如$T_3N_1M_0$)的非小细胞肺癌。已明确纵隔淋巴结转移(N_2)的患者,手术可考虑在(新辅助)化疗或放化疗后进行。ⅢB、Ⅳ期肺癌,手术不应列为主要的治疗手段。

1. **手术治疗**

(1)目的 是尽可能彻底切除肺部原发癌肿病灶和局部及

纵隔淋巴结，并尽可能保留健康的肺组织。

（2）肺切除术的范围，决定于病变的部位和大小。

①对周围型肺癌　一般施行解剖性肺叶切除术。

②对中心型肺癌　一般施行肺叶或一侧全肺切除术。

（3）手术禁忌证

①远处转移。

②心、肺、肝、肾功能不全，全身情况差的患者。

③广泛肺门、纵隔淋巴结转移，无法清除者。

④严重侵犯周围器官及组织，估计切除困难者。

⑤胸外淋巴结转移，肺切除术应慎重考虑。

2. 放射治疗

（1）主要放射疗法设备有钴治疗机和加速器等。

（2）敏感性　小细胞癌对放射疗法敏感性较高，鳞癌次之，腺癌和细支气管肺泡癌最低。

（3）放射治疗禁忌证

①健康情况不佳，呈现恶病质者。

②高度肺气肿放射治疗后将引起呼吸功能代偿不全者。

③全身或胸膜、肺广泛转移者。

④癌变范围广泛，放射治疗后将引起广泛肺纤维化和呼吸功能代偿不全者。

⑤癌性空洞或巨大肿瘤，后者放射治疗将促进空洞形成。

3. 化学治疗　小细胞癌，疗效较好。常用于辅助手术治疗，放射治疗。

4. 靶向治疗　对于中国非小细胞肺癌患者，最重要的靶向治疗药物是 EGFR 的小分子抑制剂（如吉非替尼、厄洛替尼）。对于携带 EGFR 基因突变的肿瘤，EGFR 抑制剂治疗的有效率和疾病控制时间远高于传统化疗。东亚腺癌患者中，特别是女性和非吸烟者，EGFR 基因突变比例超过 50%，高于其他人种。

5. 免疫治疗

（1）特异性免疫疗法。

（2）非特异性免疫疗法。

第二十五章 食管疾病

食管癌

一、病因

（1）化学病因 亚硝胺等。

（2）生物性病因 真菌等。

（3）缺乏某些微量元素。

（4）缺乏维生素。

（5）烟、酒、热食热饮、口腔不洁等。

（6）遗传易感因素。

二、病理

（一）食管的解剖分段多分为

（1）颈段 自食管入口至胸骨柄上沿的胸廓入口处。

（2）胸段 又分为上、中、下三段。

胸上段——自胸廓上口至气管分叉平面。

胸中段——自气管分叉平面至贲门口全长度的上一半。

胸下段——自气管分叉平面至贲门口全长度的下一半。

（3）腹段。

（二）食管癌发病部位

胸中段较多见，下段次之，上段较少。多系鳞癌。

（三）分型（四型）

1.髓质型

（1）管壁明显增厚并向腔内外扩展。

（2）多数累及食管周径的全部或绝大部分。

（3）切面呈灰白色，为均匀致密的实体肿块。

2. 蕈伞型 瘤体向腔内呈蘑菇样突起。

（1）隆起的边缘与其周围的黏膜境界清楚，

（2）瘤体表面多有浅表溃疡，其底部凹凸不平。

3. 溃疡型 瘤体的黏膜面呈深陷而边缘清楚的溃疡。

4. 缩窄型（即硬化型）

（1）瘤体形成明显的环形狭窄。

（2）累及食管全部周径。

（3）较早出现阻塞。

三、扩散及转移

（一）扩散

黏膜下层→上、下及全层浸润→外膜→邻近器官。

（二）转移

1. 淋巴途径

（1）黏膜下淋巴管→区域淋巴结。

（2）颈段癌→喉后、颈深和锁骨上淋巴结。

（3）胸段癌→食管旁淋巴结、胸顶纵隔淋巴结、膈下及胃周淋巴结。

（4）中、下段癌→锁骨上淋巴结、腹主动脉旁和腹腔丛淋巴结，属晚期。

2. 血行转移 发生较晚。

四、临床表现

（1）早期 咽下食物哽噎感，胸骨后烧灼样、针刺样或牵拉摩擦样疼痛。

（2）中晚期食管癌典型的症状为进行性咽下困难。

（3）常吐黏液样痰。

（4）癌肿侵犯喉返神经，压迫颈交感神经节等。

（5）恶病质状态。

五、诊断

早期发现、早期诊断、早期治疗是提高疗效的关键。

1. X 线钡餐

（1）早期可见

①食管黏膜皱襞紊乱、粗糙或有中断现象。

②小的充盈缺损。

③局限性管壁僵硬，蠕动中断。

④小龛影。

（2）中、晚期有明显的不规则狭窄和充盈缺损，管壁僵硬。狭窄上方食管有不同程度的扩张。

2. 食管拉网检查脱落细胞检查　阳性率可达 90%~95%。

3. 纤维食管镜检查

4. 超声内镜检查　可判断食管癌的浸润层次、向外扩展深度以及有无纵隔、淋巴结或腹内脏器转移等。

六、鉴别诊断

食管炎、食管憩室和食管静脉曲张。

七、预防

（1）病因学预防　改良饮水、防霉去毒、改变不良生活习惯、应用化学药物（亚硝胺阻断剂）等。

（2）发病学预防　应用预防药物、处理癌前病变等。

（3）防癌宣传教育。

八、治疗

分外科治疗、放射治疗、化学治疗和综合治疗。

（一）手术治疗首选方法。

1. 手术适应证　手术原则是肿瘤完全性切除（切除的长度应距癌上、下缘 5~8cm 以上）和淋巴结清扫。经胸食管癌切除是目前常规的手术方法。食管下段癌的吻合口部位通常在主动脉弓上，而食管中段或上段癌则应吻合在颈部。胃是最常用的食管替代物。

（1）早期食管癌。

（2）中期食管癌颈段癌长度 <3cm、胸上段癌长度 <4cm、胸下段癌长度 <5cm。

（3）中期食管癌长度 >5cm，但无远处转移患者，可先采用术前放疗。

2. 手术禁忌证

（1）全身情况差，已呈恶病质。或有严重心、肺或肝、肾功能不全者。

（2）病变侵犯范围大，已有明显外侵及穿孔征象。

（3）已有远处转移者。

3. 术后并发症 吻合口瘘和吻合口狭窄。

（二）放射疗法

1. 放射和手术综合治疗 可增加手术切除率，也能提高远期生存率。

2. 单纯放射疗法 多用不能手术治疗患者。

第二十六章　腹外疝

第一节　概论

一、概述

体内脏器或组织离开其正常解剖部位，通过先天或后天形成的薄弱点、缺损或孔隙进入另一部位。

二、特性

1. 发生部位　最多发生于腹部，腹部疝又以腹外疝为多见。

（1）腹外疝　腹腔内的脏器或组织＋腹膜壁层，向体表突出所形成。

（2）腹内疝是由脏器或组织进入腹腔内的间隙囊内形成，如网膜孔疝。

2. 腹外疝与内脏脱出相鉴别　疝内容物必须位于由腹膜壁层所组成的疝囊内。

三、病因

腹壁强度降低和腹内压力增高是腹外疝发病的两个主要原因。

1. 腹壁强度降低

（1）某些组织穿过腹壁的部位，如精索，子宫圆韧带等。

（2）先天性发育不良，如腹白线、Hesselbach 三角。

（3）损伤和萎缩，如老年、久病、肥胖所致肌萎缩等。

吸烟的直疝患者血浆中促弹性组织离解活性显著高于正常人。

2.腹内压力增高

（1）慢性疾病　慢性咳嗽、慢性便秘、排尿困难（前列腺增生）、腹腔积液等。

（2）生理原因　妊娠、婴儿啼哭等。

（3）工作原因　举重、重体力劳动等。

四、病理解剖

（一）组成

疝囊、疝内容物和疝外被盖等。

1.疝囊　由疝囊颈和疝囊体组成。疝囊颈（疝环、疝门）是疝囊狭窄的部分，是疝突向体表的门户，腹壁薄弱区或缺损所在。

2.疝内容物　是疝囊的腹内脏器或组织，小肠为最多见，大网膜次之。

3.疝外被盖　疝囊以外的各层组织。

（二）分类

临床类型腹外疝包括易复性、难复性、嵌顿性、绞窄性等类型。

（1）易复性疝　疝容易回纳入腹腔。

（2）难复性疝　不能回纳或不能完全回纳。

①疝内容物反复突出，疝囊颈摩擦受损，产生粘连，疝内容物多数是大网膜。

②腹壁缺损大的巨大疝。

（3）滑动疝。

（4）嵌顿性疝。

①疝门较小。

②腹内压突然增高时，疝内容物可强行进入疝囊。

③囊颈的弹性收缩，卡住内容物，不能回纳。

病理过程：疝嵌顿→内容物疝门处受压→静脉回流受阻→导致肠壁淤血和水肿，疝囊内肠壁及其系膜渐增厚→囊内渗液积聚。于是肠管受压加重。

几种特殊的嵌顿性疝

Richter 疝	嵌顿部分肠壁，系膜侧肠壁及系膜并未进入疝囊
Littre 疝	嵌顿小肠憩室（通常是 Meckel 憩室），状如 W 形，其中间的肠袢虽不在疝囊内
Maydl 疝	几个肠袢嵌顿
绞窄性疝	嵌顿未及时解除，肠管血供受阻，肠壁逐渐坏死。儿童很少发生

第二节　腹股沟疝

一、腹股沟疝

腹股沟区的腹外疝。

（一）分类

斜疝和直疝。

1. 腹股沟斜疝　疝囊经腹股沟管深环（内环）突出，经过腹股沟管，穿出腹股沟管浅环，并可进入阴囊。

2. 腹股沟直疝　疝囊经直疝三角区直接由后向前突出，不经过内环，也不进入阴囊。

（二）斜疝

是最多见的腹外疝，发病率约占腹外疝的 75%~90%；或占腹股沟疝的 85%~95%。

多为男性，男女发病率之比约为 15:1。右侧多见。

二、腹股沟区解剖概要位置

前外下腹壁一个三角形区域。

（一）分界

（1）下界为腹股沟韧带。

（2）内界为腹直肌外侧缘。

（3）上界为髂前上棘至腹直肌外侧缘的一条水平线。

（二）解剖层次（由浅而深）

（1）皮肤、皮下组织和浅筋膜。

（2）腹外斜肌

腹外斜肌（髂前上棘与脐之间连线）——腹外斜肌腱膜（髂前上棘至耻骨结节之间）——腹股沟韧带（内侧端一小部分纤维向后、向下）——腔隙韧带（陷窝韧带）——耻骨梳韧带（向外侧延续的部分）。

腱膜深面与腹内斜肌之间有髂腹下神经及髂腹股沟神经通过，在施行疝手术时应避免其损伤。

（3）腹内斜肌和腹横肌　腹内斜肌起自腹股沟韧带的外侧1/2——在精索内后侧止于耻骨结节。腹横肌起自腹股沟韧带外侧1/3，与腹内斜肌融合而形成腹股沟镰，止于耻骨结节。

（4）腹横筋膜

①下面部分外侧1/2附着于腹股沟韧带，内侧1/2附着于耻骨梳韧带。

②腹横筋膜＋腹横肌和腹内斜肌筋膜在弓状下缘融合，形成腹横肌腱膜弓。

③腹股沟韧带向后的游离缘处——髂耻束。

（5）腹膜外脂肪和腹膜壁层　腹外疝好发于腹股沟区的重要原因：弓状下缘与腹股沟韧带之间有一定空隙存在，在腹股沟内侧1/2部分，腹壁强度较为薄弱。

（三）疝发生部位解剖特点

1.腹股沟管

（1）位置　腹前壁、腹股沟韧带内上方，大体相当于腹内斜肌、腹横肌弓状下缘与腹股沟韧带之间的间隙。

（2）长度为4~5cm。

（3）腹股沟管的内口即深环，外口即浅环。

（4）大小　一指。

（5）前壁　皮肤、皮下组织和腹外斜肌腱膜，外侧1/3部分尚有腹内斜肌覆盖。

（6）后壁 腹横筋膜和腹膜，其内侧 1/3 尚有腹股沟镰。

（7）上壁 腹内斜肌、腹横肌的弓状下缘。

（8）下壁 腹股沟韧带和腔隙韧带。

（9）女性腹股沟管内有子宫圆韧带，男性则有精索通过。

2. 腹股沟管深环

（1）位置 腹股沟中点上方 2cm、腹壁下动脉外侧处。

（2）穿过组织 男性精索和女性子宫圆韧带。

（3）腹横筋膜由此向下包绕精索，成为精索内筋膜。深环内侧的腹横筋膜组织增厚，称凹间韧带。

3. 直疝三角

（1）外侧边 腹壁下动脉。

（2）内侧边 腹直肌外侧缘。

（3）底边 腹股沟韧带。腹壁缺乏完整的腹肌覆盖、腹横筋膜较薄薄，故易发生疝。

（4）直疝三角与腹股沟深环之间有腹壁下动脉和凹间韧带相隔。

三、发病机制

（1）先天性解剖异常。

（2）后天性腹壁薄弱或缺损。

（3）腹横筋膜不同程度的薄弱或缺损。

（4）腹横肌和腹内斜肌发育不全。

四、临床表现和诊断

腹部相应部位凸现包块，可或不能回纳。伴疼痛等。

鉴别诊断

（1）睾丸鞘膜积液

透光试验，鞘膜积液多为透光（阳性），而疝块则不能透光。

（2）交通性鞘膜积液。

（3）精索鞘膜积液。

（4）隐睾。

（5）急性肠梗阻。

五、治疗

（一）腹股沟疝治疗

1. 非手术治疗 适应证 半岁以下婴幼儿及年老体弱或伴有其他严重疾病而不禁忌手术者。

2. 手术治疗

（1）基本原则 关闭疝门即内环口，加强或修补腹股沟管壁。

（2）疝手术方法 可归为两大类，即单纯疝囊高位结扎术和疝修补术。

①单纯疝囊高位结扎术 显露斜疝囊颈，高位结扎或贯穿缝合。适用于婴幼儿斜疝、绞窄性疝伴局部有严重感染者。

②疝修补术 疝囊高位结扎后，加强或修补薄弱的腹股沟管前壁或后壁。

常用的有传统的疝修补术、新兴的无张力疝修补术及经腹腔镜疝修补术。

a. 传统方法

加强前壁——Ferguson 法，最常用。适用于腹横筋膜无显著缺损、腹股沟管后壁尚健全的病例。

修补或加强腹股沟管后壁 常用的方法有四种。

Bassini 法，最广泛，把腹内斜肌下缘和联合腱缝至腹股沟韧带上，置精索于腹内斜肌与腹外斜肌腱膜之间。

Halsted 法，与 Bassini 法很相似，但把腹外斜肌腱膜也在精索后方缝合，精索移至腹壁皮下层与腹外斜肌腱膜之间。

McVay 法，把腹内斜肌下缘和联合腱缝至耻骨梳韧带上，适用于后壁薄弱严重患者。

Shouldice 法，既加强了内环，又修补了腹股沟管薄弱的后壁，复发率低。

b. 无张力疝修补术 利用人工合成网片材料，在无张力的情况下进行疝修补术。常用的修补材料包括合成纤维网片、填充式材料等。

c.经腹腔镜疝修补术　经腹腹膜前法、完全腹膜外法、腹腔内网片贴置法。

（二）嵌顿性和绞窄性疝

1.原则　紧急手术治疗，以防止疝内容物坏死并解除伴发的肠梗阻。

2.手术的关键　正确判断疝内容物的活力。

第三节　股疝

一、概要

疝囊通过股环、经股管向卵圆窝突出，多见于 40 岁以上妇女。

二、解剖概要

（1）股管为狭长的漏斗形间隙，长约 1~1.5cm，内含脂肪、疏松结缔组织和淋巴结。股管有上下两口。

（2）上口称股环，直径约 1.5cm，有股环隔膜覆盖；其前缘为腹股沟韧带，后缘为耻骨梳韧带，内缘为腔隙韧带，外缘为股静脉。

（3）股管下口为卵圆窝。卵圆窝是股部深筋膜（阔筋膜）上的一个薄弱部分，覆有一层薄组织膜称筛状板。

三、治疗

（1）股疝易嵌顿，因此，应及时进行手术治疗。

（2）最常用的手术是 McVay 修补法。

四、斜疝、直疝、股疝的鉴别

	斜疝	直疝	股疝
发病年龄	儿童、青壮年	年老体弱者	中年以上妇女
突出路径	腹股沟管	直疝三角	股管
外形	椭圆形及梨形	半球形	半球形
临床表现	咳嗽冲击感，回纳可易可难	易回纳	很难回纳
压住内环	不出现	出现	出现
外环口	增大	不大	不大
腹股沟韧带	上方	上方	下方
嵌顿机会	较多	很少	多

第四节 其他腹外疝

1. **切口疝** 是发生于腹壁手术切口处的，多见于腹部纵行切口。

2. **脐疝** 疝囊通过脐环突出。分为 小儿脐疝和成人脐疝。手术修补的原则是切除疝囊，缝合疝环。

3. **白线疝**

第二十七章　腹部损伤

第一节　概论

一、病因和分类

1.开放性损伤　锐器伤，腹部皮肤破损。分为开放性单纯腹壁伤、穿透伤、贯通伤。

2.闭合性损伤　钝性伤，腹壁皮肤完整。

二、临床表现

1.腹壁损伤的症状和体征　疼痛、出血等。

2.实质器官或大血管损伤表现　出血、急性腹膜炎表现等。

三、诊断要点

（一）有无内脏损伤

1.穿透伤

（1）入口或出口可能不在腹部。

（2）切线伤未穿透腹膜者，不能排除内脏无损伤的可能。

（3）入、出口与伤道不一定呈直线。

（4）伤口大小与伤情严重程度不一定成正比。

2.闭合性损伤　注意判断是否有内脏损伤。

腹内脏器损伤表现：

（1）早期出现休克征象者。

（2）有持续性甚至进行性腹部剧痛伴恶心、呕吐等消化道症状者。

（3）有明显腹膜刺激征者。

（4）有气腹表现者。

（5）腹部出现移动性浊音者。

（6）有便血、呕血或尿血者。

（7）直肠指检发现前壁有压痛或波动感或指套染血者。

（二）什么脏器受到损伤

（1）有恶心、呕吐、便血、气腹者多为胃肠道损伤。

（2）有排尿困难、血尿、外阴或会阴部牵涉痛者，提示泌尿系脏器损伤。

（3）有膈面腹膜刺激表现同侧肩部牵涉痛者，提示上腹脏器损伤，其中尤以肝和脾的破裂为多见。

（4）有下位肋骨骨折者，提示有肝或脾破裂的可能。

（5）有骨盆骨折者，提示有直肠、膀胱、尿道损伤的可能。

（三）是否有多发性损伤

（1）某一脏器有多处破裂。

（2）一个以上脏器受到损伤。

（3）腹部以外的合并损伤。

（4）腹部以外损伤累及腹内脏器。

（四）辅助检查

（1）诊断性腹腔穿刺术和腹腔灌洗术 阳性率可达90%以上。

（2）X线检查。

（3）B超检查。

（4）CT检查。

（5）其他。

（五）观察内容

（1）每15~30分钟测定一次脉率、呼吸和血压。

（2）每30分钟检查一次腹部体征，注意腹膜刺激征程度和范围的改变。

（3）每30~60分钟测定一次红细胞数、血红蛋白和血细胞比容。

（4）必要时可重复进行诊断性腹腔穿刺术或灌洗术。

（六）剖腹探查

1. 适应证

（1）腹痛和腹膜刺激征有进行性加重或范围扩大者。

（2）肠蠕动音逐渐减弱、消失或出现明显腹胀者。

（3）全身情况有恶化趋势，出现口渴、烦躁、脉率增快或体温及白细胞计数上升者。

（4）红细胞计数进行性下降者。

（5）血压由稳定转为不稳定甚至下降者。

（6）胃肠出血者。

（7）积极救治休克而情况不见好转或继续恶化者。

四、处理与治疗

（1）首先处理窒息、急性出血、张力性气胸等紧急情况。

（2）非手术治疗　输血补液、防治休克；应用抗生素；禁食；营养支持。

（3）手术治疗

①适应证　已确诊的腹腔内脏破裂者；非手术治疗期间，病情加重；高度怀疑腹内脏器损伤者。

②术中处理原则　全面、有序、有重点、不重复、充分，先止血、后修补。

第二节　常见内脏损伤的特征和处理

一、脾破裂　最容易受损的器官

	脾破裂	肝破裂
分类	1. 中央型破裂（破裂在脾实质深部）	占15%，右肝多见

	脾破裂	肝破裂
分类	2. 被膜下破裂（破在脾实质周边部分） 3. 真性破裂（破损累及被膜）	
分级	I级：脾被膜下破裂或被膜及实质轻度损伤，手术所见脾裂伤长度≤5.0cm，深度≤1.0cm II级：脾裂伤总长度>5.0cm，深度>1.0cm，但脾门未累及或脾段血管受累 III级：脾破裂伤及脾门部或脾部分离断，或脾叶血管受损 IV级：脾广泛破裂，或脾蒂、脾动静脉主干受损	I级血肿：被膜下，<10%肝表面积。裂伤：被膜撕裂，实质裂伤深度<1cm II级血肿：被膜下，10%~50%肝表面积；实质内血肿直径<10cm。裂伤：实质裂伤深度1~3cm，长度<10cm III级血肿：被膜下，>50%肝表面积或仍在继续扩大；被膜下或实质部血肿破裂；实质内血肿>10cm或仍在继续扩大。裂伤深度>3cm IV级裂伤：实质破裂累及25%~75%的肝叶或在单一肝叶内有1~3个Couinaud肝段受累 V级裂伤：实质破裂超过75%肝叶或在单一肝叶超过3个Couinaud肝段受累
处理	1. 通常行脾切除 2. 成人脾切除后暴发性感染（<1%） 3. 儿童注意保留	1. 暂时控制出血，尽快查明伤情 2. 肝单纯缝合：裂口不深、出血不多、创缘比较整齐的病例，注意避免裂口内留有死腔 3. 肝动脉结扎术：不易控制的动脉性出血 4. 肝切除术：对于有大块肝组织破损，特别是粉碎性肝破裂或肝组织挫伤严重的患者，应尽量多保留健康肝组织 5. 纱布块填塞法：对于裂口较深或肝组织已有大块缺损而止血不满意、又无条件进行较大手术的患者 6. 肝损伤累及肝静脉主干或肝后段下腔静脉破裂的处理

三、胰腺损伤

1. **概述** 少见（1%~2%），难处理，预后差。

2. **病因** 多见于车祸上腹撞击。

3. **特点** 轻伤不易发现可形成假性胰腺囊肿。

4. **治疗** 手术治疗 应彻底清创，完全止血，修补胰瘘及处理合并症。术后 TPN，应用生长抑素等。

四、胃和十二指肠损伤

1. **概述** 概率少（3.7%~5%），难处理。

2. **特点**

（1）十二指肠损伤 二、三部多见，前方破裂明显腹膜炎；后方破裂腹膜炎不明显，可有背部疼痛向右肩放射。

（2）X线 后腹膜积气，口服造影剂外溢。

3. **治疗** 手术治疗术中可见后腹膜血肿，胆汁染色，捻发音。

4. **手术方法** 单纯修补，Roux-en-Y 吻合修补，减压术。

五、小肠破裂

治疗以单纯小肠修补为主。必要时可行部分小肠切除吻合术。

六、结肠破裂

1. **概述** 发病率较小肠破裂低。

2. **特点** 腹膜炎出现较晚但较严重，裂口位于腹膜后时容易漏诊。

3. **治疗** 原则上二期手术；右半结肠裂口小、腹腔污染轻、全身情况良好时可以行一期吻合。

七、直肠损伤

1. **临床表现** 腹膜返折之上临床表现与结肠破裂相同，返折之下引起直肠周围感染，无腹膜炎。

2. **治疗**　应行裂口修补，同时乙状结肠双腔造瘘，充分引流直肠间隙。

八、腹膜后血肿

1. **特点**　多合并骨盆或脊柱骨折或腹膜后脏器损伤、腹膜后血管损伤。失血量多，可达 3000~4000ml。

2. **临床表现**　内出血、腰背痛、肠麻痹、血尿、里急后重、腰胁部瘀斑。

第二十八章 急性化脓性腹膜炎

第一节 急性弥漫性腹膜炎

一、分类

（1）按病因可分为细菌性和非细菌性两类。

（2）按临床经过可将其分为急性、亚急性和慢性三类。

（3）按发病机制可分为原发性和继发性两类。

（4）按累及的范围可分为弥漫性和局限性两类。

二、病因

1. 继发性腹膜炎 原因为腹腔内空腔脏器穿孔、外伤；腹腔内脏器炎症扩散；腹部手术中的腹腔污染；腹部损伤。

致病菌以大肠埃希菌最为多见；其次为厌氧拟杆菌、链球菌、变形杆菌等。

2. 原发性腹膜炎 致病菌多为溶血性链球菌、肺炎双球菌或大肠埃希菌。

细菌进入腹腔的途径：

（1）血行播散 婴儿和儿童。

（2）上行性感染 女性来自生殖道的细菌，向上扩散至腹腔。

（3）直接扩散。

（4）透壁性感染。

三、临床表现

1. 腹痛 剧烈，难以忍受，呈持续性。深呼吸、咳嗽、转动身体时疼痛加剧。疼痛先从原发病变部位开始，随炎症扩散而延及全腹。

2. 恶心、呕吐 吐出物多是胃内容物。肠梗阻时可为胆汁。

3. 体温、脉搏 脉搏多加快年老体弱者可无体温升高。

4. 感染中毒症状 高热、脉速、呼吸浅快、大汗等。进一步可出现缺水、代谢性酸中毒及休克等表现。

5. 腹部体征

（1）腹胀，腹式呼吸减弱或消失。

（2）腹部压痛、腹肌紧张和反跳痛是腹膜炎的标志性体征。

（3）腹腔内积液较多时可叩出移动性浊音。肠鸣音减弱，肠麻痹时肠鸣音可能完全消失。

（4）直肠指检 可有直肠前窝饱满及触痛。

6. 辅助检查

（1）白细胞计数及中性粒细胞比例增高。

（2）腹部立位平片 肠麻痹征象、膈下游离气体。

（3）B 超检查、腹腔穿刺

①结核性腹膜炎为草绿色透明腹腔积液。

②胃十二指肠急性穿孔——黄色、浑浊、含胆汁、无臭味。

③饱食后——可含食物残渣。

④急性重症胰腺炎——血性、胰淀粉酶含量高。

⑤急性阑尾炎穿孔——稀薄脓性，略有臭味。

⑥绞窄性肠梗阻——血性、臭味重。

⑦抽出液为不凝血——腹腔内出血。

⑧抽出物为全血且放置后凝固——是否刺入血管。

（4）做涂片镜检及细菌培养。

（5）CT 检查 对腹腔内实质性脏器病变（如急性胰腺炎）的诊断帮助较大，对评估腹腔内液体量也有一定帮助。

四、诊断

病史＋体征＋实验室检查等。

五、治疗

1. 非手术治疗 病情较轻；病程较长超过 24 小时，有减轻趋势者；不能耐受手术者。

（1）体位 一般取半卧位，休克患者取平卧位或头、躯干和下肢各抬高约 20°。

（2）禁食、胃肠减压。

（3）纠正水、电解质紊乱。

（4）抗感染药物治疗。

（5）补充热量和营养支持。

（6）镇静、止痛、吸氧。

2. 手术治疗

（1）手术适应证

①经上述非手术治疗 6~8 小时后（一般不超过 12 小时），腹膜炎症状及体征不缓解反而加重者。

②腹腔内原发病严重，如胃肠道穿孔或胆囊坏疽、绞窄性肠梗阻、腹腔内脏器损伤破裂、胃肠道手术后短期内吻合口漏所致的腹膜炎。

③腹腔内炎症较重，有大量积液，出现严重的肠麻痹或中毒症状，尤其是有休克表现者。

④腹膜炎病因不明确，且无局限趋势者。

（2）麻醉方法 全麻或硬膜外。

（3）原发病的处理。

（4）彻底清洁腹腔。

（5）充分引流

放腹腔引流管的指征：

①坏死病灶未能彻底清除或有大量坏死组织无法清除。

②为预防胃肠道穿孔修补等术后发生渗漏。

③手术部位有较多的渗液或渗血。

④已形成局限性脓肿。

（6）术后处理 禁食、胃肠减压、补液、应用抗生素和营养支持治疗。

第二节 腹腔脓肿

一、分类

膈下脓肿、盆腔脓肿和肠间脓肿。

二、膈下脓肿

	膈下脓肿	盆腔脓肿
病因	平卧时最低，脓液积聚	腹腔最低位，脓液累积
临床特点	全身感染中毒反应较严重，可引起胸膜炎，胸腔积液，脓胸等	腹膜炎及术后，出现体温升高、典型的直肠或膀胱刺激症状
治疗	1.补液、输血、营养支持和抗生素的应用等 2.经皮穿刺置管引流术	保守治疗，部分可经直肠前壁或阴道穿刺切开引流

第二十九章　胃十二指肠疾病

第一节　解剖生理概要

一、胃的解剖

（一）胃的位置和分区

（1）胃上端部位称贲门，距离门齿约40cm，下端出口为幽门。

（2）分区　三个区域，上1/3为贲门胃底部区；中1/3是胃体部区，下1/3即幽门部区。

（二）胃的韧带

胃膈韧带、肝胃韧带、脾胃韧带、胃结肠韧带和胃胰韧带等。

（三）胃的血管

（1）胃小弯——胃左动脉 + 胃右动脉

（2）胃大弯——胃网膜右动脉 + 胃网膜左动脉构成胃大弯的动脉弓。

（3）胃的静脉与同名动脉伴行，静脉回流汇集到门静脉系统。

（四）胃的淋巴引流

按淋巴的主要引流方向可分为以下四群。

1. **腹腔淋巴结群**　引流胃小弯上部淋巴液。

2. **幽门上淋巴结群**　引流胃小弯下部淋巴液。

3. **幽门下淋巴结群**　引流胃大弯右侧淋巴液。

4. **胰脾淋巴结群**　引流胃大弯上部淋巴液。

（五）胃的神经

1. 交感神经 主要抑制胃的分泌和运动并传出痛觉。

2. 副交感神经 主要促进胃的分泌和运动，迷走神经终支在距窦幽门约 5~7cm 处进入胃，形似"鸦爪"，是高选择性胃迷走神经切断术时作为保留分支的标志。

（六）胃壁的结构

外向内分为浆膜层、肌层、黏膜下层和黏膜层。

二、胃的生理 运动和分泌

（一）胃的运动

有规律的收缩，排空胃内容物。

（二）胃液分泌

（1）正常成人每日分泌量约 1500~2500ml。

（2）胃液的主要成分为胃酸、胃消化酶、电解质、黏液和水。

（3）壁细胞分泌盐酸，而非壁细胞的分泌成分类似细胞外液，略呈碱性。

（4）基础分泌和餐后分泌 餐后分泌可分为三个时相：①迷走相；②胃相；③肠相。

三、十二指肠的解剖和生理

（一）分部

1. 球部 长约 4~5cm，腹膜间位，十二指肠溃疡好发部位。

2. 降部 腹膜外位。

3. 水平部 长约 10cm，腹膜外位。

4. 升部 空肠相接。

（二）生理

1. 外分泌 十二指肠黏膜内有 Brunner 腺，分泌的十二指肠液含有多种消化酶如蛋白酶、脂肪酶、蔗糖酶、麦芽糖酶等。

2. 内分泌 十二指肠黏膜内的内分泌细胞能够分泌促胃液

素、抑胃肽、胆囊收缩素、促胰液素等肠道激素。

第二节 胃溃疡的外科治疗

一、概 述

外科治疗主要用于急性穿孔、出血、幽门梗阻或药物治疗无效的溃疡患者以及胃溃疡恶性变等情况。

二、病理和发病机制

（一）发病部位

胃溃疡多发生在胃小弯，以胃角最多见，大弯胃底少见。

（二）致病因素

胃酸分泌异常、幽门螺杆菌感染和黏膜防御机制的破坏。

1. 病理性高胃酸分泌

（1）"无酸则无溃疡"，溃疡史发生在分泌胃酸黏膜处，接触胃酸黏膜处。

（2）迷走神经张力、兴奋度有关，增加黏膜损伤，胃肠肽、促胃液素、生长抑素。

（3）壁细胞数增多，壁细胞对促胃液素的敏感性↑。

（4）溃疡患者的基础胃酸与刺激胃酸均高于正常人。

2. 幽门螺杆菌 胃十二指肠溃疡患者幽门螺杆菌检出率70%和90%。

致病原因：

（1）分泌的尿素酶、蛋白酶、磷脂酶、过氧化物酶对胃黏膜损伤。

（2）介导的炎症反应及免疫反应。

（3）含有细胞空泡毒素及毒素相关蛋白释放促胃液素的反馈抑制机制发生障碍。

GC↑↑——促胃液素↑↑——胃酸↑↑↓GC↓↓——胃液分泌↓↓——pH<3时（被破坏）。

3. 胃黏膜屏障损害

胃黏膜屏障包括三部分：

（1）黏液 碳酸氢盐黏液与上皮细胞间保持pH 7.0，上皮细胞分泌碳酸氢盐，使胃内pH=2.0。

（2）胃黏膜上皮C的紧密连接 H^+反向弥散，Na^+向胃腔弥散，上皮细胞强的再生能力。

（3）丰富的胃黏膜血流 氧、营养、分泌HCO_3^-去除有害物质H^+。

4. 非甾体类抗炎药及其他药物相关性溃疡

三、病理生理

	Ⅰ型	Ⅱ型	Ⅲ型	Ⅳ型
发病率	最为常见，50%~60%	20%	20%	5%
特点	低胃酸，溃疡位于胃小弯角切迹附近	高胃酸，胃溃疡合并十二指肠溃疡	高胃酸，溃疡位于幽门管或幽门前，与长期应用非甾体类抗炎药物有关	低胃酸，溃疡位于胃上部1/3，胃小弯高位接近贲门处，常为穿透性溃疡，易发生出血或穿孔，老年患者多见

四、临床特点

（1）节律性不如十二指肠溃疡明显。

（2）进食痛可止，也可无用，餐前1~2小时疼痛开始。进食后疼痛加重。

（3）压痛点，剑突与脐正中线或偏左。

（4）经内科治疗后较十二指肠溃疡易复发、出血、穿孔。

（5）5% 可发生癌变（年龄大，症状不典型，症状严重，体重↓消瘦）。

（6）X 线　周围光滑，整齐龛影，黏膜呈放射状集中。

（7）纤维胃镜　形态、大小、黏膜、取检。

五、外科治疗

1. 目的　促进溃疡愈合，预防溃疡复发，处理特殊并发症以及减少手术后的不良反应。

2. 手术适应证

（1）包括抗酸措施在内的严格内科治疗 8~12 周，溃疡不愈合或短期内复发者。

（2）发生溃疡出血、瘢痕性幽门梗阻、溃疡穿孔及溃疡穿透至胃壁外者。

（3）溃疡巨大（直径 >2.5cm）或高位溃疡。

（4）胃十二指肠复合性溃疡。

（5）溃疡不能除外恶变或已经恶变者。

3. 手术方法

（1）对无并发症的胃溃疡，可采用胃大部切除，胃十二指肠吻合术。

（2）对合并溃疡出血、穿孔、幽门梗阻者，采用胃大部切除术治疗并兼顾手术止血，切除溃疡或闭合穿孔，解除梗阻。

（3）高位胃溃疡治疗的术式选择，应根据患者的一般状况及溃疡的位置大小，是否穿透等具体情况而定，包括溃疡在内的远端胃大部切除术、半口水平位胃空肠吻合。

溃疡过高可行溃疡旷置的远端胃大部切除术。

（4）对胃后壁穿透性溃疡，可沿溃疡切断，溃疡面用碳酸烧灼后旷置于原处，再行胃大部切除术。

第三节　十二指肠溃疡的外科治疗

一、临床特点

（1）年轻　多见于 30 岁左右，男 > 女。

（2）节律性疼痛

①上腹剑下。

②烧灼样或钝痛。

③疼痛与进食密切相关。

饥饿疼—进食后缓解，夜间疼—基础胃酸高服抗酸药—缓解。

④秋、冬季好发。

（3）十二指肠溃疡主要在球部，发生在球部以下的溃疡称为球后溃疡。

（4）压痛　剑突偏右。

（5）X 线、纤维胃镜。

二、治疗

外科手术治疗的适应证

（1）十二指肠溃疡出现严重并发症　急性穿孔、大出血和瘢痕性幽门梗阻。

（2）经正规内科治疗无效的十二指肠溃疡，即顽固性溃疡需要外科治疗。

（3）溃疡病病程漫长者，有以下情况。

①溃疡病史较长、发作频繁、症状严重。

②纤维胃镜观察溃疡深大、溃疡底可见血管或附有凝血块。

③X 线钡餐检查有球部严重变形、龛影较大有穿透至十二指肠外的影像者。

④既往有严重溃疡并发症而溃疡仍反复活动者。

三、胃十二指肠疾病外科治疗手术方式选择

1. 术式选择

（1）胃溃疡应以胃大部切除 BⅠ首选。

（2）十二指肠溃疡 BⅡ。

（3）迷走神经切断术应选择高酸十二指肠溃疡患者。

2. 手术效果的评定

（1）Visick Ⅰ 优，无任何症状，营养良好。

（2）Visick Ⅱ 良，偶有轻微不适及上腹饱胀，腹泻或有轻度倾倒综合征，调整饮食能控制。

（3）Visick Ⅲ 中，可有轻至中度倾倒综合征、反流性胃炎，用药物调理可坚持工作，正常生活。

（4）Visick Ⅳ 差，可有中至重度倾倒综合征，明显并发症或溃疡复发，不能工作，不能正常生活，多需再次手术。

Visick 对迷走神经切除应根据胃镜表现。

四、术后并发症

（一）胃切除术后并发症

1. 术后出血 ①24小时内<300ml暗红色血液；②24小时后仍有鲜红色血——术后出血。

（1）原因

①吻合口出血，24小时内出血为止血不严，缝合线针距过大，收缩不紧，黏膜撕裂。4~6天，黏膜坏死脱落；10~20天，吻合口缝线感染。

②遗漏病变。

③旷置的高位溃疡及十二指肠溃疡出血。

（2）处理

①非手术止血，禁食止血药物，支持。

②出血>500ml/h应手术止血。

2. 十二指肠残端破裂

（1）原因

①十二指肠溃疡切除困难，强行切除（未行旷置），游离端

血供障碍。

②输入端梗阻　症状　剧烈腹痛、腹膜炎。

（2）处理

①应早手术 24~48 小时，手术——重缝或引流。

②>48 小时手术残端放 T 管 + 腹腔引流 + 空肠造口，营养或肠外营养。

3. 胃肠吻合口破裂或瘘

（1）原因

①吻合口张力过大或吻合口缝合不当。

②愈合能力差（严重贫血、代蛋白、组织不肿）。

（2）处理

①早——出现腹膜炎——手术修补。

②晚——形成局限性脓肿——手术引流。

③有效胃肠减压 + 全身支持。

4. 术后呕吐

（1）残胃蠕动无力（胃排空延缓）

①原因

a. 含胆汁十二指肠液进入胃、干扰残胃功能。

b. 输出段空肠麻痹，功能紊乱。

c. 与变态反应有关。

②症状　拔胃管后进食或进食数日内出现上腹饱胀，呕吐食物及胆汁。

③诊断　排除机械性梗阻，X 线片显示残胃无张力。

④处理

a. 禁食，减压，洗胃，支持，水、电解质平衡。

b. 甲氧氯普胺、多潘立酮、西沙比利。

c. 术后梗阻。

梗阻部位	呕吐物性质	治疗方案
吻合口梗阻	呕吐物含食物、不含胆汁	保守治疗无效时手术治疗
输入祥梗阻	含食物及胆汁	保守治疗无效时手术治疗

梗阻部位	呕吐物性质	治疗方案
吻合口梗阻	呕吐物含食物、不含胆汁	保守治疗无效时手术治疗
急性完全性输入袢梗阻	不含胆汁	立即手术治疗
慢性完全性输入袢梗阻	大量胆汁，几乎不含食物	保守治疗无效时手术治疗

5. 倾倒综合征

（1）早期倾倒综合征 进食30分钟内发生（排空过快）。

①原因

a. 食物过快进入空肠上段。

b. 未经胃液混合稀释呈高渗。

c. 吻合口过大。

②症状

a. 心血管方面，头晕、大汗、面色苍白，P↑，R↑。

b. 胃肠道上腹饱胀、腹泻。

③治疗 低糖、少食、多餐或食用高脂肪、高蛋白食物、较干食物，进食后平卧。

（2）迟发性倾倒综合征，过去称低血糖综合征，进餐后2~4小时，心血管舒张的症状——虚脱。

①原因

a. 失去胃窦、幽门，糖过快进入空肠。

b. 高血糖素大量释放并被大量吸收→血糖↑→空肠上段高渗透物质→刺激胰岛 B 细胞释放大量胰岛素，血糖降低。

②治疗 控制饮食。

6. 碱性反流性胃炎

（1）原因 胃大切后1~2年→胰液胆汁反流入胃→胆盐、磷脂酰胆碱破坏胃黏膜屏障→H^+逆向转移→组胺释放→黏膜水肿、充血、糜烂、出血。

（2）症状

①上腹部胸骨后持续烧灼痛。进食后加重，制酸剂治疗无效。

②呕吐为胆汁，呕后不轻。

③体重减轻或贫血。

④胃液中无游离酸。

⑤纤维镜检，黏膜充血，水肿、糜烂、易出血，活检为萎缩性胃炎。

（3）治疗

①轻——抗 H_2 受体拮抗，考来烯胺（消胆胺）

②重——手术——B Ⅱ 改为 Roux-Y 吻合加迷走神经干切除。

7. 吻合口溃疡

（1）原因　胃切除不足，输入空肠过长，胃窦黏膜残留。

（2）症状　术后 2 年内，溃疡症状出现（十二指肠），多出现输出端后壁，纤维胃镜确诊。

（3）治疗　手术胃次全切除＋迷走神经干切断。

8. 营养性并发症

（1）原因　①小胃综合征；②倾倒综合征；③排空快；④吸收功能不足。

（2）临床表现

①体重减轻。

②贫血。

③腹泻、脂肪泻。

④骨病、维生素 D↓。

9. 残胃癌

（1）概述　胃十二指肠溃疡行胃大部切除术后 5 年以上残胃发生的癌。20~25 年多见。

（2）原因

①低酸。

②胆汁反流。

③细菌流入残胃。

④慢性萎缩性胃炎。

（3）治疗　手术。

（二）迷走神经切断术后并发症

1.吞咽困难

（1）术中食管下段剥离——食管局部水肿（2周内）。

（2）进入食管支气管迷走神经误切，痉挛狭窄——扩张。

2.胃小弯缺血坏死（20%）

（1）原因

①胃小弯前后1~2cm内狭窄长区内胃黏膜下层不形成血管丛。

②剥结扎切致局部血运较差。

（2）症状

①轻　溃疡（20%）。

②重　全层坏死穿孔。

3.腹泻　1/3患者出现便次增多，与胆酸代谢改变有关。

第四节　胃十二指肠其他疾病的外科治疗

一、急性胃十二指肠溃疡穿孔

（一）发生部位

（1）十二指肠穿孔多在前壁球部。

（2）胃溃疡穿孔多在小弯。

（二）病因病理

（1）胃、十二指肠溃疡黏膜防御机制和损伤因子之间相互作用结果。

反复发作与缓解——发生、发展愈合交替，正常结构破坏，坏死组织代替，最终穿透肌层，浆膜层形成急性穿孔（前），慢性穿透性溃疡（后）。

（2）幽门螺杆菌关系密切。

（3）穿孔后——化学性——细菌性——中毒性休克。

（三）临床表现

（1）溃疡病史（10%无）。

（2）穿孔前有溃疡症状加重表现。

（3）穿孔后主要症状　突然发生腹痛，剧烈、刀割样或撕裂样，始于上腹波及全腹。可有腹膜炎、板状腹。

（4）消化道症状　恶心、呕吐。

（5）全腹肌紧张呈木板状压痛反跳痛，以右上腹明显。

（6）肝浊音界缩小或消失，肠鸣减弱或消失。

（7）X线　膈下有星月状游离气体（80%）。

（四）诊断和鉴别诊断（溃疡史＋症状＋体征）

1. 以下情况诊断困难

（1）既往无典型溃疡病史。

（2）老年、小儿症状叙述不清，症状不典型。

（3）空腹发病，且穿孔小，漏出物少。

（4）后壁溃疡的小穿孔，漏出与进入小网膜囊。

（5）身体虚弱。

（6）肥胖。

（7）发病后使用了止痛剂。

（8）X线无膈下游离气体。

2. 鉴别诊断

（1）急性胰腺炎　左上腹腰背放散，血淀粉酶↑。

（2）急性胆囊炎。

（3）急性阑尾炎。

（五）治疗

1. 非手术治疗

（1）年轻，病史短，空腹，症状体征轻，6~8小时观察，症状加重及时手术。

（2）胃肠减压、输液及抗生素，治愈后应胃镜检查。

2. 手术治疗

（1）单纯修补缝合术　手术短，操作简单，危险小，2/3患者因溃疡需行二次手术。

（2）彻底性手术（穿孔溃疡一次治疗）

①胃大部切除术。

②迷走神经切＋胃窦切，穿孔缝合＋迷走神经切断＋胃空肠吻合术，高选迷走神经切断术（十二指肠溃疡）。

③腹腔镜修补术。

二、胃十二指肠溃疡大出血

（一）临床表现

（1）呕血、黑便（柏油样便），BP↓，P↑。

（2）5%~10% 的胃十二指肠溃疡出血经非手术不能止血。

（二）病因病理

（1）胃溃疡动脉出血多　左、右动脉分支侧壁被溃疡侵蚀而破裂出血。

（2）十二指肠溃疡　胃十二指肠上动脉，胰十二指肠上动脉。

（3）胃十二指肠溃疡　动脉出血，肝血流量↓，氧↓，出血性休克↓↓。

（4）BP↓，血流缓，凝块止血，胃十二指肠内容物，不断蠕动，再次出血。

（5）与幽门螺杆菌关系密切。

（三）临床表现

（1）大呕血，解柏油样便，呈鲜红。

（2）病史。

（3）严重时出血休克状，P↑、BP↓、头晕。

（4）血细胞比容 <30%——出血量 1000ml 以上。

（5）上腹压痛。

（6）肠鸣音增多。

（7）前壁穿孔后壁出血同时存在（十二指肠）。

（四）鉴别诊断

（1）胃癌。

（2）食管静脉曲张出血。

（3）胆道出血。

（五）治疗

1. 非手术治疗（大部分可治愈）

（1）补充血容量。

（2）给氧、镇静，H_2受体拮抗剂及生长抑素的应用。

（3）急诊纤维胃镜诊断与止血。

2. 手术治疗

（1）指征

①严重大出血，短期内休克，多为难止的大血管破裂。

② 6~8 小时内输血 600~800ml，P、BP 不能好转或 24 小时内输血 1000ml 以上才能维持血压和红细胞比容者。

③不久前出现类似大出血。

④正在接受内科药物治疗。

⑤年龄 >60 岁。

⑥合并穿孔或幽门梗阻。

（2）急诊手术（宜在出血 48 小时内进行）

①溃疡在内的胃大部切除术。

②十二指肠后壁穿透性溃疡（penetrating ulcer）应行旷置切开十二指肠前壁，贯穿缝合出血动脉，关闭十二指肠残端，缝合胃十二指肠动脉 + 胰十二指肠上动脉。

③止血后迷走神经干切断 + 胃窦切除或幽门成形术。

三、胃十二指肠溃疡瘢痕性幽门梗阻

（一）病理

幽门梗阻有三种。

（1）痉挛性。

（2）炎症性。

（3）瘢痕性。

（二）临床表现

（1）置胃管有大量酸臭胃液，腹痛、腹胀。

（2）呕吐　隔日食——完全，无胆汁；有胆汁——不完全。

（3）腹部　胃型。

（4）消耗　脱水、营养不良。

（三）诊断

X 线　见胃扩大，张力低，胃潴留（6 小时，1/4，瘢痕性梗阻 24 小时仍有残留）。

（四）鉴别

（1）胃癌。

（2）十二指肠球部以下梗阻，肿瘤、淤滞。

（五）治疗

瘢痕性梗阻应予手术治疗，单纯性痉挛性或炎症性水肿幽门梗阻可予以非手术治疗。

1. 胃切除术

（1）全胃切除术。

（2）近端胃切除术。

（3）远端胃切除术（胃大部切除术）。

2. 切除范围　胃远侧 2/3~3/4，胃体远侧部分，胃窦部、幽门部和十二指肠球部近侧。

（1）切除胃窦部，消除了促胃液素引起的（胃相）胃酸分泌。

（2）切除胃体大部，减少了分泌酸、胃蛋白酶的壁细胞、主细胞数，阻断了胃相胃酸分泌，头相胃酸分泌的靶器官↓。

（3）切除了溃疡的好发部位。

（4）切除了溃疡本身。

3. 胃大部切除和胃肠重建的基本要求

（1）范围　60% 胃切除范围的标志是，胃小弯胃左动脉第一分支的右侧至胃大弯胃网膜左动脉第一个垂直分支左侧的连线。

（2）胃溃疡病灶应切除，十二指肠溃疡病灶不易切时行旷置，行胃窦部黏膜剔除。

（3）吻合口 2指宽，3cm为宜。

（4）近端空肠长度 距屈氏（Treitz）结肠前 8~10cm，结肠后 6~8cm。

（5）吻合口与结肠关系 结前、结后。

（6）近端空肠段与胃大小弯关系 "近高于远"。

重建方式

	Billroth Ⅰ式胃大部切除术（1881）	Billroth Ⅱ式胃大部切除术（1985）
方式	胃切除后，将残胃与十二指肠吻合	胃切除后，十二指肠残端封闭，残胃与空肠上端吻合
优点	①残端与胃吻合 ②手术简单，接近生理 ③术后胃肠功能紊乱少	①残端与空肠上端吻合 ②切除足够胃体而不致吻合张力过大 ③复发率低
缺点	①球部瘢痕粘连时不能采用 ②为了避免张力过大切胃较少易导致复发 ③对胃酸高的十二指肠球部溃疡不实用	①操作复杂 ②改变了生理关系 ③并发症多
适应证	胃溃疡	胃溃疡及十二指肠溃疡，尤其是十二指肠溃疡

第五节 胃癌及其他胃肿瘤

一、病因

1. 胃的良性慢性疾病

（1）胃溃疡 其癌变率为 5% 左右，与癌性溃疡不易区分，易误诊。

（2）胃息肉 腺瘤性息肉，癌变率为 10%，直径超过 2cm。

（3）萎缩性胃炎　常伴有肠上皮化生，并可出现非典型增生，癌变。

（4）胃切除术后残胃　残胃黏膜炎性改变，术后 5~20 年有残胃癌发生的可能，20~25 年多见。

2. 胃黏膜上皮异型性增生　慢性炎症——黏膜上皮增生——异型性增生，重度 75%~80% 发展成为癌。

3. 胃幽门螺杆菌

（1）尿素酶使胃液氨含量升高，氨中和胃酸便于细菌生长，促硝酸盐降解为亚硝酸盐及亚硝胺致癌。

（2）降低氧自由基的消除。

（3）毒性产物直接致癌或促进作用。

（4）感染引起白细胞、巨噬细胞合成大量一氧化氮及氧自由基引起 DNA 损伤，基因突变。

（5）癌基因产物致癌。

（6）诱导细胞凋亡，刺激胃上皮细胞增殖与畸变，导致胃癌发生。

4. 环境、饮食因素　食物、烟熏、盐腌、亚硝酸盐、生活习惯、地理因素。

二、病理

（一）大体类型

1. 早期胃癌　仅侵及黏膜或黏膜下层者，不论大小，有无淋巴结转移均为早期胃癌。

（1）小胃癌　癌直径 0.6~1.0cm。

（2）微小胃癌　癌直径 <0.5cm。

分型

Ⅰ型　隆起型，癌块空出约 5mm 以上。

Ⅱ型　浅表型，微隆与低陷 5mm 以内。

Ⅱa　浅表隆起型。

Ⅱb　浅表平坦型。

Ⅱc　浅表凹陷型。

Ⅲ型 凹陷型深度超过 5mm。

此外还有混合型（Ⅱa+Ⅱc，Ⅱc+Ⅱa+Ⅲ等）。

2. 进展期胃癌（中晚期胃癌） 超过黏膜下层。

Bormann 分型法分为四型

Bormann Ⅰ型（结节型） 为突入胃腔的菜花状肿块，界清。

Bormann Ⅱ型（溃疡局限型） 边界清、隆起的溃疡。

Bormann Ⅲ型（溃疡浸润型） 边界不清的溃疡，周围浸润。

Bormann Ⅳ型（弥漫浸润型） 皮革胃，弥漫浸润生长。

（二）组织学类型

1. 世界卫生组织的胃癌分类法

（1）乳头状腺癌。

（2）管状腺癌。

（3）低分化腺癌。

（4）黏液腺癌。

（5）印戒细胞癌。

（6）未分化癌。

（7）特殊型 类癌、腺鳞癌、鳞状细胞癌、小细胞癌。

2. 芬兰 Lauren 分类法

（1）肠型胃癌 分化好，局限生长。

（2）弥漫型胃癌 分化差，浸润生长。

（3）其他型。

（三）癌肿部位

（1）胃突部 50%。

（2）贲门。

（3）胃小弯。

（4）胃癌的浸润与转移。

（四）转移

1. 直接浸润

（1）穿破浆膜。

（2）癌细胞突破黏膜 肌层侵入黏膜下层，直接淋巴和组织间隙蔓延，扩散达原发灶旁，向十二指肠浸润多不超过幽门下3cm。

2. 淋巴转移 将胃区域淋巴结分为 3 站，16 组。

3. 血行转移 肝、肺。

4. 腹膜转移 种植。女性 Krukenberg 瘤（血性，腹膜种植）。

（五）胃癌分期

PTNM 分期

T 深度。

T_1 浸润黏膜或黏膜下层。

T_2 侵及肌层或浆膜下。

T_3 穿破浆膜。

T_4 侵及临床倾向性结构或侵及食管、十二指肠。

N 淋巴结转移情况。

N_0 无。

N_1 原发灶以内 3cm 淋巴结转移，第 1 站。

N_2 原发灶以内 3cm 以外淋巴结转移，第 2 站。

N_3 第 3 站。

M 远处转移。

M_0 无远处转移。

M_1 有远处转移。

P 术后病理证实。

（六）临床表现

（1）胃癌早期 临床症状不明显，上腹不适。

（2）窦部癌 类似胃炎及溃疡症状。

（3）消化道症状 食欲不振，体重下降，贫血。

（4）晚期有上腹痛，出血、梗阻、腹腔积液、淋巴结肿大等。

（5）贲门部进食有梗阻感。

（七）诊断

Ⅰ、Ⅱ期中仅占 15%，多为晚期。

1. X 线 86.2%，双重对比，病灶部位，大小。

2. 纤维胃镜 早期胃癌的有效方法，取检组织学定性，小胃癌及微小胃癌的有效方法。

3. 超声

（1）腹部 B 超 胃内及胃壁外浸润情况。

（2）超声胃镜检查 对胃癌 T 分期准确率为 80%~90%；N 分期为 70%~75%。

（八）治疗

1. 治疗原则

（1）手术是目前唯一可能治愈胃癌的方法，早发现，早手术。

中晚期有较高复发率和转移率（病理特性），术前应与化疗、免疫、放疗综合治疗。

（3）较晚，姑息切除 + 综合治疗。

（4）无法切除、综合治疗为主，改善症状，延长生命。

2. 手术治疗 胃切除 + 大网膜 + 小网膜 + 淋巴结清扫。

（1）胃周围淋巴结清除范围以 D 表示。

第 1 站（N_1）未完全切除——D_0

第 1 站（N_1）全部切除——D_1

第 2 站（N_2）全部切除——D_2

第 3 站（N_3）全部切除——D_3

（2）根治度 分为 A、B、C 三级。

胃切除手术方式如下。

①胃部分切除

姑息手术，出血，穿孔，严重不能耐受根治术者，仅行原发灶切除。

a. 胃近端大部切除术（食管下 3~4cm）。

b. 胃远端大部切除。

②全胃切除 胃切除范围 3/4~4/5；食管下端 3~4cm；十二指肠 3~4cm；大小网膜连同横结肠系膜前叶胰腺被膜。

③胃扩大根治术 胰体、尾、脾 + 胃大部（或全胃）。

④联合脏器切除 联合肝或横结肠等其他脏器的联合切

除术。

⑤胃镜下的胃黏膜切除（微创）　腹腔镜下的胃楔形切除。

3. 其他治疗

（1）化疗

①单一用药　替加氟 100mg~150mg/m^2。

②联合用药　FAM。

（2）局部治疗

①腹腔灌洗。

②动脉介入。

（九）预后

早期发现，早期治疗效果较好。

第三十章 小肠疾病

第一节 解剖和生理概要

（1）小肠分十二指肠、空肠和回肠三部分。

（2）成人全长约 3~5.5m，十二指肠长约 25~30cm；小肠上段 2/5 为空肠，下段 3/5 为回肠。

（3）血液供应 肠系膜上动脉，自腹主动脉分出。

（4）淋巴系统 空肠有散在性孤立淋巴小结，回肠有许多淋巴集结。

（5）神经系统 受交感和副交感神经支配。小肠的痛觉由内脏神经的传入纤维传导。

（6）生理功能 主要是食物消化和吸收。另有内外分泌功能、免疫功能等。

第二节 肠炎性疾病

一、肠结核

1. 多为因病变引起肠狭窄、炎性肿块和肠穿孔而需要手术治疗的患者

2. 病因和病理

（1）多继发。

（2）好发部位为回肠末端和回盲部。

（3）病理形态上可表现为溃疡型和增生型。

①溃疡型肠结核 多发生在末端回肠。

特点：溃疡沿着肠管的横轴发展，易造成肠管的环形瘢痕

狭窄。急性穿孔较为少见。

②增生型肠结核 多局限在回盲部。

特点：黏膜下层大量结核性肉芽肿和纤维组织增生；易导致肠腔狭窄和梗阻。

3. 临床表现

（1）多见于 20~40 岁的青年及中年。

（2）患者有结核病的全身症状。

（3）慢性腹部隐痛或痉挛性绞痛，以右下腹及脐周围为著，进食后加重，排便后减轻。

（4）一般粪便不带黏液和脓血。

（5）可有低位部分肠梗阻症状。

4. 诊断 临床表现 + 血象 + 血沉 + 胸部 X 线摄片 + 纤维结肠镜检查等。

5. 治疗

（1）内科抗结核治疗和支持疗法为主。

（2）手术治疗

①小肠结核应切除病变肠段做端 – 端肠吻合术。

②回盲部结核应做右半结肠切除及回肠结肠端端吻合术。

③急性肠穿孔时应急诊剖腹，根据患者本身和局部情况，进行病变肠切除术或腹腔引流术。

二、伤寒肠穿孔

1. 特点

（1）伤寒病的严重并发症，死亡率较高。

（2）小肠末段病变最显著，80% 距回盲瓣 50cm 以内。

（3）多为单发，病程的第 2~3 周。

2. 手术治疗 施行穿孔缝合术。

三、克罗恩病

1. 特点

（1）侵及胃肠道的任何部位，多见于回肠末段。

（2）病变局限于肠管的一处或多处，节段性分布。

（3）炎症波及肠壁各层。

2. 治疗

（1）一般采用内科治疗。

（2）手术治疗。

适应证：

①肠梗阻、狭窄。

②慢性肠穿孔后形成腹腔脓肿。

③肠内瘘或肠外瘘。

④长期持续出血。

⑤难以排除癌肿、结核者。

注意：

①手术应切除病变部位包括近远侧肉眼观正常肠管 3cm，做端－端肠吻合。

②手术治疗后复发率可达 50% 以上。

第三节　肠梗阻

一、分类

机械性肠梗阻	最为常见：①肠腔堵塞；②肠管受压；③肠壁病变
动力性肠梗阻	麻痹性肠梗阻、痉挛性肠梗阻
血运性肠梗阻	肠系膜血管栓塞或血栓形成

二、病理生理

（1）体液丧失。

（2）感染和中毒。

（3）休克　严重的缺水、血液浓缩、血容量减少、电解质紊乱、酸碱平衡失调、细菌感染等，可引起严重休克。

（4）呼吸和循环功能障碍　腹压增高，膈肌上升，腹式呼吸减弱→肺内气体交换↓→下腔静脉血液回流↓。

三、临床表现

腹痛、呕吐、腹胀及停止自肛门排气排便。

1. **腹痛**　可伴有肠鸣，听诊为连续高亢的肠鸣音或呈气过水音或金属音。

2. **呕吐**

早期，呕吐呈反射性，吐出物为食物或胃液。

（1）高位肠梗阻　吐出物主要为胃及十二指肠内容。

（2）低位肠梗阻　呕吐出现迟而少，吐出物呈粪样。

（3）麻痹性肠梗阻　呕吐多呈溢出性。

3. **腹胀，有时可见胃型**

（1）低位肠梗阻及麻痹性肠梗阻腹胀显著。

（2）腹部隆起不均匀对称→肠扭转等。

4. **停止自肛门排气排便**

四、检查

1. **视诊**　常见肠型和蠕动波；肠扭转时腹胀多不对称。

2. **触诊**　单纯性肠梗阻，可有轻度压痛，但无腹膜刺激征。绞窄性肠梗阻，可有固定压痛和腹膜刺激征。

3. **叩诊**　绞窄性肠梗阻时，移动性浊音可呈阳性。

4. **听诊**　机械性肠梗阻，肠鸣音亢进，有气过水声或金属音。麻痹性肠梗阻时，肠鸣音减弱或消失。

五、实验室检查

可有电解质紊乱、酸碱平衡失调、血浓度及血细胞的改变等。

X线检查

（1）肠腔内气体；可见多数液平面及气胀肠袢。

（2）空肠黏膜环状皱襞可显示"鱼肋骨刺"状。

（3）结肠胀气位于腹部周边，显示结肠袋形。

六、诊断

病史＋临床表现＋实验室检查＋辅助检查。

有下列表现者，考虑绞窄性肠梗阻的可能。

（1）腹痛发作急骤，起始即为持续性剧烈疼痛或在阵发性加重之间仍有持续性疼痛。肠鸣音可不亢进。有时出现腰背部痛，呕吐出现早、剧烈而频繁。

（2）病情发展迅速，早期出现休克，抗休克治疗后改善不显著。

（3）有明显腹膜刺激征，体温上升、心率增快、白细胞计数增高。

（4）腹胀不对称，腹部有局部隆起或触及有压痛的肿块（胀大的肠袢）。

（5）呕吐物、胃肠减压抽出液、肛门排出物为血性或腹腔穿刺抽出血性液体。

（6）经积极非手术治疗而症状体征无明显改善。

（7）腹部 X 线检查见孤立、突出胀大的肠袢、不因时间而改变位置；或有假肿瘤状阴影，或肠间隙增宽，提示有腹腔积液。

七、治疗

原则是矫正因肠梗阻所引起的全身生理紊乱和解除梗阻。

（一）基础疗法

（1）胃肠减压　一般采用较短的单腔胃管。

（2）矫正水、电解质紊乱和酸碱失衡。

（3）防治感染和中毒。

（4）一般对症治疗　镇静剂、止痛剂等。

（二）手术治疗

1. 适应证

（1）各种类型的绞窄性肠梗阻。

（2）肿瘤及先天性肠道畸形引起的肠梗阻。

（3）非手术治疗无效的患者。

2. 原则和目的　在最短手术时间内，以最简单的方法解除梗阻或恢复肠腔的通畅。

3. 手术方法

（1）解决引起梗阻的原因　如粘连松解术、肠切开取除异物、肠套叠或肠扭转复位术等。

（2）肠切除肠吻合术　先切除坏死肠管或肿瘤浸润肠管。后行端－端吻合。

（3）短路手术　当引起梗阻的原因既不能简单解除，又不能切除时。

（4）肠造口或肠外置术。

（三）非手术治疗

（1）单纯性粘连性（特别是不完全性）肠梗阻。

（2）麻痹性或痉挛性肠梗阻。

（3）蛔虫或粪块堵塞引起的肠梗阻。

（4）肠结核等炎症引起的不完全性肠梗阻，肠套叠早期等。

（四）其他

中药等。

八、常见肠梗阻类型及治疗

（一）粘连性肠梗阻

（1）原因　肠粘连或腹腔内粘连带所致的肠梗阻，占各类肠梗阻的 20%~40%。

（2）分类　先天性和后天性两种。

（3）临床上以手术后所致的粘连性肠梗阻为最多。

（4）诊断　肠梗阻表现（腹痛，腹胀，呕吐等）+ 腹腔手术、创伤或感染的病史＋实验室及辅助检查。

（5）治疗

①要区别是单纯性还是绞窄性，是完全性还是不完全性。

②一般选用非手术治疗，因为手术本身就能增加粘连概率。

③手术适应证　非手术治疗不见好转甚至病情加重或怀疑为绞窄性肠梗阻。

（二）肠蛔虫堵塞

1. 特点　单纯性机械性肠梗阻，多见于儿童。

2. 临床表现

（1）脐周围阵发性腹痛和呕吐。

（2）可有便蛔虫或吐蛔虫的病史。

（3）梗阻多为不完全性，无腹肌紧张。

（4）腹部常可扪及可以变形、变位的条索状团块。

（5）X线检查有时可以看到肠腔内成团的虫体阴影。

3. 治疗

（1）非手术治疗　单纯性蛔虫堵塞采用非手术疗法效果较好，禁食、输液、驱虫等。

（2）手术治疗　经非手术治疗无效，或并发肠扭转，或出现腹膜刺激征时，应手术治疗。

（三）肠扭转

1. 特点　闭袢型肠梗阻，同时肠系膜血管受压，也是绞窄性肠梗阻。

2. 临床表现

（1）小肠扭转

①多见于青壮年。饱食后剧烈活动等诱发因素。

②表现为突然发作剧烈腹部绞痛，多在脐周围，持续性疼痛阵发性加重。

③腹痛常牵涉腰背部。

④患者喜取胸膝位或蜷曲侧卧位。

⑤呕吐频繁。

⑥有时可扪及压痛的扩张肠袢。

⑦易发生休克。

（2）乙状结肠扭转

①多见于男性老年人。

②腹部绞痛，有明显腹胀，而呕吐一般不明显。

③腹部 X 线平片显示马蹄状巨大的双腔充气肠袢，圆顶向上，两肢向下。

④钡剂灌肠 X 线检查见扭转部位钡剂受阻，钡影尖端呈"鸟嘴"形。

3. 治疗　一般应手术治疗。

（1）扭转复位术。

（2）肠切除术　适用于已有肠坏死的病例。

（四）肠套叠

一段肠管套入其相连的肠管腔内称为肠套叠。

1. 临床表现

（1）小儿多见，80% 2 岁以下。

（2）部位　回肠末端套入结肠。

（3）三大典型症状是腹痛、血便和腹部肿块。

（4）空气或钡剂灌肠 X 线检查，可见空气或钡剂在结肠受阻，阻端钡影呈"杯口"状，甚至呈"弹簧状"阴影。

疾病	特异性 X 线征象
乙状结肠扭转	钡剂灌肠见扭转部位钡剂受阻，钡剂尖端呈"鸟嘴"形
肠套叠	可见钡剂在结肠受阻，阻端钡剂呈"杯口"或"弹簧"状阴影
胰腺癌	合并十二指肠降部受压时，可见倒"3"征
克罗恩病	钡餐检查见末端回肠"线样"征
溃疡性肠结核	钡检查见"跳跃"征

2. 治疗

（1）早期可用空气灌肠复位，疗效可达 90% 以上。

（2）手术治疗

适应证：

①套叠不能复位。

②病期已超过 48 小时。

③怀疑有肠坏死。

④空气灌肠复位后出现腹膜刺激征及全身情况恶化。

手术方法：

①手术复位。

②肠切除吻合术。

第三十一章　阑尾疾病

第一节　解剖生理概要

一、位置

（1）位于右髂窝部，起于盲肠根部，附于盲肠后内侧壁，三条结肠带的会合点。

（2）体表投影在脐与右髂前上棘连线中外 1/3 交界处，称为麦氏点，是选择阑尾手术切口的标记点。

（3）属腹膜内器官，位置随盲肠的位置而变异。

第二节　急性阑尾炎

急性阑尾炎是外科常见病，是最多见的急腹症。

一、病因

（1）阑尾管腔阻塞是最常见的病因。

（2）细菌入侵，肠道内的各种革兰阴性杆菌和厌氧菌。

二、临床病理分型

（1）急性单纯性阑尾炎，病变多只限于黏膜和黏膜下层。临床症状和体征均较轻。

（2）急性化脓性阑尾炎，阑尾肿胀明显，浆膜高度充血，表面覆以纤维素性渗出物。

（3）坏疽性及穿孔性阑尾炎、重型阑尾炎。阑尾管壁坏死或部分坏死，呈暗紫色或黑色。

（4）阑尾周围脓肿，急性阑尾炎化脓坏疽或穿孔进展较慢，大网膜包裹粘连形成。

三、转归

（1）部分单纯性阑尾炎经药物治疗后炎症消退，大部分转为慢性阑尾炎。

（2）炎症局限化，形成阑尾周围脓肿。

（3）炎症扩散，发展为弥漫性腹膜炎、化脓性门静脉炎、感染性休克等。

四、诊断

主要依靠病史、临床症状、体检所见和实验室检查。

1. 症状

（1）腹痛　转移性腹痛始于上腹，逐渐移向脐部，6~8 小时后转移并局限在右下腹。部分病例发病开始即出现右下腹痛。

（2）胃肠道症状　发病早期厌食、恶心、呕吐，但程度较轻，可发生腹泻。盆腔位阑尾炎有排便、里急后重。弥漫性腹膜炎时可麻痹性肠梗阻、腹胀、排气排便减少。

（3）全身症状　早期乏力。炎症重时出现中毒症状，心率增快、发热。发生门静脉炎时可出现寒战、高热和轻度黄疸。

2. 体征

（1）右下腹压痛　最常见。压痛点固定，通常位于麦氏点，可随阑尾位置的变异而改变。程度与病变的程度相关。

（2）腹膜刺激征象　反跳痛、腹肌紧张、肠鸣音减弱或消失等。

（3）右下腹包块　压痛性包块，边界不清，固定，应考虑阑尾周围脓肿。

（4）可作为辅助诊断的其他体征

①结肠充气试验。

②腰大肌试验。

③闭孔内肌试验。

④经肛门直肠指检。

3. 实验室检查 白细胞和中性粒细胞比例增高。白细胞（10~20）×10^9/L，可有核左移。

4. 影像学检查

（1）腹部平片 见盲肠扩张和液 – 气平面，偶尔可见钙化的肠石和异物影。

（2）B超与CT 有时可发现肿大的阑尾或脓肿。

五、鉴别诊断

1. 胃十二指肠溃疡穿孔 溃疡病史。胸腹部X线检查膈下有游离气体。

2. 右侧输尿管结石 阵发性剧烈绞痛，向会阴部、外生殖器放射。尿中多量红细胞。B超检查或X线摄片在输尿管走行部位可呈现结石阴影。

3. 妇产科疾病

（1）异位妊娠破裂 急性失血症状和腹腔内出血体征，停经史及阴道不规则出血史。

（2）卵巢滤泡或黄体囊肿破裂 表现与异位妊娠相似，多发于排卵期或月经中期以后。

（3）急性输卵管炎和急性盆腔炎 盆腔对称性压痛，脓性白带，阴道后穹窿穿刺可获脓液，涂片检查细菌阳性。

（4）卵巢囊肿蒂扭转，压痛性肿块，B超检查有助于鉴别诊断。

4. 急性肠系膜淋巴结炎 儿童多见。先有上呼吸道感染史，压痛不固定，可随体位变更。

5. 其他急性胃肠炎 消化道症状重，无右下腹固定压痛和腹膜刺激征。胆道系统感染性疾病有明显绞痛、高热、黄疸、反复右上腹痛史。右侧肺炎、胸膜炎有呼吸系统的症状和体征。

6. 回盲部肿瘤、Crohn病、Meckel憩室炎或穿孔、小儿肠套叠等

六、治疗

1.手术治疗 绝大多数急性阑尾炎一旦确诊，应早期施行阑尾切除术。

（1）单纯性阑尾炎 行阑尾切除术，切口一期缝合。

（2）急性化脓性或坏疽性阑尾炎 行阑尾切除术。仔细清除腹腔脓液，一期缝合。

（3）穿孔性阑尾炎 经腹直肌切口，切除阑尾，清除腹腔脓液，引流，一期缝合。

（4）阑尾周围脓肿

①阑尾脓肿尚未破溃穿孔时按急性化脓性阑尾炎处理。

②已形成阑尾周围脓肿，抗生素治疗或联合中药治疗，穿刺抽脓或置管引流。

③脓肿扩大，先行 B 超检查，确定切口部位后行手术切开引流。

2.非手术治疗 有效的抗生素和补液。

七、并发症及其处理

1.急性阑尾炎的并发症

（1）腹腔脓肿 有麻痹性肠梗阻的腹胀症状、压痛性包块和全身感染中毒症状等。在超声引导下穿刺抽脓冲洗或置管引流或必要时手术切开引流。

（2）内、外瘘形成 X 线钡剂检查或者经外瘘置管造影可协助了解瘘管走行，有助治疗。

（3）门静脉炎 寒战、高热、肝大、剑突下压痛、轻度黄疸。阑尾切除并大剂量抗生素治疗。

2.阑尾切除术后并发症

（1）出血 腹痛、腹胀和失血性休克。立即输血补液，紧急再次手术止血。

（2）切口感染 最常见。术后 2~3 日体温升高，切口胀痛或跳痛，局部红肿、压痛。可先行试穿抽出脓液或于波动处拆除缝线，排出脓液，放置引流，定期换药。

（3）粘连性肠梗阻　早期手术，术后早期离床活动可预防其发生。

（4）阑尾残株炎　表现为阑尾炎的症状。症状较重时应再次手术切除阑尾残株。

（5）粪瘘　类似阑尾周围脓肿的临床表现。

第三节　特殊类型阑尾炎

	新生儿急性阑尾炎	小儿急性阑尾炎	妊娠期急性阑尾炎	老年人急性阑尾炎
特点	早期厌食、恶心、呕吐、腹泻和脱水等，发热和白细胞升高均不明显。应早期手术治疗	病情发展较快且较重，早期即出现高热、呕吐等症状，右下腹体征不明显、不典型，但有局部压痛和肌紧张；治疗原则是早期手术	压痛、肌紧张和反跳痛均不明显；腹膜炎易在腹腔内扩散。治疗以早期阑尾切除术为主	主诉不强烈，体征不典型，临床表现轻，病理改变重。及时手术，处理伴发的内科疾病

第四节　慢性阑尾炎

多由急性阑尾炎转变而来，少数也可开始即呈慢性过程。

一、症状

急性阑尾炎发作病史。经常有右下腹疼痛，剧烈活动或饮食不节可诱发急性发作。

二、体征

阑尾部位固定局限性压痛。

三、辅助检查

X 线钡剂灌肠透视检查，可见阑尾不充盈或充盈不全，阑尾腔不规则，72 小时后透视复查阑尾腔内仍有钡剂残留，即可诊断慢性阑尾炎。

四、治疗

诊断明确后需手术切除阑尾，并行病理检查证实此诊断。

第三十二章 结、直肠与肛管疾病

第一节 解剖生理概要

1. 结肠

（1）包括盲肠、升结肠、横结肠、降结肠和乙状结肠，下接直肠。

（2）三个解剖标志，即结肠袋、肠脂垂和结肠带。

（3）升结肠与横结肠延续段为结肠肝曲，横结肠与降结肠延续段为结肠脾曲，是结肠相对固定的部位。

2. 直肠

（1）分为上段直肠和下段直肠，以腹膜返折为界，上段直肠前面的腹膜返折成直肠膀胱陷凹或直肠子宫陷凹。

（2）直肠黏膜在直肠壶腹部有上、中、下三条半月形横襞，称为直肠瓣。

（3）下端与肛管相接，直肠黏膜呈现 8~10 个隆起的纵形皱襞，称为肛柱。肛柱基底之间有半月形皱襞，称为肛瓣。肛瓣与肛柱下端共同围成的小隐窝，称肛窦。肛管与肛柱连接的部位，有三角形的乳头状隆起，称为肛乳头。肛瓣边缘和肛柱下端共同在直肠和肛管交界处形成一锯齿状的环行线，称齿状线。

（4）肛垫位于直肠、肛管结合处，亦称直肠肛管移行区（痔区）。

3. 肛管

（1）上自齿状线，下至肛门缘，长约 1.5~2.0cm。为肛管内、外括约肌所环绕。

（2）齿状线是直肠与肛管的交界线，是重要的解剖学标志。

4. 结肠的血管、淋巴和神经

（1）右半结肠由肠系膜上动脉所供应，分出回结肠动脉、右结肠和中结肠动脉。

（2）左半结肠是由肠系膜下动脉所供应，分出左结肠动脉和数支乙状结肠动脉。

（3）静脉与动脉相似，分别经肠系上静脉和肠系膜下静脉而汇入门静脉。

（4）结肠的淋巴结分为结肠上淋巴结、结肠旁淋巴结、中间淋巴结和中央淋巴结四组。

（5）迷走神经支配右半结肠，盆腔神经支配左半结肠。交感神经纤维分别来自肠系膜上和肠系膜下神经丛。

5. 直肠肛管的血管、淋巴和神经

（1）齿状线以上由直肠上、下动脉供应；以下由肛管动脉供应。

（2）齿状线以上是直肠上静脉丛，回流至门静脉；以下为直肠下静脉丛，回流至腔静脉。

（3）齿状线以上的淋巴引流主要入腹主动脉旁或髂内淋巴结；以下的淋巴主要入腹股沟淋巴结及髂外淋巴结。

（4）齿状线以上是黏膜，受自主神经支配，无疼痛感；以下为皮肤，受阴部内神经支配，痛感敏锐。

第二节　直肠肛管检查方法

一、体位

应根据患者的身体情况和检查目的的具体要求，选择不同的体位。

（1）左侧卧位。

（2）膝胸位　是检查直肠肛管的最常用体位，亦是前列腺按摩的常规体位。

（3）截石位　是直肠肛管手术的常用体位，需要做双合诊时亦选择该体位。

（4）蹲位　用于检查内痔、脱肛和直肠息肉等。

（5）弯腰前俯位 是肛门视诊最常见的体位。

二、方法

（1）肛门视诊。

（2）直肠指检是简单而重要的临床检查方法。对及早发现肛管、直肠癌意义重大。

（3）肛门镜检查。

（4）乙状结肠镜检查。

（5）纤维结肠镜检查。

（6）影像学检查 ① X 线检查，钡剂灌肠或气钡双重造影；②腔内超声检查；③ CT；④ MRI。

（7）直肠、肛管功能检查。

第三节　溃疡性结肠炎的外科治疗

溃疡性结肠炎是发生在结、直肠黏膜层的一种弥漫性的炎症性病变。

一、临床特点

（1）直肠和乙状结肠最为常见。病变多局限在黏膜层和黏膜下层。

（2）慢性腹泻为最常见的早期症状，多为脓血便，轻到中度的痉挛性腹痛。

二、外科治疗的适应证

①中毒性巨结肠；②穿孔；③出血；④难以忍受的结肠外症状及癌变；⑤顽固性症状。

三、手术方式

（1）全结肠、直肠切除及回肠造口，为治疗溃疡性结肠炎手术的金标准。

（2）结肠切除、回直肠吻合术。

（3）结直肠切除、回肠囊袋肛管吻合术。

第四节　肠息肉及肠息肉病

是一类从黏膜表面突出到肠腔内的隆起状病变的临床诊断。

一、肠息肉

单个或多个。

1. 小肠息肉　反复发作的腹痛和肠道出血。

2. 大肠息肉　多见于乙状结肠及直肠，成人大多为腺瘤。表现为：①肠道刺激症状；②便血；③肠梗阻及肠套叠，以盲肠息肉多见。

3. 炎症性息肉　主要表现为原发疾病的症状。

4. 大肠息肉的诊断

（1）直肠中下段的息肉，直肠指检可以触及。

（2）乙状结肠镜能达到的范围内者，也易确诊。

（3）乙状结肠以上的息肉需做钡剂灌肠气钡双重对比造影或纤维结肠镜检查确认。

二、肠息肉病

在肠道广泛出现数目多于 100 颗的息肉，并具有其特殊临床表现，称为息肉病。

（1）色素沉着息肉综合征（Peutz–Jeghers 综合征）。

（2）家族性肠息肉病。

（3）肠息肉病合并多发性骨瘤和多发性软组织瘤（Gardner

综合征）。

三、直肠息肉

泛指自直肠黏膜突向肠腔的隆起性病变。幼年性息肉多发生于 5~10 岁小儿，其他直肠息肉多发生在 40 岁以上，年龄越大，发生率越高。常合并有结肠息肉。

1. 临床表现

（1）排便后直肠内出血，鲜红色，不与粪便相混，多为间歇性出血，出血量较少。

（2）直肠下端的息肉可在排便时脱出肛门外，呈鲜红色，樱桃状，便后自行缩回。

（3）并发感染时，可出现黏液脓血便。大便频繁，里急后重，有排便不尽感。

（4）炎性息肉主要表现原发疾病症状。

2. 诊断　　主要靠直肠指检和直肠、乙状结肠镜或纤维结肠镜检查。

3. 治疗

（1）电灼切除适用于息肉位置较高，无法自肛门切除者。

（2）经肛门切除适用于直肠下段息肉。

（3）肛门镜下显微手术切除适用于直肠上段的腺瘤和早期直肠癌的局部切除术。

（4）开腹手术适用于内镜下难以彻底切除、位置较高的癌变息肉或直径大于 2cm 的广基息肉。家族性息肉病必须接受根治性手术。

（5）其他　　炎性息肉以治疗原发肠病为主；增生性息肉者若症状不明显不需特殊治疗。

第五节　结肠癌

一、病理与分型

1. 根据肿瘤的大体形态分类

（1）肿块型　肿瘤向肠腔内生长，好发于右侧结肠，特别是盲肠。

（2）浸润型　沿肠壁浸润，容易引起肠腔狭窄和肠梗阻，多发生于左侧结肠。

（3）溃疡型　向肠壁深层生长并向周围浸润，是结肠癌常见类型。

2. 组织学分类

（1）腺癌　占结肠癌的大多数。

（2）黏液癌　预后较腺癌差。

（3）未分化癌　易侵入小血管和淋巴管，预后最差。

二、临床病理分期

1. 根据我国对 Dukes 法的补充分类

（1）癌仅限于肠壁内为 Dukes A 期。

（2）穿透肠壁侵入浆膜或及浆膜外，但无淋巴结转移者为 B 期。

（3）有淋巴结转移者为 C 期，其中淋巴结转移仅限于癌肿附近如结肠壁及结肠旁巴结者为 C_1 期；转移至系膜和系膜根部淋巴结者为 C_2 期。

（4）已有远处转移或腹腔转移或广泛侵及邻近脏器无法切除者为 D 期。

2. TNM 分期法

TNM 分期

T 代表原发肿瘤	T_x 无法估计原发肿瘤
	T_0 无原发肿瘤证据
	Tis 原位癌
	T_1 肿瘤侵及黏膜下层
	T_2 侵及固有肌层
	T_3 穿透肌层至浆膜下
	T_4 穿透脏腹膜或侵及其他脏器或组织
N 为区域淋巴结转移	N_x 无法估计淋巴结
	N_0 无淋巴结转移
	N_1 转移区域淋巴结 1~3 个
	N_2 4 个及 4 个以上区域淋巴结
M 为远处转移	M_x 无法估计远处转移
	M_0 无远处转移
	M_1 有远处转移

结肠癌主要经淋巴转移，首先到结肠壁和结肠旁淋巴结。血行转移多见于肝，其次为肺、骨等。也可直接浸润到邻近器官。脱落的癌细胞也可在腹膜种植转移。

三、临床表现

	右半结肠癌	左半结肠癌	直肠癌
肿块性质	肿块型多见	溃疡型、浸润型多见	溃疡型多见（50%）
转移	晚	早	早
腹部肿块	可有	较少扣及，偶尔肛诊可及	无
全身症状	重	轻	少见
贫血	可有	少见	少见（晚期可有）
大便潜血	多无	多有	阳性
肠梗阻	无	有	可有
手术方式	一期二期	二期为主	有肠梗阻二期手术，无则一期

四、诊断

1. 凡 40 岁以上有以下任一表现者应列为高危人群

（1）二级亲属有结直肠癌史者。

（2）有癌症史或肠道腺瘤或息肉史。

（3）大便隐血试验阳性者。

（4）以下五项具两项以上者 黏液血便、慢性腹泻、慢性便秘、慢性阑尾炎史及精神创伤史。

2. 辅助检查

（1）X 线钡剂灌肠或气钡双重对比造影检查以及纤维结肠镜检查，可确诊。

（2）B 型超声和 CT 扫描检查了解腹部肿块和肿大淋巴结，发现肝内有无转移等。

（3）血清癌胚抗原（CEA）值约 60% 的结肠癌患者高于正常。

五、治疗原则

以手术切除为主的综合治疗。

1. 结肠癌根治性手术切除范围 包括癌肿所在肠袢及其系膜和区域淋巴结。

（1）右半结肠切除术 适用于盲肠、升结肠、结肠肝曲的癌肿。

（2）横结肠切除术 适用于横结肠癌。

（3）左半结肠切除术 适用于结肠脾曲和降结肠癌。

（4）乙状结肠癌的根治切除术。

2. 结肠癌并发急性肠梗阻的手术应早期施行手术

（1）右侧结肠癌做右半结肠切除一期回肠结肠吻合术。

（2）左侧结肠癌应在梗阻部位的近侧作横结肠造口，二期手术行根治性切除。

3. 化学药物治疗

第六节 直肠癌

乙状结肠直肠交界处至齿状线之间的癌。

一、病理

1. 大体分型 可区分为肿块型、浸润型、溃疡型三型。

（1）溃疡型 多见，早期可有溃疡，易出血，分化程度较低，转移较早。

（2）肿块型 亦称髓样癌、菜花型癌。预后较好。

（3）浸润型癌 亦称硬癌或狭窄型癌。分化程度低，转移早而预后差。

2. 组织学分类

（1）腺癌 ①管状腺癌；②乳头状腺癌；③黏液腺癌；④印戒细胞癌；⑤未分化癌。

主要为管状腺癌和乳头状腺癌，占 75%~85%。

（2）腺鳞癌 亦称腺棘细胞癌。

3. 扩散与转移

（1）直接浸润。

（2）淋巴转移 是主要的转移途径。

（3）血行转移 沿门静脉转移至肝或由髂静脉转移至肺、骨和脑等。

（4）种植转移 较少，上段直肠癌偶有种植转移。

二、临床表现

早期无明显症状，癌肿破溃形成溃疡或感染时才出现症状。

（1）直肠刺激症状 便频，排便习惯改变；里急后重、排便不尽感，晚期有下腹痛。

（2）肠腔狭窄症状 大便变形、变细，造成肠管部分梗阻后，有不完全性肠梗阻表现。

（3）癌肿破溃感染症状 大便带血及黏液，甚至脓血便。便血为最常见症状。

（4）癌肿侵犯前列腺、膀胱，可出现尿频、尿痛、血尿。

（5）侵犯骶前神经可出现骶尾部剧烈持续疼痛。

（6）晚期出现肝转移时可有腹腔积液、肝大、黄疸、贫血、消瘦、浮肿、恶病质等。

三、诊断

根据病史、体检、影像学和内镜检查。

1. 大便潜血检查 大规模普查时或对一定年龄的高危人群作为结、直肠癌的初筛手段。

2. 直肠指检 最重要的方法。

3. 内镜检查 直肠镜、乙状结肠镜和纤维结肠镜检查。

4. 影像学检查

（1）钡剂灌肠检查 用以排除结、直肠多发癌和息肉病。

（2）腔内 B 超检查 在术前对直肠癌的局部浸润程度进行评估。

（3）CT 检查 了解直肠癌盆腔内扩散情况及有无肝转移癌。

（4）腹部超声检查 检查有无肝转移。

5. 肿瘤标记物 癌胚抗原（CEA），主要用于预测预后和监测复发。

6. 其他 ①淋巴结活检；②阴道检查及双合诊检查；③膀胱镜检查。

四、治疗

手术切除是直肠癌的主要治疗方法。

1. 手术原则

（1）凡能切除的直肠癌如无手术禁忌证，应尽早施行直肠癌根治术。

（2）不能进行根治性切除时，亦应进行姑息性切除，使症状得到缓解。

（3）如伴发能切除的肝转移癌应同时切除肝转移癌。

2. 手术方式

手术方式	适应证
局部切除术	适用于早期瘤体较小，分化程度高的直肠癌
Miles 手术	原则上适用于腹膜返折以下的直肠癌（距肛缘10cm）
Dixon 手术	肿块距齿状线 >5cm 的直肠癌
Hartmann 手术	适用于全身情况，不能耐受 Miles 手术，急性肠梗阻不宜行 Dixon 者

第七节 直肠肛管先天性疾病

一、先天性直肠肛管畸形

是胚胎时期后肠发育障碍所致的消化道畸形，占先天性消化道畸形的首位。

1. 分类

（1）直肠盲端在肛提肌以上为高位畸形。

（2）位于肛提肌中间或稍下方为中间位畸形。

（3）位于肛提肌以下为低位畸形。

2. 临床表现

（1）绝大多数病儿，正常位置没有肛门。

（2）不伴有瘘管者在出生后不久即表现为无胎粪排出，腹胀、呕吐。

（3）瘘口狭小时，病儿喂奶后呕吐，以后可吐粪样物，逐渐腹胀。

（4）瘘口较大者，在几周至数年逐渐出现排便困难。

（5）高位直肠闭锁，无胎粪排出或从尿道排出浑浊液体，直肠指检可以发现直肠闭锁。尿道口排气和胎粪是直肠泌尿系瘘的主要症状。

3. 治疗 必须手术治疗。

二、先天性巨结肠

是病变肠壁神经节细胞缺如的一种肠道发育畸形。

1. 临床表现

（1）出生后胎粪不排或排出延迟，甚至发生急性肠梗阻。

（2）呕吐。

（3）顽固性便秘，腹胀，可见肠型，直肠指检可发现直肠壶腹空虚。

（4）随着年龄增长，病儿主要表现为便秘、腹胀、全身营养不良，多需灌肠或其他方法帮助排便。体检最突出的体征为腹胀。

2. 诊断 根据病史及临床表现诊断并不困难。

（1）腹部 X 线检查 可见扩张充气的结肠影，或表现为结肠梗阻。

（2）钡灌肠 钡剂 24 小时后仍有残留是巨结肠的佐证。

（3）直肠测压 了解肛管有无正常松弛反射。

（4）活体组织检查 确定有无神经节细胞存在。

（5）直肠黏膜组织化学检查 可见大量乙酰胆碱酯酶阳性染色的神经纤维。

3. 并发症

（1）多发生于出生后最初 2 个月，主要有肠梗阻、小肠结肠炎、肠穿孔、腹膜炎等。

（2）其中小肠结肠炎最常见和最严重，表现为高热、腹泻、迅速出现严重脱水征象、高度腹胀、小肠结肠极度充气扩张，引起呼吸窘迫、中毒症状等，称为巨结肠危象。

4. 治疗 手术治疗为主。必须手术而病情过重者，应先行结肠造口，以后再施行根治手术。

第八节　肛裂

是齿状线下肛管皮肤层裂伤后形成的小溃疡。方向与肛管纵轴平行，长约 0.5~1.0cm，常引起肛周剧痛。多见于青中年人，绝大多数肛裂位于肛管的后正中线上。

病因及病理

（1）长期便秘、粪便干结引起的排便时机械性创伤是大多数肛裂形成的直接原因。

（2）慢性肛裂裂口上端的肛门瓣和肛乳头水肿，形成肥大乳头；下端皮肤因炎症、水肿及静脉、淋巴回流受阻，形成袋状皮垂向下突出于肛门外，称"前哨痔"。因肛裂、"前哨痔"、乳头肥大常同时存在，称为肛裂"三联征"。

二、临床表现

疼痛、便秘和出血　排便时肛管烧灼样或刀割样疼痛，疼痛多剧烈，有典型的周期性；可形成疼痛、便秘恶性循环；常在粪便表面或便纸上见到少量血迹或滴鲜血。

三、诊断与鉴别诊断

（1）典型的临床病史、肛门检查时发现的肛裂"三联征"。

（2）与其他疾病引起的肛管溃疡相鉴别，如 Crohn 病、溃疡性结肠炎、结核、肛周肿瘤、梅毒、软下疳等引起的肛周溃疡相鉴别，必要时可取活组织做病理检查以明确诊断。

四、治疗

（1）急性或初发的肛裂　口服缓泻剂或石蜡油润便，便后1：5000 高锰酸钾温水坐浴。

（2）慢性肛裂　坐浴、润便加以扩肛。

（3）经久不愈、保守治疗无效且症状较重者　手术治疗。

第九节　直肠肛管周围脓肿

直肠肛管周围软组织内或其周围间隙发生的急性化脓性感染，并形成脓肿。脓肿破溃或切开后常形成肛瘘。

一、病因

（1）绝大部分由肛腺感染引起。

（2）也可继发于肛周皮肤感染、损伤、肛裂、内痔、药物注射、骶尾骨骨髓炎等。

二、临床表现

1.肛门周围脓肿

（1）最常见。常位于肛门后方或侧方皮下，肛周持续性跳动性疼痛。

（2）病变处明显红肿，有硬结和压痛，脓肿形成可有波动感，穿刺时抽出脓液。

2.坐骨肛管间隙脓肿（坐骨肛门窝脓肿）

（1）患侧持续性胀痛，逐渐加重，继而为持续性跳痛，排便或行走时疼痛加剧，可有排尿困难和里急后重。

（2）全身感染症状明显。早期局部体征不明显，以后出现肛门患侧红肿、双臀不对称；患侧有深压痛甚至波动感。如不及时切开，易形成肛瘘。

3 骨盆直肠间隙脓肿（骨盆直肠窝脓肿）

（1）多由肛腺脓肿或坐骨直肠间隙脓肿向上穿破肛提肌进入骨盆直肠间隙引起。

（2）全身症状较重而局部症状不明显。早期就有全身中毒症状，局部表现为直肠坠胀感，便意不尽，常伴排尿困难。直肠指检可在直肠壁上触及肿块隆起，有压痛和波动感。

三、诊断

（1）肛门周围的肉芽肿性管道，由内口、瘘管、外口三部分组成。

（2）内口常位于直肠下部或肛管，多为一个；外口在肛周皮肤上，可为一个或多个。

（3）经久不愈或间歇性反复发作，多见于青壮年男性。

第十节　肛瘘

一、病因

多由直肠肛管周围脓肿引起。

二、分类

1. 按瘘管位置高低

（1）低位肛瘘　瘘管位于外括约肌深部以下。低位单纯性肛瘘，只有一个瘘管；低位复杂性肛瘘，有多个瘘口和瘘管。

（2）高位肛瘘　瘘管位于外括约肌深部以上。可高位单纯性肛瘘，只有一个瘘管；高位复杂性肛瘘，有多个瘘口和瘘管。

2. 按瘘管与括约肌的关系

（1）肛管括约肌间型。

（2）经肛管括约肌型。

（3）肛管括约肌上型。

（4）肛管括约肌外型。

三、临床表现

（1）瘘外口流出少量脓性、血性、黏液性分泌物为主要症状。

（2）当外口愈合，瘘管中有脓肿形成时，可感到明显疼痛，可伴全身感染症状，脓肿穿破或切开引流后，症状缓解。上述症状的反复发作是肛瘘的临床特点。

四、诊断

（1）确定内口位置对明确肛瘘诊断非常重要。

（2）肛门指检时在内口处有轻度压痛，有时可扪到硬结样内口及索样瘘管。

（3）碘油瘘管造影是临床常规检查方法。

五、治疗

必须手术治疗。

治疗原则是将瘘管切开，形成敞开的创面，促使愈合。手术的关键是尽量减少肛门括约肌的损伤，防止肛门失禁，同时避免瘘的复发。

手术方式：①瘘管切开术；②挂线疗法；③肛瘘切除术。

第十一节　痔

一、概述

（1）最常见的肛肠疾病。

（2）肛垫的支持结构、静脉丛及动静脉吻合支发生病理性改变或移位为内痔。

（3）齿状线远侧皮下静脉丛的病理性扩张或血栓形成外痔。

（4）内痔通过丰富的静脉丛吻合支和相应部位的外痔相互融合为混合痔。

二、病因

①肛垫下移学说；②静脉曲张学。

三、临床表现

（一）内痔

（1）出血和脱出 无痛性间歇性便后出鲜血是内痔的常见症状。

（2）好发部位为截石位3、7、11点。

内痔的分度

Ⅰ度	便时带血、滴血或喷射状出血，便后出血可自行停止，无痔脱出
Ⅱ度	常有便血，排便时有痔脱出，便后可自行还纳
Ⅲ度	偶有便血，排便或久站、咳嗽、劳累、负重时痔脱出，需用手还纳；
Ⅳ度	偶有便血，痔脱出不能还纳或还纳后又脱出

（二）外痔

肛门不适、潮湿，可有瘙痒。发生血栓形成及皮下血肿时有剧痛。血栓性外痔最常见。

（三）混合痔

（1）内痔和外痔的症状可同时存在。内痔发展到Ⅲ度以上时多形成混合痔。

（2）混合痔逐渐加重，呈环状脱出肛门外，脱出的痔块在肛周呈梅花状时，称为环状痔。

（3）脱出痔块被痉挛的括约肌嵌顿，水肿、淤血甚至坏死，称嵌顿性痔或绞窄性痔。

四、诊断

（1）首先做肛门视诊，内痔除Ⅰ度外，都可在肛门视诊下见到。血栓性外痔表现为肛周暗紫色长条圆形肿物，表面皮肤水肿、质硬、压痛明显。

（2）直肠指检了解直肠内有无其他病变。

（3）最后做肛门镜检查，可见到痔块直肠黏膜的情况。

五、鉴别诊断

（1）直肠癌　肛门指检和直肠镜检查。

（2）直肠息肉　息肉为圆形、实质性、有蒂、可活动，多见于儿童。

（3）直肠脱垂　黏膜呈环形，表面平滑，括约肌松弛。

六、治疗

原则　①无症状者无须治疗；②有症状者重在减轻、消除症状。③以保守治疗为主。

注射疗法和胶圈套扎疗法主要治疗方法。

1. **一般治疗**　增加纤维性食物，改变不良的大便习惯，热水坐浴，肛管内注入油剂或栓剂。

2. **注射疗法**　治疗Ⅰ、Ⅱ度出血性内痔的效果较好。

3. **红外线凝固疗法**　适用于Ⅰ、Ⅱ度内痔。

4. **胶圈套扎疗法**　用于治疗Ⅰ、Ⅱ、Ⅲ度内痔。

5. **手术疗法**

（1）痔单纯切除术　主要用于Ⅱ、Ⅲ度内痔和混合痔的治疗。

（2）吻合器痔上黏膜环切术　主要适用于Ⅱ、Ⅲ度内痔、环状痔和部分Ⅳ度内痔。

（3）血栓外痔剥离术　用于治疗血栓性外痔。

第十二节　直肠脱垂

直肠壁部分下移，称黏膜脱垂或不完全脱垂；全层下移称完全脱垂。若下移的直肠壁在肛管直肠腔内称内脱垂；下移到肛门外称为外脱垂。

一、病因

引起直肠完全脱垂有两种学说：①滑动疝学说；②肠套叠学说。

二、临床表现

（1）主要症状为有肿物自肛门脱出。

（2）内脱垂常无明显症状，肠镜检查黏膜皱襞呈"放射状"；完全性直肠脱垂，表面黏膜有"同心环"皱襞。

（3）辅助检查　乙状结肠镜、排便造影检查。

三、治疗

消除直肠脱垂的诱发因素；幼儿以保守治疗为主；成人的黏膜脱垂多采用硬化剂注射治疗；成人的完全性直肠脱垂则以手术治疗为主。

第三十三章　肝疾病

第一节　解剖生理概要

一、解剖概要

（1）膈面和前面分别有左、右三角韧带，冠状韧带，镰状韧带和肝圆韧带。

（2）脏面有肝胃韧带和肝十二指肠韧带，后者包含有门静脉、肝动脉、胆总管、淋巴管、淋巴结和神经，又称肝蒂。

（3）门静脉、肝动脉和肝总管在肝脏面横沟各自分出左、右干进入肝实质内，称第一肝门。

（4）三条主要的肝静脉在肝后上方的静脉窝进入下腔静脉，称第二肝门。

（5）肝还有小部分血液经数支肝短静脉流入肝后方的下腔静脉，又称第三肝门。

（6）肝的血液供应 70%~75% 来自门静脉。

二、生理功能

（1）分泌胆汁。

（2）代谢功能。

（3）凝血功能。

（4）解毒作用。

（5）吞噬或免疫作用。

第二节　肝脓肿

	细菌性肝脓肿	阿米巴性肝脓肿
病史	继发于胆道感染或其他化脓性疾病	继发于阿米巴痢疾后
症状	起病急，寒战、高热、肝区疼痛和肝大	起病慢，高热或不规则发热，盗汗
血液化验	白细胞计数增高，核明显左移；细菌培养可阳性	白细胞计数增高，血清阿米巴抗体阳性
粪便检查	无特殊发现	阿米巴滋养体可阳性
脓液	黄白色	棕褐色
试验治疗	抗阿米巴无效	抗阿米巴有效
脓肿	较小，多发	较大，单发

第三节　肝肿瘤

良性肿瘤少见。恶性肿瘤常见的是肝癌，分为原发性和继发性（即转移性）两种。

一、原发性肝癌

（一）病理

1. 大体病理形态　①结节型；②巨块型；③弥漫型。

分类：

（1）微小肝癌（直径 ≤ 2cm）。

（2）小肝癌（＞2cm，≤5cm）。

（3）大肝癌（＞5cm，≤10cm）。

（4）巨大肝癌（＞10cm）。

2. 组织学分类　①肝细胞型；②胆管细胞型；③混合型。我国绝大多数是肝细胞癌。

3. 转移

（1）经门静脉系统形成肝内播散最常见。

（2）肝外血行转移最多见于肺，其次为骨、脑等。

（3）淋巴转移至肝门淋巴结最多。

（4）直接蔓延和腹腔种植性转移也不少见。

（二）临床表现

早期缺乏典型症状，常见临床表现如下。

（1）肝区疼痛多为首发症状，持续性钝痛、刺痛或胀痛。

（2）全身和消化道症状　早期：乏力、消瘦、食欲减退、腹胀等。晚期：贫血、黄疸、腹腔积液、下肢浮肿、皮下出血及恶病质等。

（3）肝大　为中、晚期肝癌最常见的主要体征。

（4）并发症　主要有肝性昏迷、上消化道出血、癌肿破裂出血及继发感染。

（三）诊断与鉴别诊断

①肝癌出现典型症状，往往已非早期。中年以上，有肝病史的患者，如有原因不明的肝区疼痛、消瘦、进行性肝大者，应及时做详细检查。②甲胎蛋白（AFP）检测和B超，有助于早期发现。

1. 肝癌血清标志物检测

（1）血清甲胎蛋白（AFP）测定持续血清　AFP ≥ 400μg/L。

（2）血液酶学及其他肿瘤标记物检查　γ-谷氨酰转肽酶及其同工酶、异常凝血酶原、α_1-抗胰蛋白酶、碱性磷酸酶等可高于正常。

2. 影像学检查

（1）超声检查能发现直径小于2cm微小癌灶，是有较好诊断价值的侵入性检查方法。

（2）CT 检查可提高小肝癌的检出率。

（3）磁共振成像（MRI）对良、恶性肝内占位病变，特别与血管瘤的鉴别优于 CT。

（4）选择性腹腔动脉或肝动脉造影检查对血管丰富的癌肿，小于 2cm 的小肝癌阳性率高。

（5）放射性核素肝扫描。

（6）X 线检查腹部平片可见肝阴影扩大。

3. 肝穿刺　行针吸细胞学检查有确定诊断意义，必要时还可行腹腔镜检查或做剖腹探查。

4. 鉴别诊断　肝硬化、继发性肝癌、肝良性肿瘤、肝脓肿、肝棘球蚴病以及与肝毗邻器官的肿瘤。

（四）治疗

早期施行手术切除是目前首选的、最有效的治疗方法。

1. 手术治疗

（1）手术切除

手术适应证：①患者一般情况较好；②肝功能正常或仅有轻度损害；③无广泛肝外转移性肿瘤。

根治性肝切除适用于：

（1）单发的微小肝癌。

（2）单发的小肝癌。

（3）单发的向肝外生长的大肝癌或巨大肝癌，表面光滑，界限清楚，受肿瘤破坏的肝组织少于 30%。

（4）多发性肿瘤，肿瘤结节少于 3 个且局限在肝的一段或一叶内。

（2）不能切除的肝癌　术中肝动脉结扎、肝动脉化疗栓塞、射频、冷冻、激光、微波。

（3）根治性切除术后复发肝癌的再手术治疗。

（4）肝癌破裂出血，行肝动脉结扎或动脉栓塞术或射频、冷冻，情况差者或仅做填塞止血。如全身情况较好、病变局限，可行急诊肝叶切除术治疗。

2. B超引导下经皮穿刺肿瘤行射频、微波或注射无水酒精治疗以及体外高能超声聚焦疗法等 适用于瘤体较小而不能或不宜手术切除者，特别是肝切除术后早期肿瘤复发者。

3. 化学药物治疗 氟尿嘧啶、丝裂霉素、顺铂、卡铂、盐酸表柔比星、阿霉素。

4. 放射治疗 一般情况较好，肝功能尚好，不伴有肝硬化，无黄疸、腹腔积液，无脾功能亢进症和食管静脉曲张，癌肿较局限，尚无远处转移而又不适于手术切除或手术后复发者，可采用放射为主的综合治疗。

5. 生物治疗 主要是免疫治疗。

6. 中医中药治疗

二、继发性肝癌（转移性肝癌）

（1）腹部内脏的癌肿如胃癌、结肠癌、胆囊癌、胰腺癌、子宫癌和卵巢癌等转移到肝多见。

（2）继发性肝癌常以肝外原发性癌肿所引起的症状为主要表现。一般继发性肝癌的临床表现常较轻，病程发展较缓慢。

（3）诊断的关键在于查清原发癌灶。血清 AFP 测定多为阴性。

（4）多数为多发结节，且病变既已转移到肝，说明原发癌肿已属晚期，预后较差。

手术切除适应证：①肝仅为孤立的转移性癌结节或癌结节仅局限于一叶，原发癌灶可切除者；②原发性癌切除一定时期后出现肝内转移癌，局部病灶符合切除条件，无其他部位转移表现者。

三、肝良性肿瘤

（1）较常见的是海绵状血管瘤。

（2）瘤体较小时无任何临床症状。增大后主要表现为肝大或压迫胃、十二指肠等邻近器官，引起上腹部不适、腹胀、嗳气、腹痛等症状。

（3）手术切除是治疗肝海绵状血管瘤最有效的方法。

（4）最危险的并发症是肿瘤破裂引起腹腔急性大出血，常可导致死亡。

第三十四章 门静脉高压症

门静脉的血流受阻、血液淤滞时，引起门静脉系统压力的增高。临床上表现有脾大和脾功能亢进症、食管胃底静脉曲张和呕吐、腹腔积液等。具有这些症状的疾病称为门静脉高压症。

门静脉正常压力为 1.27~2.35kPa（13~24 cmH$_2$O），平均值为 1.76kPa（18 cmH$_2$O），门静脉高压症时，压力大都增至 2.9~4.9kPa（30~50 cmH$_2$O）。

一、解剖概要

门静脉系与腔静脉系之间有四个交通支。

胃底、食管下段交通支	最重要，导致上消化道出血
直肠下端、肛管交通支	痔
前腹壁交通支	腹壁静脉怒张
腹膜后交通支	Retzius 静脉丛扩张，只能于术中见到

二、病理生理

（1）门静脉血流阻力增加，常是始动因素。按阻力增加的部位，可将门静脉高压症分为肝前、肝内和肝后三型。肝内型门静脉高压症又可分为窦前、窦后和窦型。

（2）在我国，肝炎后肝硬化是引起肝窦和窦后阻塞性门静脉高压症的常见病因。常见的窦前阻塞病因是血吸虫病。

（3）肝前型的常见病因是肝外门静脉血栓形成、先天性畸形和外在压迫。

（4）肝后型的常见病因是 Budd-Chiari 综合征、缩窄性心包炎、严重右心衰竭等。

门静脉高压症形成后，可发生下列病理变化。

（1）脾大、脾功能亢进症。

（2）交通支扩张　其中最有临床意义的是在食管下段、胃底形成的曲张静脉。它受门静脉高压的影响最早，最显著。

（3）腹腔积液。

三、临床表现及辅助检查

1.临床表现

（1）主要是脾大、脾功能亢进症、呕血或黑便、腹腔积液或非特异性全身症状。

（2）曲张的食管、胃底静脉破裂，立刻发生急性大出血，呕吐鲜红色血液。由于大出血引起肝组织严重缺氧，易导致肝性脑病。

（3）体检可触及脾，如有黄疸、腹水和前腹壁静脉曲张等，表示门静脉高压严重。触到质地较硬、边缘较钝而不规整的肝，提示有肝硬化，还可有慢性肝病的其他征象。

2.辅助检查

（1）血象　血细胞计数减少，以白细胞计数降至 $3 \times 10^9/L$ 以下和血小板计数减少至 $(70 \sim 80) \times 10^9/L$ 以下最为明显。

（2）肝功能检查　血浆白蛋白降低，球蛋白增高，白、球蛋白比例倒置。凝血酶原时间可以延长。

（3）腹部超声检查　门静脉高压症时门静脉内径 $\geq 1.3cm$。

（4）食管吞钡 X 线和内镜检查　食管为钡剂充盈时，曲张的静脉使食管的轮廓呈虫蚀状改变；排空时，曲张的静脉表现为蚯蚓样或串珠状负影，内镜检查时更为明显。

（5）腹腔动脉造影的静脉相或直接肝静脉造影。

四、诊断

主要根据肝炎和血吸虫病等肝病病史和脾大、脾功能亢进症、呕血或黑便、腹腔积液等临床表现。当急性大出血时，应与其他原因的出血鉴别。

五、治疗

主要是预防和控制食管胃底曲张静脉破裂出血。

（一）食管胃底曲张静脉破裂出血

1. 有黄疸、大量腹腔积液、肝功能严重受损的患者（Child C 级）发生大出血，尽量采用非手术疗法，重点是输血、注射垂体加压素以及应用三腔管压迫止血。

目前公认内镜治疗是控制急性出血的首选方法。

经颈静脉肝内门体分流术（TIPS）适用于药物和内镜治疗无效、肝功能差的出血患者。

2. 没有黄疸、没有明显腹水的患者（Child A、B 级）发生大出血，应及时手术。

（1）手术分类 ①各种分流手术，降低门静脉压力；②阻断门、奇静脉间的反常血流以止血。

（2）手术治疗

①急诊手术的适应证 有大出血病史或本次出血出血量大或经短期积极止血治疗，仍有反复出血者；经过严格的内科治疗 48 小时内仍不能控制出血或短暂止血又复发出血者。

②急诊手术术式应以贲门周围血管离断术为首选。

③贲门周围血管离断术 彻底切断冠状静脉、胃短静脉、胃后静脉、左膈下静脉，同时结扎、切断与静脉伴行的同名动脉，彻底阻断门、奇静脉间的反常血流。

（二）严重脾大

单纯行脾切除术效果良好。

（三）肝硬化引起的顽固性腹腔积液

有效的治疗方法是肝移植。

第三十五章　胆道疾病

第一节　解剖生理概要

一、解剖

胆道系统包括肝内、肝外胆管、胆囊及 Oddi 括约肌等部分。起于毛细胆管，其终末端与胰管汇合，开口于十二指肠乳头，外有 Oddi 括约肌围绕。

1. 胆总管分为四段

（1）十二指肠上段　胆总管探查、取石、引流及胆肠内引流手术在此段进行。

（2）十二指肠后段。

（3）胰腺段。

（4）十二指肠壁内段　80%~90% 的人胆总管与主胰管在肠壁内汇合形成一共同通道，并膨大形成胆胰壶腹，亦称 Vater 壶腹。壶腹末端通常开口于十二指肠大乳头。

2. 胆囊三角（Calot 三角）　是由胆囊管、肝总管、肝脏下缘所构成的三角区，胆囊动脉、肝右动脉、副右肝管在此区穿过，是胆道手术极易发生误伤的区域。胆囊淋巴结位于胆囊管与肝总管相汇处夹角的上方，可作为手术寻找胆囊动脉和胆管的重要标志。

3. 胆总管的血液供应　主要来自胃十二指肠动脉、肝总动脉和肝右动脉。胆囊动脉正常时源自肝右动脉（约占 85%）。胆囊静脉和肝外胆道静脉直接汇入门静脉。

二、生理功能

1. 胆汁的生成、分泌和代谢

（1）胆汁的分泌和功能　胆汁主要由肝细胞分泌，97% 是水。

生理功能 ①乳化脂肪；②抑制肠内致病菌生长繁殖和内毒素形成；③刺激肠蠕动；④中和胃酸。

（2）胆汁分泌的调节 最强的促进胆汁分泌的是促胰液素。

（3）胆汁的代谢 进食时，胆盐随胆汁排至肠道，其中95%的胆盐能被肠道（主要在回肠）吸收入肝，以保持胆盐池的稳定，称为肝－肠循环。当胆盐的肝－肠循环被破坏，胆汁中胆盐减少，或胆固醇增加，则胆固醇易于析出形成结石。

2. 胆囊的生理功能

（1）浓缩储存胆汁。

（2）排出胆汁。

（3）分泌功能。

第二节 特殊检查

1. 超声检查 是诊断胆道疾病的首选方法。

（1）诊断胆道结石 表现为强回声光团伴声影。

（2）鉴别黄疸原因 对黄疸进行定位和定性诊断。

（3）诊断其他胆道疾病 胆囊炎、胆囊及胆管肿瘤、胆道蛔虫、先天性胆道畸形等。

（4）手术中B超检查。

2. 放射学检查

（1）腹部平片 平片显示的结石即使位于胆管也表示其来自胆囊。

（2）口服法胆囊造影 胆囊显影淡薄或不显影或脂餐后收缩差；表示慢性胆囊炎。有胆囊结石、息肉、肿瘤时，表现为充盈缺损。

（3）静脉法胆道造影。

（4）经皮穿刺胆管造影（PTC） 有助于胆道疾病，特别是黄疸的诊断和鉴别诊断。

（5）内镜逆行胰胆管造影（ERCP）。

①可直接观察十二指肠及乳头部的情况和病变，对可疑病变可直接取材做活检。

②可收集十二指肠液、胆汁、胰液行理化及细胞学检查。

③通过造影可显示胆道系统和胰腺导管的解剖和病变。

（6）CT、MRI 或磁共振胆胰管造影（MRCP） CT 及 MRI 主要适用于 B 超检查诊断不清而又怀疑为肿瘤的患者，MRCP 仅作诊断用。

（7）术中及术后胆管造影 凡行胆总管 T 管引流或其他胆管置管引流者，拔管前应常规经 T 管或置管行胆道造影。

3. 核素扫描检查 静注 ^{99m}Tc–EHIDA，有助于黄疸的鉴别诊断。胆囊管梗阻时胆囊不显影。

4. 胆道镜检查

（1）术中胆道镜检查。

（1）疑有胆管内结石残留。

（2）疑有胆管内肿瘤。

（3）疑有胆总管下端及肝内胆管主要分支开口狭窄。

（2）术后胆道镜检查。

第三节　胆道先天性畸形

先天性胆道闭锁 是胆道先天性发育障碍所致的胆道梗阻。肝外胆道闭锁常见。

1. 临床表现

（1）黄疸 梗阻性黄疸是本病突出表现。出生 1~2 周后出现，进行性加深。

（2）营养及发育不良。

（3）肝、脾大是本病特征。

2. 诊断

（1）出生后 1~2 个月出现持续性黄疸，陶土色大便，伴肝大者均应怀疑本病。

（2）黄疸超过 3~4 周仍呈进行性加重，对利胆药物治疗无效；对苯巴比妥和激素治疗试验无反应；血清胆红素动态观测呈持续上升，且以直接胆红素升高为主。

（3）十二指肠引流液内无胆汁。

（4）B 超检查显示肝外胆管和胆囊发育不良或缺如。

（5）^{99m}Tc-EHIDA 扫描肠内无核素显示。

3. **治疗** 手术治疗是唯一有效方法。

第四节　胆石病

一、概述

（1）包括发生在胆囊和胆管的结石。

（2）胆石按其化学组成成分的不同分为三类。

	胆固醇结石	胆色素结石	混合性结石
成分	以胆固醇为主	胆色素为主	胆红素＋胆固醇＋钙盐
部位	80% 位于胆囊内	黑色素结石位于胆囊内 泥砂样结石位于胆管内	60% 发生在胆囊内40% 位于胆管内
X 线检查	多不显影	显影或不显影	常显影

二、胆囊结石

主要为胆固醇性结石或以胆固醇为主的混合性结石。成年女性常见，尤以经产妇和服用避孕药者常见。

1. **基本致病因素** 胆汁的成分和理化性质发生改变，导致其中的胆固醇呈过饱和状态，易于沉淀析出和结晶而形成结石。

2. 临床表现

（1）部分患者可终生无症状，在其他检查、手术或尸解时被偶然发现，称为静止性胆囊结石。

（2）有症状型胆囊结石的主要临床表现如下。

①消化不良等胃肠道症状 进食油腻食物后，上腹部或右上腹部隐痛不适。

②胆绞痛是其典型表现 饱餐、进食油腻食物后或睡眠时体位改变时出现，呈阵发性。

③Mrizzi 综合征 持续嵌顿和压迫胆囊壶腹部和颈部的较大结石，可引起肝总管狭窄或胆囊胆管瘘以及反复发作的胆囊炎、胆管炎及梗阻性黄疸，称 Mirizzi 综合征。解剖学变异，尤其是胆囊管与肝总管平行是发生本病的重要条件。

④胆囊积液 胆囊结石长期嵌顿但未合并感染时，胆汁中的胆色素被胆囊黏膜吸收，并分泌黏液性物质，而致胆囊积液。积液呈透明无色，称为"白胆汁"。

3. 诊断

（1）临床病史和体检。

（2）确诊需依靠影像学检查。B超检查发现胆囊结石可确诊，是首选方法。

4. 治疗 胆囊切除是治疗胆囊结石的首选方法。

（1）对于无症状的胆囊结石，不需立即行胆囊切除。

（2）以下情况应及时手术。

①口服胆囊造影胆囊不显影。

②结石直径超过 2~3cm。

③合并瓷化胆囊。

④合并糖尿病者在糖尿病已控制时。

⑤有心肺功能障碍者。

后两种情况，行急诊手术，危险性大。对年轻人积极手术，对老年人采取保守态度。

（3）腹腔镜胆囊切除术（LC）适用于无手术禁忌证的所有胆囊良性疾病。

其禁忌证包括：

①疑有胆囊癌者。

②合并原发性胆管结石及胆道狭窄者。

③肝硬化并门静脉高压者。

④有凝血机制障碍及出血倾向者。

⑤腹腔内严重感染及腹膜炎者。

⑥妊娠合并胆石症者。

⑦Mirizzi综合征。

⑧合并胆肠瘘。

⑨严重心肺功能障碍及不能耐受气管插管全身麻醉者。

⑩腹腔内广泛而严重粘连者。

⑪不宜建立人工气腹者。

三、胆管结石

分类

（1）原发性，继发性　原发性胆管结石系指在胆管内形成的结石，主要为胆色素结石或混合性结石。继发性胆管结石为胆囊结石排至胆总管者，主要为胆固醇结石。

（2）肝外胆管结石、肝内胆管结石　肝外胆管结石多发生胆总管下端；肝内胆管结石可广泛分布于两叶肝内胆管或局限于某叶胆管，其中以左外叶和右后叶多见。

（一）肝外胆管结石

指发生于左、右肝管汇合部以下的胆管结石。

1. 病理变化　①胆管梗阻；②继发感染；③肝细胞损害；④胆源性胰腺炎。

2. 临床表现

（1）平时无症状，当结石梗阻胆管并继发感染时，其典型的临床表现为Charcot三联症，即腹痛、寒战高热和黄疸。

①腹痛　剑突下及右上腹部绞痛，阵发性，或持续性疼痛阵发性加剧，可向右肩背部放射，常伴恶心、呕吐。

②寒战高热　弛张热，体温高者可达39~40℃。

③黄疸　程度、发生和持续时间取决于胆管梗阻的程度，

是否并发感染，有无胆囊等因素。完全性梗阻，合并感染时，黄疸明显，呈进行性加深。有胆囊且功能良好者，多在48~72小时才出现黄疸；胆囊已切除或有严重病变，则在梗阻后8~24小时内发生黄疸。胆石梗阻所致黄疸多呈间歇性和波动性。

（2）体格检查　剑突下和右上腹部深压痛。胆囊可肿大可被触及，有触痛。

（3）实验室检查

①白细胞计数及中性粒细胞升高。

②血清胆红素值及1分钟胆红素比值升高，血清氨基转移酶和（或）碱性磷酸酶升高。

③尿中胆红素升高，尿胆原降低或消失。

④粪中尿胆原减少。

（4）影像学检查　首选B超检查，可发现胆管内结石及胆管扩张影像。

3. 诊断　如仅有三联症中1~2项表现，则需借助实验室和影像学检查以明确诊断。

4. 鉴别诊断

（1）肾绞痛　始发于腰或胁腹部，可向股内侧或外生殖器放射，伴血尿，无发热，腹软，无腹膜刺激征，肾区叩痛明显。腹部平片多可显示肾、输尿管区结石。

（2）肠绞痛　以脐周为主。如为机械性肠梗阻，则伴有恶心、呕吐，腹胀，不排气排便。腹部可见肠型，肠鸣音增多，并有高音调；腹部平片显示有阶梯状液－气面。

（3）壶腹癌和胰头癌　腹痛轻或仅有上腹部不适。一般不伴寒战高热，腹软无腹膜刺激征；晚期可有腹腔积液及恶病质表现。ERCP或MRCP和CT检查有助于诊断。

5. 治疗

（1）手术治疗

①术中尽可能取尽结石。

②解除胆道狭窄和梗阻，去除感染病灶。

③术后保持胆汁引流通畅，预防胆石再发。

（2）常用手术方法

①胆总管切开取石加 T 管引流术　适用于单纯胆管结石，胆管上、下端通畅，无狭窄或其他病变者。若伴有胆囊结石和胆囊炎，可同时行胆囊切除术。

②胆肠吻合术亦称胆肠内引流术，适用于：

a. 胆总管扩张 ≥ 2.5cm，下端有炎性狭窄等梗阻性病变，且难以用手术方法解除者，但上段胆管必须通畅无狭窄。

b. 结石呈泥沙样不易取尽，有结石残留或结石复发者。

③ Oddi 括约肌成形术　适应证同胆肠吻合术。

④经内镜下括约肌切开取石术　适用于胆石嵌顿于壶腹部和胆总管下端良性狭窄，尤其是已行胆囊切除者。结石数超过 5 个或大于 1cm 或狭窄段过长者，宜行开腹手术。

⑤围术期处理　一般来说，胆管结石宜行择期性手术治疗。如合并感染宜先用抗生素等非手术治疗，控制后再行择期手术。如感染不能控制，病情继续恶化，则应及时采用手术治疗。

（二）肝内胆管结石

1. 病因病理

（1）左叶明显多于右叶，右叶以右后叶多见。

（2）常合并肝外胆管结石，除具有肝外胆管结石的病理改变外，还有：①肝内胆管狭窄；②胆管炎；③肝胆管癌。

2. 临床表现

合并肝外胆管结石	其临床表现与肝外胆管结石相似
发生梗阻和继发感染	出现寒战或高热，甚至出现急性梗阻性化脓性胆管炎表现
并发感染	胆源性肝脓肿
穿破膈肌和肺	胆管支气管瘘，咳黄色味苦的胆汁样痰液
体格检查	肝呈不对称性肿大，肝区有压痛及叩击痛

3. 诊断　B超、PTC检查对确定诊断和指导治疗有重要意义。

（1）PTC 的 X 线特征

①肝总管或左右肝管处有环形狭窄，狭窄近端胆管扩张，

其中可见结石阴影。

②左右肝管或肝内某部分胆管不显影。

③左右叶肝内胆管呈不对称性、局限性、纺锤状或哑铃状扩张。

（2）CT、MRCP 对于并发胆汁性肝硬化和癌变者有重要诊断价值。

4. 治疗 宜采用以手术方法为主的综合治疗。

（1）手术治疗，关键是解除狭窄。

（2）高位胆管切开及取石。

（3）胆肠内引流。

（4）去除肝内感染性病灶。

（5）中西医结合治疗。

第五节　胆道感染

按发病部位分为胆囊炎和胆管炎。按发病急缓和病程经过分为急性、亚急性和慢性炎症。胆道感染与胆石病互为因果关系。

一、急性胆囊炎

胆囊发生的急性化学性和（或）细菌性炎症。约 95% 的患者合并有胆囊结石，称结石性胆囊炎；5% 的患者未合并胆囊结石，称非结石性胆囊炎。

（一）急性结石性胆囊炎

1. 病因

（1）胆囊管梗阻。

（2）细菌感染　主要为革兰阴性杆菌，其中以大肠埃希菌最常见。

2. 病理病变

（1）急性单纯性胆囊炎→急性化脓性胆囊→坏疽性胆囊炎。

（2）坏疽胆囊常发生穿孔，穿孔多发生在胆囊底部及颈部。

3. 临床表现

（1）女性多见。多数患者发作前曾有胆囊疾病的表现。

（2）急性发作的典型发病过程　突发右上腹阵发性绞痛，常发生于饱餐、进食油腻食物后或在夜间发作，常放射至右肩部、肩胛部和背部。伴恶心、呕吐、厌食等消化道症状。

（3）常有轻度发热，如出现明显寒战高热，表示病情加重或已发生并发症或合并有急性胆管炎。可出现轻度黄疸，若黄疸较重且持续，表示有胆总管结石并梗阻可能。

（4）体格检查　右上腹不同程度、不同范围的压痛、反跳痛及肌紧张，Murphy征阳性。

（5）实验室检查

①轻度白细胞升高　（1.2~1.5）×10^9/L。

②血清氨基转移酶升高。

③部分患者血清胆红素、血清淀粉酶升高。

（6）影像学检查

①B超检查，可显示胆囊增大，囊壁增厚甚至有"双边"征，胆囊内结石光团。

②^{99m}Tc–EHIDA检查，胆囊不显影。

4. 诊断及鉴别诊断

（1）根据典型的临床表现，结合实验室及影像学检查诊断。

（2）与消化性溃疡穿孔、急性胰腺炎、高位阑尾炎、肝脓肿、结肠肝曲癌或憩室穿孔以及右侧肺炎、胸膜炎和肝炎等疾病鉴别。

5. 治疗

（1）非手术疗法　支持疗法、有效抗生素对症处理。

（2）手术治疗　为最终治疗，急诊手术适用于：①发病在48~72小时以内者；②经非手术治疗无效且病情恶化者；③有胆囊穿孔、弥漫性腹膜炎、急性化脓性胆管炎、急性坏死性胰腺炎等并发症者。

手术方法：胆囊切除术和胆囊造口术。

（二）急性非结石性胆囊炎

1.临床表现与诊断

（1）男性多见。临床表现与急性结石性胆囊炎相似，但疼痛等症状体征常为原发疾病、手术后疼痛或使用镇痛剂所掩盖。饱餐、油腻食物可诱发本病的急性发作。

（2）凡急危患者，严重创伤、手术后及较长时间使用 TPN 的患者，出现右上腹疼痛，不明原因发热时应考虑本病。右上腹有压痛及腹膜刺激征或扪及肿大胆囊，有助于早期诊断。

2.治疗 应及早手术治疗，根据患者情况可选用胆囊切除或胆囊造口术。

二、慢性胆囊炎

急性胆囊炎反复发作的结果，多合并胆囊结石。

1.临床表现 多有胆绞痛病史，而后有厌油、腹胀、嗳气等消化道症状，出现右上腹部和肩背部隐痛。体格检查时右上腹胆囊区有轻压痛和不适感，Murphy 征可呈阳性。

2.诊断

（1）B 超检查显示胆囊缩小、胆囊壁增厚、排空功能减退或消失或显出结石影。

（2）口服胆囊造影表现为胆囊显影淡薄或不显影，收缩功能减低。如双剂量法胆囊造影仍不显影，则可明确诊断。

（3）需与消化性溃疡、胃炎等鉴别，纤维胃镜检查、上消化道钡餐检查有助于鉴别诊断。

3.治疗 对伴有胆石者均应行胆囊切除术。

三、急性梗阻性化脓性胆管炎

如急性胆管炎胆道梗阻未能解除，感染未被控制，病情进一步发展，则可发生急性梗阻性化脓性胆管炎（AOSC）。急性胆管炎和 AOSC 是同一疾病的不同发展阶段。

1.病因 我国最常见病因是胆管结石，其次为胆道蛔虫和

胆管狭窄。

2. 病理

（1）基本病理改变是胆管完全性梗阻和胆管内化脓性感染。

（2）血液中的细菌主要为革兰阴性细菌（大肠埃希菌、克雷伯菌、变形杆菌、假单胞菌）和革兰阳性菌（粪链球菌、肠球菌）；合并厌氧菌感染者常见。

3. 临床表现

（1）多有胆道疾病发作史和胆道手术史。发病急骤，病情进展快。

（2）除 Charcot 三联症外，还可出现休克、神经中枢系统受抑制表现，即 Reynolds 五联征。

Charcot 三联症	Reynolds 五联征
腹痛	Charcot 三联症
寒战	休克
高热	神经中枢系统受抑制

（3）体格检查

①体温常持续升高达 39~40℃或更高。

②脉搏快而弱，120 次 / 分以上，血压降低，急性重病容，可出现皮下瘀斑或全身发绀。

③剑突下及右上腹部有压痛或腹膜刺激征。

（4）实验室检查

①白细胞计数升高，多大于 20×10^9/L，中性粒细胞升高，胞浆内可出现中毒颗粒。

②血小板计数降低，凝血酶原时间延长，肝、肾功能受损。

（5）影像学检查　B 超最实用，能及时了解胆道梗阻的部位和病变性质以及肝内外胆管扩张等情况。

4. 诊断

（1）结合临床典型的五联征表现、实验室及影像检查常可作出诊断。

（2）不具备典型五联征者，体温持续在 39℃以上，脉搏 >

120 次 / 分,白细胞 > 20×10^9/L,血小板降低时,即应考虑为 AOSC。

5. 治疗　紧急手术解除胆道梗阻并引流,及早而有效地降低胆管内压力。

（1）非手术治疗既是治疗手段,又可作为术前准备。一般应控制在 6 小时内。

（2）手术治疗　首要目的在于抢救患者生命。胆总管切开减压、T 管引流。

（3）非手术方法　胆管减压引流 PTCD、ENAD。

第六节　胆道蛔虫病

是常见的外科急腹症,多发生在青少年和儿童,农村发病率高。

一、病因

蛔虫寄生于人体中下段小肠内,喜碱厌酸。当其寄生环境发生变化时可上行至十二指肠,如有 Oddi 括约肌功能失调,蛔虫即可钻入胆道。

二、临床表现

（1）突发性剑突下阵发性钻顶样剧烈绞痛,可向右肩背部放射。

（2）疼痛发作时患者辗转不安,大汗淋漓,可伴有恶心、呕吐或呕吐蛔虫。疼痛可突然缓解,间歇期宛如常人。疼痛可反复发作,持续时间不一。

体格检查:剑突下或稍右方有轻度深压痛。有并发症时,出现相应的体征。

B 超检查是本病的首选检查方法,显示为胆管内有平行强光带，有确诊价值。

三、诊断

（1）剧烈的腹部绞痛与腹部体征轻微的不相称。

（2）结合 B 超和 ERCP 检查可明确诊断。

四、治疗

以非手术治疗为主，仅在非手术治疗无效或出现严重并发症时才考虑手术治疗。

（一）非手术治疗

①解痉止痛；②利胆驱蛔；③抗感染；④ ERCP 取虫。

（二）手术治疗

1.手术指征

（1）经积极治疗 3~5 天以上，症状无缓解或反有加重者。

（2）进入胆管内蛔虫较多，难用非手术疗法治愈者或蛔虫与结石并存者。

（3）胆囊蛔虫病。

（4）合并严重并发症，如重症型胆管炎、急性坏死性胰腺炎、肝脓肿、胆汁性腹膜炎。

2.手术方式　无合并症者可采用胆总管探查取虫及 T 管引流。

第七节　胆道疾病常见并发症

一、胆囊穿孔

（1）是急性胆囊炎的严重并发症。有动脉硬化和糖尿病的老年人更易发生。

（2）多发生在初次发病或发病次数较少者，且多发生在发病3天以内。

（3）穿孔部位以胆囊底部常见。可引起弥漫性胆汁腹膜炎，50%的穿孔被大网膜及周围组织粘连、包裹形成胆囊周围脓肿或胆囊积脓；慢性穿孔，与周围组织器官粘连并穿透器官组织形成瘘。

（4）胆囊急性穿孔需紧急手术治疗，并尽可能一期切除胆囊。

二、胆道出血（胆血症）

①是胆道疾病和胆道手术后的严重并发症，也是上消化道出血的常见原因。②我国以肝内胆管出血常见。胆道感染是最常见原因。

1. 胆道大出血的典型临床表现　①剧烈的上腹部绞痛；②畏寒发热、黄疸；③呕血、便血。

2. 治疗　一般先采用非手术治疗，有下列情况者应及时采用手术治疗

（1）反复发作大出血，特别是出血周期愈来愈短，出血量愈来愈大者。

（2）合并严重胆管感染需手术引流者。

（3）胆肠内引流后发生胆道大出血者。

（4）原发疾病需要外科手术治疗者。

三、胆管炎性狭窄

（1）胆管急性化脓性炎症反复发作，黏膜糜烂，形成溃疡，结缔组织增生，瘢痕形成而致胆管狭窄。以左、右肝管，肝总管及肝段胆管开口处狭窄常见。

（2）肝内胆管结石常合并肝胆管狭窄，其临床表现、诊断、治疗同胆管结石。

四、胆源性肝脓肿

肝脓肿是胆道感染的严重并发症，细菌性肝脓肿中大多数

为胆源性肝脓肿。

五、胆管损伤

（1）胆管损伤是胆道手术的严重并发症 90% 以上的胆管损伤发生于胆囊切除术。

（2）损伤部位以胆囊管、肝总管、胆总管的汇合部常见。

（3）胆囊切除术后短期内出现黄疸、腹膜炎，难以愈合的胆汁漏或延期出现反复发作的胆管炎者，均要怀疑有胆管损伤的可能。

（4）B 超是首选检查方法，可显示损伤平面以上的肝内肝外胆管扩张。

第八节 胆道肿瘤

一、胆囊息肉和良性肿瘤

1. 胆囊息肉

（1）向胆囊腔内突出或隆起的病变，多为良性。分为两大类。

①肿瘤性息肉 包括腺瘤和腺癌。

②非肿瘤性息肉 大部分为此类。

（2）诊断主要依靠 B 超。

（3）恶性病变的危险因素 ①直径超过 1cm；②年龄 > 50 岁；③单发病变；④息肉逐渐增大；⑤合并胆囊结石。

（4）治疗 有明显症状者在排除胃十二指肠和其他胆道疾病后，宜行手术。

2. 胆囊腺瘤 胆囊常见的良性肿瘤，多见于中、老年女性。是胆囊癌的癌前病变，宜手术切除。

二、胆囊癌

胆道最常见的恶性病变，女性多见。

1.病因病理

（1）胆囊结石长期的物理刺激、黏膜慢性炎症、感染细菌的产物中有致癌物质等因素综合作用的结果。

（2）多发生在胆囊体部和底部。腺癌占82%。

（3）沿淋巴引流方向转移较多见，肝转移也常见。

（4）Nevin分期。

Ⅰ期	黏膜内原位癌
Ⅱ期	侵犯黏膜和肌层
Ⅲ期	侵犯胆囊壁全层
Ⅳ期	侵犯胆囊壁全层及周围淋巴结
Ⅴ期	侵犯或转移至肝及其他脏器

2.临床表现

（1）早期无特异性症状。

（2）侵犯至浆膜或胆囊，出现定位症状，最常见为右上腹痛，放射至肩背部，食欲可下降，胆囊管受阻时可触及肿大的胆囊。

（3）能触及右上腹肿物时往往已到晚期，伴腹胀、体重减轻或消瘦、食欲差、贫血、肝大，甚至出现黄疸、腹腔积液、全身衰竭。

（4）实验室检查　CEA、CA19-9、CA-125升高，细针穿刺行肿瘤标志物检查有诊断意义。

（5）影像学检查　B超、CT检查显示胆囊壁增厚不均匀，腔内有位置及形态固定的肿物或能发现肝转移或淋巴结肿大；B超引导下的细针抽吸活检，有助于获得诊断。

3.治疗　首选手术切除。手术方式如下。

（1）单纯胆囊切除术。

（2）胆囊癌根治性切除术。

（3）胆囊癌扩大根治术。

（4）姑息性手术。

三、胆管癌

发生在肝外胆管，即左、右肝管至胆总管下端的恶性肿瘤。

1. 部位　分为上段、中段、下段胆管癌。

（1）上段胆管癌（肝门部胆管癌），位于左右肝管至胆囊管开口以上，占 50%~75%。

（2）中段胆管癌位于胆囊管开口至十二指肠上缘。

（3）下段胆管癌位于十二指肠上缘至十二指肠乳头。

2. 病理　组织学类型 95% 以上为腺癌，主要是高分化腺癌。

3. 临床表现和诊断

（1）黄疸，逐渐加深，大便灰白，可伴有厌食、乏力、贫血。

（2）胆囊肿大，病变在中、下段的可触及肿大的胆囊，Murphy 征可能阴性。

（3）肝大，肋缘下可触及肝脏；晚期患者可并发肝肾综合征，出现尿少、无尿。

（4）胆道感染出现典型的胆管炎表现　右上腹疼痛、寒战高热、黄疸，甚至出现休克；感染细菌最常见为大肠埃希菌、粪链球菌及厌氧性细菌。

（5）实验室检查　血清总胆红素、直接胆红素、ALP 和 γ-GT 显著升高，凝血酶原时间延长。

（6）影像学检查　首选 B 超检查。

4. 治疗

（1）胆管癌切除手术应争取做根治性切除，即使姑息性切除也比单纯引流疗效好。

（2）扩大根治术。

（3）减黄手术　解除胆道梗阻，可行各种肝管 – 空肠吻合术。

（4）胃 – 空肠吻合术。

第三十六章 上消化道大出血的鉴别诊断和外科处理原则

（1）成年人急性消化道出血一次失血量达 800ml 以上，或约占总循环血量的 20%，当收缩压 < 100mmHg，脉率 > 100 次 / 分时，患者就会表现出低血压的症状和体征。

（2）上消化道大出血表现为呕血，血色鲜红（新近出血）或呈棕褐色（稍前的出血），黑粪症并有恶臭（血在肠道被分解）。

（3）黑粪症通常表示出血来自上消化道。鲜血自直肠排出为便血，提示出血来自下消化道。

上消化道大出血

出血几乎都发生在 Treitz 韧带的近端。

一、常见的病因

1. **胃十二指肠溃疡** 多为十二指肠溃疡。大出血的溃疡多为慢性溃疡。

2. **门静脉高压症** 食管胃底曲张的静脉破裂出血多是肝硬化门静脉高压的并发症，是危及生命的上消化道大出血最常见的病因。

3. **出血性胃炎** 又称糜烂性胃炎或应激性溃疡。

4. **胃癌** 黑粪症常见。

5. **胆道出血** 最常见的病因是肝外伤。胆道出血三联症是胆绞痛、梗阻性黄疸和消化道出血。

二、临床表现

取决于出血的速度和出血量的多少。出血急，量多，则既有呕血，也有便血，多为鲜血。出血慢，量少，常出现黑粪症，呕血多呈棕褐色，便血多呈柏油样或紫黑色。

出血部位

（1）食管或胃底出血（曲张静脉破裂），很急，来势很猛，一次出血量常达 500~1000ml，常可引起休克。主要表现是呕血。

（2）胃和十二指肠球部出血（溃疡、出血性胃炎、胃癌），一次出血量一般不超过 500ml。临床上可以呕血或便血为主。

（3）球部以下出血（胆道出血），出血量一般不多，表现以便血为主。常呈周期性复发，间隔 1~2 周。

三、诊断

1. 临床表现 详细追问病史。

2. 体检

（1）仔细检查鼻咽部，排除来自鼻咽部咽下的血液。

（2）有蜘蛛痣、肝掌、腹壁皮下静脉曲张、肝脾大、腹腔积液、巩膜黄染等，多可诊断为食管胃底曲张静脉破裂出血。

（3）肝内胆道出血多有类似胆绞痛的剧烈上腹部疼痛的前驱症状，右上腹压痛。

3. 实验室检查

（1）血小板计数在活动性出血后 1 小时开始升高，白细胞计数在 2~5 小时增多。

（2）血中尿素氮升高，常大于 11.9mmol/L。氮质血症与出血量及肾功能损害严重程度有关。

（3）还需做血红蛋白、红细胞计数、血细胞比容、肝功能试验，凝血功能检查。

4. 辅助检查

（1）鼻胃管或三腔管检查鼻胃管吸引常可诊断上消化道出血的部位，判定出血的速度。

（2）早期内镜检查是大多数上消化道出血诊断的首选方法。

（3）选择性腹腔动脉或肠系膜上动脉造影。

（4）X线钡餐检查，应在出血停止后 36~48 小时进行。

（5）核素检查。

四、治疗

紧急收住院或重症监护病房。严重上消化道出血的患者应遵循下列基本处理原则。

（1）初步处理 有低血容量休克时，迅速建立两条静脉通道，补液、输血。

（2）病因处理。

（3）部位不明，经过积极处理，急性出血仍不能得到有效控制，血压、脉率不稳定者，应早期进行剖腹探查。首要目标是止血。

第三十七章 急腹症的诊断与鉴别诊断

疾病	诊断要点
胃十二指肠溃疡急性穿孔	1. 溃疡病史 2. 明显的腹膜刺激征 3. X 线检查膈下有游离气体
急性胆囊炎	1. 右上腹部剧烈绞痛，放射至右肩及右背部 2. 体检时右上腹部有压痛和肌紧张，Murphy 征阳性 3. B 超检查
急性胰腺炎	1. 上腹偏左侧腹痛，持续剧烈，可向肩部放射 2. 血或尿淀粉酶明显升高
急性阑尾炎	1. 上腹偏左侧腹痛，持续剧烈，可向肩部放射 2. 血或尿淀粉酶明显升高
小肠急性梗阻	痛、吐、胀、闭
妇产科疾病致急性腹痛	1. 卵巢肿瘤蒂扭转 2. 异位妊娠：hCG 试验阳性，B 超检查也可帮助确诊

第三十八章 胰腺疾病

第一节 解剖生理概要

（1）胰体后紧贴腰椎体，当上腹部钝挫伤时受挤压的机会最大。

（2）胰尾行向左上方抵达脾门。脾切除时胰尾易受损伤而形成胰瘘。

（3）主胰管和胆总管的共同开口或共同通道是胰腺、胆道疾病互相关联的解剖学基础。

（4）外分泌和内分泌两种功能。外分泌为胰液，内分泌来源于胰岛。

第二节 胰腺炎

一、急性胰腺炎

按病理分类可分为水肿性和出血坏死性。

（一）致病危险因素

（1）梗阻因素　最常见梗阻原因是胆结石。

（2）过量饮酒　西方主要与过量饮酒有关。

（3）十二指肠液反流。

（4）创伤因素。

（5）胰腺血循环障碍。

（6）其他　饮食因素、感染因素、药物因素以及代谢、内分泌和遗传因素等。

国内以胆道疾病为主，称胆源性胰腺炎。少数急性胰腺炎找不到原因，称特发性胰腺炎。

（二）病理生理

基本病理改变是胰腺呈不同程度的水肿、充血、出血和坏死。

（1）急性水肿性胰腺炎病变轻，多局限在体尾部。

（2）急性出血坏死性胰腺炎病变以胰腺实质出血、坏死为特征。

（三）临床表现

（1）腹痛　本病的主要症状。饱餐和饮酒后突然发作，腹痛剧烈，多位于左上腹，向左肩及左腰背部放射。病变累及全胰时，疼痛范围较宽并呈束带状向腰背部放射。

（2）腹胀与腹痛同时存在。是腹腔神经丛受刺激产生肠麻痹的结果。

（3）恶心、呕吐　与腹痛伴发，剧烈频繁，呕吐胃十二指肠内容物，吐后腹痛不缓解。

（4）腹膜炎体征　①水肿性，压痛多只限于上腹部，常无明显肌紧张。②出血坏死性，压痛明显，并有肌紧张和反跳痛，范围较广或延及全腹。

（5）其他　①合并胆道感染者常伴有寒战、高热。胰腺坏死伴感染时，持续性高热。②若有结石嵌顿或胰头肿大压迫胆总管可出现黄疸。③坏死性胰腺炎患者出现脉搏细速、血压下降，乃至休克。④有胰性脑病者可引起中枢神经系统症状。⑤少数严重患者可因外溢的胰液经腹膜后途径渗入皮下溶解脂肪造成出血，在腰部、季肋部和腹部皮肤出现大片青紫色瘀斑，称 Grey-Turner 征；若出现在脐周，称 Cullen 征。

（四）诊断

1. 实验室检查

（1）胰酶测定　血清、尿淀粉酶测定最常用，但其升高幅度和病变严重程度不成正相关。

①血清淀粉酶发病数小时开始升高 > 500U/dl，24 小时达高峰，4~5 天后逐渐降至正常。

②尿淀粉酶 24 小时开始升高 > 300U/dl，48 小时到高峰，1~2 周恢复正常。

③淀粉酶清除率与肌苷清除率比值大于 5 时有诊断价值。

④血清脂肪酶明显升高（正常值 23~300U/L）。

（2）其他

①白细胞增高、高血糖、肝功能异常、低血钙、血气分析及 DIC 指标异常。

②诊断性腹腔穿刺若抽出血性渗出液、所含淀粉酶值高对诊断很有帮助。

2. 影像学诊断

（1）腹部 B 超 首选，可发现胰腺肿大和胰周液体积聚。

（2）胸、腹部 X 线片 左肺下叶不张，左侧膈肌抬高，左侧胸腔积液；十二指肠环扩大、充气明显以及结肠中断征。

（3）增强 CT 扫描 在胰腺弥漫性肿大的背景上若出现质地不均、液化和蜂窝状低密度区，则可诊断为胰腺坏死。

（4）MRI 可提供与 CT 相同的诊断信息。

3. 临床分型

（1）轻型急性胰腺炎 或称水肿性胰腺炎，上腹痛、恶心、呕吐；腹膜炎限于上腹，体征轻；血、尿淀粉酶增高；经及时的液体治疗短期内可好转。

（2）重症急性胰腺炎 或称出血坏死性胰腺炎，腹膜炎范围宽，体征重，腹胀明显，肠鸣音减弱或消失，可有腹部包块。腹水呈血性或脓性。可伴休克，可并发脏器功能障碍和严重的代谢障碍。

实验室检查：白细胞增多（$\geqslant 16 \times 10^9/L$），血糖升高，血钙降低，血尿素氮或肌酐增高，酸中毒；可出现 ARDs；甚至出现 DIC、急性肾功能衰竭等。死亡率高。

早期合并多器官功能障碍的特重型胰腺炎称暴发性胰腺炎，死亡率很高。

（五）急性胰腺炎的局部并发症

①胰腺坏死；②胰腺脓肿；③急性胰腺假性囊肿；④胃肠

道瘘。

（六）治疗

1. 非手术治疗 全身反应期、水肿性胰腺炎及尚无感染的出血坏死性胰腺炎。

（1）禁食、胃肠减压。

（2）补液、防治休克。

（3）镇痛解痉。

（4）抑制胰腺分泌及胰酶抑制剂。

（5）营养支持。

（6）抗生素的应用及中药治疗。

（7）腹腔灌洗。

2. 手术治疗

（1）手术适应证

①不能排除其他急腹症时。

②胰腺和胰周坏死组织继发感染。

③虽经合理支持治疗，而临床症状继续恶化。

④暴发性胰腺炎经过短期（24小时）非手术治疗多器官功能障碍仍不能得到纠正。

⑤胆源性胰腺炎。

⑥病程后期合并肠瘘或胰腺假性囊肿。

（2）手术方式 最常用的是坏死组织清除加引流术。

（3）胆源性胰腺炎的处理 伴有胆道下端梗阻或胆道感染的重症患者，应急诊或早期（72小时内）手术。

二、慢性胰腺炎

各种原因所致的胰实质和胰管的不可逆慢性炎症，其特征是反复发作的上腹部疼痛伴不同程度的胰腺内、外分泌功能减退或丧失。

（一）病因

最主要的是长期酗酒，我国以胆道疾病为主。

（二）临床表现

（1）腹痛最常见。位于上腹部剑突下或偏左，放射到腰背部，呈束腰带状。持续时间长。

（2）通常将腹痛、体重下降、糖尿病和脂肪泻称之为慢性胰腺炎的四联症。

（三）诊断

（1）粪便检查可发现脂肪滴，胰功能检查有功能不足。

（2）B超、CT检查可见胰腺局限性结节、胰管扩张、囊肿形成、胰大或纤维化。

（3）腹部X线平片可显示胰腺钙化或胰石影。

（4）ERCP可见胰管扩张或不规则呈串珠状，可见钙化或结石影，囊肿。

（四）治疗

1. 非手术治疗　①病因治疗；②镇痛；③饮食疗法；④补充胰酶；⑤控制糖尿病；⑥营养支持。

2. 手术治疗

目的主要在于减轻疼痛，延缓疾病的进展，不能根治。

（1）纠正原发疾病　若并存胆石症应行手术取出胆石。

（2）胰管引流术。

（3）胰腺切除术　适用于有严重胰腺纤维化而无胰管扩张者。

第三节　胰腺囊肿

一、胰腺假性囊肿

1. 发病机制　由于胰管破裂，胰液流出积聚在网膜囊内，刺激周围组织及器官的浆膜形成纤维包膜，但囊内壁无上皮细胞，故称为假性囊肿。多位于胰体尾部。

2. 临床表现和诊断

（1）多继发于胰腺炎或上腹部外伤后，上腹逐渐膨隆，腹胀、恶心、呕吐。下腹部触及半球形、光滑、不移动、有囊性感的肿物。合并感染时有发热和触痛。

（2）B超、CT检查确定囊肿部位和大小。X线钡餐检查发现胃、十二指肠和结肠受压移位。

3. 治疗 手术指征：①持续腹痛不能忍受；②囊肿增大（≥6cm）出现压迫症状；③合并感染或出血等并发症。

二、滞留性囊肿

胰管阻塞的结果。多位于胰尾部。其内衬覆一般的导管上皮，但由于伴发炎症、出血，可无上皮，囊内可含多种胰酶。

第四节　胰腺癌和壶腹周围癌

	胰头癌	壶腹部癌
癌肿部位	胰头	壶腹部
病例类型	腺癌最多见	腺癌最多见
转移途径	淋巴转移多见	淋巴转移多见
恶性程度	高	低
切除率	低	高
5年生存率	低	高
黄疸出现	较晚	较早
黄疸特征	进行性	可波动

第五节 胰腺内分泌瘤

来自于胰岛。血清激素水平正常又无临床症状的肿瘤称为无功能性胰腺内分泌瘤。

一、胰岛素瘤

来源于胰岛 B 细胞，在胰腺内分泌瘤中却最常见。多为良性。

（一）诊断

1. 临床表现

（1）Whipple 三联征 ①低血糖症状；②发作时血糖低于 2.8mmol/L；③给予葡萄糖后症状缓解。

（2）典型症状为清晨自发性低血糖。临床表现分两类。

①低血糖诱发儿茶酚胺释放症 表现心慌、发抖、苍白、出汗、心动过速和饥饿等。

②神经性低血糖症 人格改变、精神错乱、癫痫发作和昏迷等。

2. 实验室检查

（1）反复测定空腹血糖可低至 2.2mmol/L 以下。

（2）葡萄糖耐量试验可呈低平曲线。

（3）禁食后发生的症状性低血糖常伴有血清胰岛素水平升高大于 25μU/ml。

（4）患者经一夜禁食，胰岛素 / 血糖比值（胰岛素释放指数）大于 0.4。

3. 影像学检查

（1）术中 B 超检查简单易行，定位准确。

（2）B 超、增强 CT 扫描、MRI、PTPC 及腹腔动脉造影等均有助于诊断和定位。

（二）治疗

一经确诊应行手术切除。术中应监测血糖。恶性胰岛素瘤还应切除转移灶。

二、促胃液素瘤（胃泌素瘤）

又称佐林格－埃利森综合征，来源于 G 细胞，部分肿瘤位于胰腺外，好发于十二指肠。

（一）诊断

1. 临床表现 主要为消化性溃疡的症状和腹泻。溃疡最常见于十二指肠球部。

有下列情况应疑为本病：①溃疡病术后复发；②溃疡病伴腹泻，大量胃酸分泌；③溃疡病伴高钙血症；④多发溃疡或远端十二指肠、近端空肠溃疡；⑤有多发性内分泌瘤病家族史等。

2. 实验室检查

（1）胃液分析 无胃手术史者 BAO 超过 15mmol/h，胃大部切除术后 BAO 超过 5mmol/h 或 BAO/MAO > 0.6。

（2）促胃液素（胃泌素）水平测定 空腹血清促胃液素超过 1000pg/ml。

（3）促胰液素刺激试验 促胃液素水平较试验前增高 200pg/ml。

3. 定位诊断 术前内镜超声诊断、术中 B 超、放射性核素标记生长抑素术中定位。

（二）治疗

（1）控制胃酸的高分泌。

（2）切除促胃液素瘤。

第三十九章 脾疾病

脾原发性疾病较少，多见为继发性病变或脾的病变仅是其他疾病病理改变的一部分。外科治疗主要采用脾切除术。

一、脾切除的适应证及其疗效

主要适应证为外伤性脾破裂、门静脉高压症伴脾功能亢进症、脾原发性疾病及占位性病变，其次为造血系统疾病等。造血系统疾病4岁以下者多不宜行脾切除术。

1. 脾原发性疾病中，需手术切除的

（1）游走脾又称异位脾。

（2）囊肿。

（3）脾肿瘤。

（4）脾动脉瘤　内脏动脉中最常见的动脉瘤。

（5）脾脓肿。

2. 造血系统疾病

（1）遗传性球形红细胞增多症。

（2）遗传性椭圆形红细胞增多症。

（3）丙酮酸激酶缺乏。

（4）珠蛋白生成障碍性贫血又称"地中海贫血"。

（5）自体免疫性溶血性贫血。

（6）免疫性血小板减少性紫癜。

（7）慢性粒细胞白血病。

（8）慢性淋巴细胞白血病。

（9）多毛细胞白血病。

（10）霍奇金病。

二、脾切除术后常见并发症

（1）腹腔内大出血　多发生在术后 24~48 小时。术中严格止血是防止此类并发症的关键。

（2）膈下感染　术后高热，左季肋部叩击痛。超声波或 CT 检查有助确诊。

（3）血栓　栓塞性并发症。

（4）脾切除术后凶险性感染（OPSI）　是术后远期的特殊问题。主要是婴幼儿。发病突然，骤起寒战高热、头痛、恶心、呕吐、腹泻乃至昏迷、休克，常并发弥散性血管内凝血等。

第四十章　动脉瘤

由于动脉壁病变或损伤，形成局限性的膨出，肢体主干动脉、腹主动脉和颈动脉较常见。

	周围动脉瘤	腹主动脉瘤
病因	损伤；动脉粥样硬化；感染；先天性等	动脉壁弹力纤维和胶原纤维的降解、损伤
临床表现	搏动性肿物；压迫症状及瘤性远端肢体或器官的栓塞症状	腹部搏动性肿物；疼痛；压迫症状；栓塞症状；破裂症状
诊断	超声、X线、CT、MRI	超声CT平扫及增强扫描MRI及磁共振血管造影；DSA
治疗	1. 手术治疗原则是动脉瘤切除和动脉夹闭术 2. 动脉瘤腔内修复术	外科手术是主要的治疗方法；对于高危患者，可采用腔内修复术

第四十一章 周围血管和淋巴管疾病

第一节 概论

一、疼痛

1. **间歇性疼痛** 与下列三种因素有关。

（1）肢体活动 间歇性跛行，行走速度恒定，跛行时间和距离愈短，血管阻塞程度愈重。

（2）肢体体位 动脉阻塞性疾病，抬高患肢加重症状，患肢下垂疼痛缓解；静脉病变反之。

（3）温度变化。

2. **持续性疼痛** 严重的血管病变，在静息状态下仍有持续疼痛，又称静息痛。

（1）动脉性静息痛 动脉阻塞，可因组织缺血及缺血性神经炎引起持续性疼痛。

（2）静脉性静息痛 急性主干静脉阻塞时，肢体远侧因严重淤血而有持续性胀痛。

（3）炎症及缺血坏死性静息痛 动脉、静脉或淋巴管的急性炎症，局部有持续性疼痛。

二、浮肿

（1）静脉性浮肿 浮肿呈凹陷性，以踝部与小腿最明显，不累及足。浅静脉曲张，伴有小腿胀痛、色素沉着或足靴区溃疡。抬高患肢，浮肿可以明显或完全消退。

（2）淋巴水肿 加压后凹陷，解除压迫后恢复原状。以足及踝部明显，逐渐向近侧扩展，形成范围广泛的浮肿，抬高患肢无明显改善。皮肤增厚且粗糙，后期形成典型的"象皮腿"。

三、感觉异常

（1）肢体沉重。

（2）浅感觉异常。

（3）感觉丧失。

四、皮肤温度改变

（1）动脉阻塞性病变，皮温降低；静脉阻塞性病变，皮温升高；动-静脉瘘，皮温明显升高。

（2）在恒温环境下，对比测试双侧肢体对应部位的皮温，相差2℃以上有临床意义。

五、色泽改变

（1）皮色呈苍白色或发绀，伴有皮温降低，提示动脉供血不足。皮色暗红，伴有皮温轻度升高，是静脉淤血的征象。

（2）指压性色泽改变。

（3）运动性色泽改变。

（4）体位性色泽改变（Buerger试验）。

六、形态改变

1.动脉形态改变 ①动脉搏动减弱或消失；②杂音；③形态和质地变化。

2.静脉形态改变 主要表现为静脉曲张。

七、肿块

（1）搏动性肿块。

（2）无搏动性肿块。

八、营养性改变

（1）皮肤营养障碍性改变。

（2）溃疡或坏疽。

（3）肢体增长变粗。

第二节　周围血管损伤

一、诊断的依据

1. 具有确诊意义的症状、体征　动脉搏动消失伴有肢体远端缺血征象；搏动性出血；进行性或搏动性血肿。

2. 具有高度拟诊意义的症状、体征　与创伤不相称的局部肿胀；邻近主干血管穿通伤出现伴行神经损伤症状；不能用已知创伤解释的休克；血管穿刺、插管后肢体缺血或明显肿胀。

3. 静脉损伤的诊断依据　自伤口深部持续涌出暗红色血液；缓慢增大的非搏动性血肿。

二、治疗

1. 血管损伤的处理　包括急救止血及手术治疗两个方面。

2. 手术处理手术基本原则　为止血清创，处理损伤血管。

①侧壁缝合术；②补片移植术；③端－端吻合术；④血管移植术。

第三节　动脉疾病

一、血栓闭塞性脉管炎

炎症性、节段性和周期发作的慢性闭塞性疾病。主要侵袭四肢中小动静脉，尤其是下肢血管。好发于青壮年男性。

（一）病因

主动或被动吸烟是参与本病发生和发展的重要环节。

（二）临床表现和分期

1. 主要临床表现

（1）患肢怕冷，皮肤温度降低。

（2）皮肤色泽苍白或发绀。

（3）感觉异常。

（4）患肢疼痛、间歇性跛行或静息痛。

（5）长期慢性缺血导致组织营养障碍改变。严重缺血者，患肢末端出现缺血性溃疡或坏疽。

（6）患肢的远侧动脉搏动减弱或消失。

（7）患肢在发病前或发病过程中出现复发性游走性浅静脉炎。

2. 临床分期

Ⅰ期	患肢无明显临床症状，患肢皮温较低，色泽苍白，足背和（或）胫后动脉搏动减弱；踝／肱指数＜0.9。但是，患肢已有局限性动脉狭窄病变
Ⅱ期	患肢活动后出现间歇性跛行为主要症状。患肢皮温降低、色泽苍白更为明显，可以出现皮肤干燥、脱屑、趾（指）甲变形、小腿肌萎缩等现象。足背和（或）胫后动脉搏动消失
Ⅲ期	以缺血性静息痛为主要症状。疼痛剧烈且为持续性，夜间更甚，迫使患者屈膝护足而坐或借助肢体下垂以求减轻疼痛。趾（指）腹色泽暗红，组织濒临坏死
Ⅳ期	趾（指）端发黑、干瘪，坏疽或缺血性溃疡。病变动脉完全闭塞，踝／肱指数＜0.3。侧支循环所提供的血流，已不能维持组织存活

（三）临床诊断要点

（1）大多数患者为青壮年男性，多数有吸烟嗜好。

（2）患肢有不同程度的缺血性症状。

（3）有游走性浅静脉炎病史。

（4）患肢足背动脉或胫后动脉搏动减弱或消失。

（5）除吸烟外，一般无高血压、高脂血症、糖尿病等易致动脉硬化的因素。

（四）辅助检查

1. 一般检查

（1）记录跛行距离和跛行时间。

（2）皮肤温度测定。

（3）患肢远侧动脉搏动减弱或不能扪及。

（4）肢体抬高试验（Buerger 试验）。试验阳性者，提示患肢有严重供血不足。

2. 特殊检查

（1）肢体血流图　血流波形平坦或消失，表示血流量明显减少，动脉严重狭窄。

（2）超声检查　踝 / 肱指数 > 0.5，踝 / 肱指数 < 1，为缺血性疾病；踝 / 肱指数 < 0.5，表示严重缺血。

（3）动脉造影　患肢中小动脉多节段狭窄或闭塞是血栓闭塞性脉管炎的典型 X 线征象。动脉滋养血管形如细弹簧状，沿闭塞动脉延伸，也是本病的特殊征象。

（五）鉴别诊断

1. 动脉粥样硬化性闭塞（ASO）

	ASO	AAA
发病年龄	多见于 45 岁以上者	青壮年多见
血栓行浅静脉炎	无	常见
高血压、冠心病、高脂血症、糖尿病	常见	常无
受累血管	大、中动脉	中、小动脉
其他部位动脉病变	常见	无
受累动脉钙化	可见	无
动脉造影	广泛性不规则狭窄和节段性闭塞，硬化动脉扩张、扭曲	阶段性闭塞，病变近、远侧血管壁光滑

2. 多发性大动脉炎 多见于青年女性；活动期常有红细胞沉降率增速，免疫球蛋白升高；动脉造影可见主动脉及其主要分支开口处狭窄或阻塞。

3. 糖尿病足 由糖尿病造成的肢体坏疽，都有糖尿病史及其临床表现，且有尿糖阳性、血糖升高等实验室检查的阳性发现。

（六）预防和治疗

处理原则应该着重于防止病变进展，改善和增进下肢血液循环。

（1）一般疗法 严格戒烟、防止受冷、受潮和外伤。

（2）药物治疗。

（3）高压氧疗。

（4）手术疗法

①腰交感神经切除术 适用于腘动脉远侧动脉狭窄的患者。

②动脉重建术 旁路转流术；血栓内膜剥脱术。

二、动脉硬化性闭塞症（ASO）

以腹主动脉远侧及髂动脉股动脉、腘动脉最为多见。多见于男性，多在45岁以上。

1. 临床表现和诊断

（1）早期症状为间歇性跛行，远侧动脉搏动减弱或消失。如病变位于主动脉、髂动脉者，疼痛在下腰、臀、髂、大腿后侧或小腿腓肠肌部位；病变在股动脉、腘动脉者，疼痛发生于小腿肌群。

（2）后期可出现静息痛，皮肤温度明显减低、发绀，肢体远端坏疽和溃疡。

（3）辅助检查

①一般检查 血脂测定、心电图、心功能以及眼底检查等。

②无创伤性血管检查。

③X线 病变动脉段有不规则钙化，患肢远侧段有骨质疏松等退行性变化。

（4）动脉造影　对确定诊断及选择术式有重要意义。

2. 治疗　症状明显影响生活和工作者，可考虑手术治疗。

（1）经皮腔内血管成形术（PTA）。

（2）内膜剥脱术。

（3）旁路转流术。

三、动脉栓塞

血块或进入血管内的异物成为栓子，随着血流冲入并停留在口径与栓子大小相似的动脉腔内，造成血流阻塞，引起急性缺血的临床表现。

1. 病因　栓子的主要来源：①心源性；②血管源性；③医源性。以心源性为最常见。

2. 临床表现　5"P"——疼痛、感觉异常、麻痹、无脉和苍白。

（1）疼痛　最早出现，起于阻塞平面处，以后延及远侧，演变为持续性。轻微的体位改变或被动活动均可致剧烈疼痛，故患肢常处于轻度屈曲的强迫体位。

（2）皮肤色泽和温度改变　皮肤呈苍白色，可有小岛状紫斑。栓塞远侧皮肤温度降低并有冰冷感觉。可扪及骤然改变的变温带，其平面比栓塞平面约低一手宽的距离。

（3）动脉搏动减弱或消失　栓塞平面远侧动脉搏动明显减弱甚至消失；近侧搏动加强。

（4）感觉和运动障碍　栓塞平面远侧肢体皮肤感觉异常、麻木甚至丧失。然后可出现深感觉丧失，运动功能障碍以及不同程度的足或腕下垂。

（5）全身影响　栓塞动脉的管腔愈大，全身反应也愈重。

3. 检查和诊断　有心脏病史伴心房纤颤或前述发病原因者，突然出现5"P"特殊征象，即可做出临床诊断。

辅助检查：①皮肤测温试验；②超声多普勒检查；③动脉造影。

4. 治疗

（1）非手术治疗　纤溶、抗凝及扩血管药物。

（2）手术治疗　主要是取栓术。凡动脉栓塞的患者，除非肢体已发生坏疽，或有良好的侧支建立可以维持肢体的存活，如果患者全身情况允许，应及时做手术取栓。

四、多发性大动脉炎（Takayasu病、无脉症）

主动脉及其分支的慢性、多发性、非特异性炎症，造成罹患动脉狭窄或闭塞，引起病变动脉供血组织的缺血性临床表现。好发于青年，女性多见。

（一）病因

①自身免疫反应；②雌激素的水平过高；③遗传因素。

（二）临床表现

分为下列4种类型。

1. **头臂型**　病变在主动脉弓，主要临床表现如下。

（1）脑部缺血　一过性黑矇、头昏，严重时可出现失语、抽搐甚至偏瘫。

（2）眼部缺血　视力模糊、偏盲。

（3）基底动脉缺血　眩晕、耳鸣、吞咽困难、共济失调或昏睡、意识障碍等。

（4）上肢缺血　患肢无力、麻木，肱动脉和桡动脉搏动微弱或不能扪及，患侧上肢血压下降以至不能测出，故有"无脉症"之称。

2. **胸、腹主动脉型**　病变在降主动脉及腹主动脉，以躯干上半身和下半身动脉血压分离为主要特点。在上半身出现高血压、头晕、头胀、头痛和心悸；下半身呈低血压、下肢发凉、无力、间歇性跛行。肾动脉受累时，以持续性高血压为主要临床症状。

3. **混合型**　兼有头臂型与胸腹主动脉型的动脉病变，并出现相应的临床症状。

4. **肺动脉型**　肺动脉区收缩期杂音，重者可有活动后气急、阵发性干咳及咯血。

（三）检查和诊断

1.检查 年轻患者尤其是女性，有低热、乏力、关节酸痛病史，有下列表现之一者即可做出诊断。

（1）一侧或双侧上肢无力，肱动脉和桡动脉搏动减弱或消失，上肢血压明显降低或不能测出，而下肢血压和动脉搏动正常。

（2）一侧或双侧颈动脉搏动减弱或消失，伴一过性脑缺血症状，颈动脉部位闻及血管杂音。

（3）股动脉及其远侧的动脉搏动减弱，上腹部闻及血管杂音。

（4）持续性高血压，在上腹部或背部闻及血管杂音。

2.辅助检查

（1）活动期，红细胞计数减少，白细胞计数增高，血沉增速，多项免疫功能检测异常。

（2）超声多普勒显像仪，可以检查动脉狭窄的部位和程度以及流量和流速。

（3）动脉造影检查，能确定动脉病变的部位、范围、程度和类型，显示侧支建立情况。

（4）动脉病变涉及相关脏器时，应做有关的特殊检查。

（四）治疗

（1）早期或活动期，肾上腺皮质激素类药物及免疫抑制剂，可控制炎症。但停药易复发。

（2）手术治疗 病变动脉已有明显狭窄或闭塞，出现典型的脑缺血、肢体血供不足以及重度高血压时可手术治疗。应选在大动脉炎活动期已被控制，器官功能尚未丧失前施行。

（3）主要方法 为旁路转流术，重建动脉血供。

五、雷诺综合征

1.临床表现

（1）多见于青壮年女性；好发于手指，常为双侧性。

（2）典型的临床表现是顺序出现苍白、青紫和潮红。

（3）多在受到寒冷刺激或情绪波动后发作。

（4）发作时，往往伴有极不舒适的麻木。发作间歇期，除手指皮温稍低外，无其他症状。

2. 检查　手浸泡于冰水 20 秒后测定手指皮温，显示复温时间延长（ > 15 分钟）。

3. 治疗

（1）多数患者经药物治疗后症状缓解或停止发展。长期内科治疗无效者，可考虑手术治疗。

（2）手术方法　交感神经末梢切除术。

第四节　静脉疾病

好发于下肢。主要分为下肢静脉逆流性疾病和下肢静脉回流障碍性疾病。

一、概述

浅静脉	有大、小隐静脉两条主干
深静脉	小腿深静脉由胫前，胫后和腓静脉组成
小腿肌肉静脉	分为腓肠肌静脉和比目鱼肌静脉，直接汇入深静脉
交通静脉	穿过深筋膜连接深、浅静脉

2. 下肢静脉血流能对抗重力作用向心回流

（1）静脉瓣膜向心单向开放功能，起向心导引血流并阻止逆向血流的作用。

（2）肌关节泵的动力功能，驱使静脉血流向心回流及降低静脉压，又称"周围心脏"。

（3）其他　胸腔负压；腹腔内压升高及动脉搏动压力向邻近静脉传递。

3. 下肢慢性静脉功能不全　是一组由静脉逆流引起的病征。

（1）临床表现

①有自觉症状，但无明显体征。

②毛细静脉扩张或网状静脉扩张。

③浅静脉曲张。

④踝部和（或）小腿浮肿。

⑤皮肤改变　色素沉着、湿疹、皮下脂质硬化或萎缩。

⑥皮肤改变及已愈合的溃疡；皮肤改变及活动期静脉性溃疡。

（2）病因

①先天性瓣膜结构及关闭功能异常。

②原发性浅静脉或深静脉瓣膜功能不全。

③继发性静脉瓣膜功能不全（深静脉血栓形成后，静脉外来压迫等）。

二、原发性下肢静脉曲张

1. 病因和病理生理

（1）静脉壁软弱、静脉瓣膜缺陷以及浅静脉内压力升高，是引起浅静脉曲张的主要原因。

（2）隐－股或隐－腘静脉连接处的瓣膜遭到破坏而关闭不全后，可影响远侧和交通静脉的瓣膜。离心愈远的静脉承受的静脉压愈高，因此曲张静脉在小腿部远比大腿部明显，而且病情的远期进展比开始阶段迅速。

2. 临床表现和诊断

（1）大隐静脉曲张为多见；左下肢多见。主要临床表现为下肢浅静脉扩张、伸长、迂曲。

（2）交通静脉瓣膜破坏后，可出现踝部轻度肿胀和足靴区皮肤营养性变化，包括皮肤萎缩、脱屑、瘙痒、色素沉着、皮肤和皮下组织硬结、湿疹和溃疡形成。

（3）检查　①大隐静脉瓣膜功能试验；②深静脉通畅试验；③交通静脉瓣膜功能试验。

（4）鉴别诊断

①原发性下肢深静脉瓣膜功能不全　症状相对严重，下肢

静脉造影，能够观察到深静脉瓣膜关闭不全的特殊征象。

②下肢深静脉血栓形成后综合征　彩色超声多普勒或下肢静脉造影检查可鉴别。

③动静脉瘘　患肢皮肤温度升高，局部可扪及震颤或有血管杂音，浅静脉压力明显上升。

3. 治疗

（1）非手术疗法主要包括患肢穿弹力袜或用弹力绷带。

（2）硬化剂注射和压迫疗法。

（3）手术疗法　凡有症状且无禁忌证者（如手术耐受力极差等）都应手术治疗。手术包括大隐或小隐静脉高位结扎及主干与曲张静脉剥脱术。

4. 并发症及其处理

（1）血栓性浅静脉炎　抗生素及局部热敷治疗。症状消退后，行静脉曲张的手术治疗。

（2）溃疡形成　好发于踝上足靴区。创面湿敷，抬高患肢，接着采取手术治疗。

（3）曲张静脉破裂出血　足靴区及踝部多发。抬高患肢和局部加压包扎，必要时缝扎止血。

三、原发性下肢深静脉瓣膜功能不全

1. 临床表现和诊断

（1）分度

①轻度　久站后下肢沉重不适，浅静脉扩张或曲张，踝部轻度浮肿。

②中度　浅静脉明显曲张，伴有轻度皮肤色素沉着及皮下组织纤维化，下肢沉重感明显，踝部中度肿胀。

③重度　短时间活动后即出现小腿胀痛或沉重感，浮肿明显并累及小腿，浅静脉明显曲张，伴有广泛色素沉着、湿疹或溃疡（已愈合或活动期）。

（2）需做深静脉瓣膜功能不全检查方能明确诊断。

①静脉造影　下肢静脉顺行造影显示深静脉全程通畅，明

显扩张；瓣膜影模糊或消失，呈直筒状。

②下肢活动静脉压测定　常作为筛选检查。深静脉瓣膜关闭不全时，高达 55~85mmHg。

③无损伤血管检查如超声多普勒血流仪和光电容积描记仪检查。

2. 治疗　凡诊断明确，瓣膜功能不全Ⅱ级以上者，应考虑施行深静脉瓣膜重建术。

四、深静脉血栓形成

（一）病因和病理

静脉损伤，血流缓慢和血液高凝状态是造成深静脉血栓形成的三大因素。

（二）临床表现和分型

1. 上肢深静脉血栓形成

（1）可局限于腋静脉，前臂和手部肿胀、胀痛，手指活动受限。

（2）发生在腋－锁骨下静脉，肿胀范围累及整个上肢，伴有上臂、肩部、锁骨上和患侧前胸壁等部位的浅静脉扩张。上肢下垂位时，肿胀和胀痛加重，抬高后减轻。

2. 上、下腔静脉血栓形成

（1）上腔静脉血栓形成，多起因于纵隔器官或肺的恶性肿瘤。有上肢静脉回流障碍的临床表现，面颈部肿胀，球结膜充血水肿，眼睑肿胀。颈部、前胸壁、肩部浅静脉扩张，呈广泛性并向对侧延伸，胸壁的扩张静脉血流方向向下。常伴有头痛、头胀及其他神经系统症状和原发疾病的症状。

（2）下腔静脉血栓形成，临床特征为双下肢深静脉回流障碍、躯干的浅静脉扩张、血流方向向头端。当血栓累及下腔静脉肝段，有布加综合征的临床表现。

3. 下肢深静脉血栓形成　最为常见。

（1）根据急性期血栓形成的解剖部位分型

①中央型　即髂－股静脉血栓形成。起病急骤，全下肢明

显肿胀，患侧腘窝、股三角区有疼痛和压痛，浅静脉扩张，患肢皮温及体温均升高。左侧发病多于右侧。

②周围型　包括股静脉血栓形成及小腿深静脉血栓形成。局限于股静脉时出现大腿肿痛；局限在小腿部时突然出现小腿剧痛，患足不能着地踏平，行走时症状加重；小腿肿胀且有深压痛，做踝关节过度背屈试验可导致小腿剧痛（Homan 征阳性）。

③混合型　即全下肢深静脉血栓形成。全下肢明显肿胀、剧痛，股三角区、腘窝、小腿肌层都可有压痛，伴体温升高和脉率加速（股白肿）。如病程继续进展，肢体极度肿胀，足背动脉和胫后动脉搏动消失，小腿和足背往往出现水泡，皮肤温度明显降低并呈青紫色（股青肿），如不及时处理，可发生静脉性坏疽。

（2）根据临床病程演变分型

①闭塞型（疾病早期）　深静脉腔内阻塞，以严重的下肢肿胀和胀痛为特点，伴有广泛的浅静脉扩张，一般无小腿营养障碍性改变。

②部分再通型（病程中期）　深静脉以闭塞为主，伴有早期再通。肢体肿胀与胀痛减轻，但浅静脉扩张更明显或呈曲张，可有小腿远端色素沉着出现。

③再通型（病程后期）　深静脉大部分或完全再通，下肢肿胀减轻但在活动后加重，明显的浅静脉曲张、小腿出现广泛色素沉着和慢性复发性溃疡。

④再发型　已经再通的深静脉腔内，再次急性深静脉血栓形成。

（三）诊断和检查

1.诊断　一侧肢体突然发生的肿胀，伴有胀痛、浅静脉扩张，都应疑有下肢深静脉血栓形成。

2.检查

（1）超声多普勒检查。

（2）放射性核素检查。

（3）下肢静脉顺行造影能直接显示静脉形态做出确定诊断。

（四）预防

给予抗凝、祛聚药物，鼓励患者经常做四肢的主动运动和早期离床活动。

（五）治疗

1. 非手术疗法 包括一般处理、溶栓、抗凝和祛聚疗法。

（1）一般处理 卧床休息，抬高患肢，适当使用利尿剂，穿弹力袜或用弹力绷带。

（2）溶栓疗法 病程不超过 72 小时的患者，可给予溶栓治疗。常用药物为尿激酶。

（3）抗凝疗法 抗凝剂有肝素和香豆素衍化物。

（4）祛聚疗法 祛聚药物包括右旋糖酐、阿司匹林、双嘧达莫（潘生丁）和丹参等。

2. 手术疗法

（1）最常用于下肢深静脉血栓形成，尤其是髂 - 股静脉血栓形成而病期不超过 48 小时者。

（2）病情继续加重，或已出现股青肿征象者，均应采用手术取栓力求挽救肢体。

手术方法主要是采用 Fogarty 导管取栓术，术后辅用抗凝、祛聚疗法 2 个月。

（六）并发症和后遗症

（1）肺栓塞。

（2）深静脉血栓形成后综合征。

第四十二章 泌尿、男性生殖系统外科检查和诊断

第一节 泌尿、男性生殖系统外科疾病概述

一、疼痛

1. 肾和输尿管痛

（1）患肾所致的疼痛多为钝痛，在肋脊角；锐痛在胁腹部。

（2）肾盂输尿管连接处或输尿管急性梗阻、输尿管扩张，为阵发性肾绞痛。

（3）上段输尿管与肾疾病疼痛部位相似，下段输尿管疾病常为膀胱、阴茎或尿道疼痛。

2. 膀胱痛

（1）急性尿潴留　疼痛发生于膀胱附近的耻骨上区域。慢性尿潴留多不引起疼痛。

（2）膀胱感染　常呈锐痛、烧灼痛，男性放射至尿道阴茎部远端，女性放射至整个尿道。

3. 前列腺痛　急性炎症引起会阴、直肠、腰骶部疼痛。

4. 阴囊痛　附睾炎最多见。睾丸扭转和急性附睾炎，引起阴囊剧烈疼痛。

二、排尿改变

症状	相关疾病
尿频	夜尿常见于前列腺增生症
尿急	尿路感染
尿痛	与膀胱、尿道或前列腺感染有关
排尿困难	膀胱以下尿路梗阻所致

症状	相关疾病
尿流中断	结石、肿瘤
尿潴留	腹部、会阴部手术后常发生，充盈性尿失禁
尿失禁	外伤、手术或先天性疾病，膀胱严重感染；女性多次分娩或产伤者

三、尿液改变

1.尿量

（1）每日尿量少于 100ml 为无尿，少于 400ml 为少尿。

（2）多尿是指尿量多于一天尿量的正常值，可达 3000~5000ml。正常人为 1000~2000ml。

2.尿的肉眼观察

（1）浑浊尿

①晶体尿　尿中有有机或无机物质沉淀、结晶，可见于尿中盐类呈过饱和状态时。

②磷酸盐尿　磷酸盐在碱性尿中沉淀形成，常见于餐后或大量饮用牛奶后。

③脓尿　尿液中含大量白细胞，是泌尿系感染的表现。

④乳糜尿　乳白色，尿液中混有淋巴液，也可混有大量蛋白或血液。

（2）气尿　提示有泌尿道 – 胃肠道瘘存在或有泌尿道的产气细菌感染。

（3）血尿

①肉眼血尿　1000ml 尿中含 1ml 血液即呈肉眼血尿。

a.初始血尿见于排尿起始段，提示尿道、膀胱颈部出血。

b.终末血尿见于排尿终末段，提示后尿道、膀胱颈部或膀胱三角区出血。

c.全程血尿见于排尿全过程，提示出血部位在膀胱或其以上部位。

②镜下血尿　离心尿每个高倍镜视野中红细胞 > 3 个即有

病理意义。

血尿程度与疾病严重性不成比例。血尿伴排尿疼痛多与膀胱炎或尿石症有关，无痛性血尿常提示泌尿系肿瘤。

四、男性性功能症状

性欲改变、勃起功能障碍、射精障碍等。最常见为勃起功能障碍和早泄。

第二节 泌尿、男性生殖系统外科检查

一、实验室检查

1.尿液检查

（1）尿液收集。

（2）尿沉渣 新鲜尿离心沉渣每高倍镜视野红细胞 > 3 个为镜下血尿；白细胞 > 5 个为白细胞尿，亦称脓尿。

（3）尿三杯试验 排尿最初 5~10ml 为第一杯，最后 10ml 为第三杯，中间部分为第二杯。

第一杯异常，病变在尿道。

第三杯异常，病变在后尿道、膀胱颈部或三角区。

三杯尿液均异常，病变在膀胱或以上部位。

（4）尿细菌学 清洁中段尿，菌落数 > 10^5/ml，为尿路感染。有尿路症状的患者，致病菌菌落数 > 10^2/ml 就有意义。

（5）尿细胞学 阳性提示可能为尿路上皮移行细胞肿瘤。

（6）膀胱肿瘤抗原（BTA） 阳性反应提示尿路上皮肿瘤存在可能。

2.肾功能检查

（1）尿比重 固定或接近于 1.010，提示肾浓缩功能严重受损。

（2）血尿素氮和血肌酐。

（3）内生肌酐清除率。

（4）ECT 检查。

3. 前列腺特异性抗原（PSA） 血清 PSA > 10ng/ml 应高度怀疑前列腺癌。

4. 流式细胞测定（FCM）

5. 前列腺液检查

6. 精液分析

二、诊断性器械检查

①导尿管；②尿道探条；③膀胱尿道镜；④输尿管镜和肾镜；⑤尿流动力学；⑥前列腺细针穿刺活检。

三、影像学诊断

1. B 超

2. X 线检查

（1）尿路平片（KUB）。

（2）排泄性尿路造影（IVU）。

（3）逆行肾盂造影。

（4）顺行肾盂造影。

（5）膀胱造影。

（6）血管造影。

（7）淋巴造影。

（8）精道造影。

（9）CT。

3. 磁共振成像（MRI）

4. 放射性核素显像 ①肾图；②肾显像；③肾上腺皮质和髓质核素显像；④阴囊显像；⑤骨显像。

第四十三章　泌尿、男性生殖系统先天性畸形

第一节　肾和输尿管的先天性畸形

一、多囊肾

一种先天性遗传性疾病，分婴儿型和成人型。

1. 婴儿型　属常染色体隐性遗传，少见。

2. 成人型　属常染色体显性遗传。多为双侧型。

（1）大都40岁左右才出现症状。主要表现为疼痛、腹部肿块与肾功能损害。

（2）若伴发结石或尿路感染者，可出现血尿、脓尿、发热、肾区疼痛等相应症状。

（3）1/3的患者有肝囊肿，但无肝功能变化。

（4）并发症包括尿毒症、高血压、心肌梗死和颅内出血。

（5）体检可在两侧肾区扪及巨大囊性感肾，结合B超和CT可确诊。

3. 治疗

（1）肾功能正常的早期患者，采用对症及支持疗法。

（2）对中期患者采用囊肿去顶术，伴有结石梗阻者施行取石术。

（3）晚期出现尿毒症可考虑长期透析。有条件也可做同种异体肾移植术。

二、蹄铁形肾

（1）两肾下极在腹主动脉和下腔静脉前相互融合，形成马蹄形畸形。

（2）影像学检查是确定诊断的最主要的依据。

（3）无症状及合并症者，无须治疗。

三、重复肾盂、输尿管

一个肾有两个肾盂和两条输尿管。大都发生于一侧。

四、肾盂输尿管连接处梗阻

（1）左侧多见。一般无症状，继发感染、结石或肿瘤时，可出现相应症状。在婴儿，腹部肿块可能会是唯一的体征。

（2）进行性加重的肾积水，肾功能持续下降。合并感染、结石、肿瘤者应手术治疗。

五、其他肾和输尿管异常

1.**单侧肾发育不全** 肾体积小于 50% 以上和先天性孤立肾。

2.**异位肾** 盆腔肾、腹部肾及交叉异位肾。

3.**输尿管狭窄** 狭窄部位大多在肾盂输尿管连接处或在输尿管膀胱连接处。

4.**先天性巨输尿管** 可为双侧性，常在输尿管盆腔段。

5.**输尿管囊肿** 输尿管末端的囊性扩张。可通过膀胱镜切除囊肿。

第二节 膀胱和尿道先天性畸形

一、膀胱外翻

（1）表现为下腹壁和膀胱前壁的完全缺损，黏膜外露易擦伤出血。

（2）膀胱后壁膨出部分可见输尿管开口及间歇喷尿。男性患者常伴有完全性尿道上裂。

（3）外翻黏膜常发生溃烂、变性，甚至恶变。常伴上尿路感染和肾积水。

（4）治疗目的是保护肾功能，控制排尿，修复膀胱、腹壁及外生殖器。

二、尿道上裂

（1）阴茎体短小，向背侧弯曲，包皮悬垂于阴茎腹侧，阴茎头扁平，尿道口位于阴茎背侧。

（2）分为阴茎头型、阴茎体型及完全性尿道上裂三类。

（3）治疗采用整形重建术。

三、尿道下裂

1. 四个特征

（1）尿道开口异常。

（2）阴茎向腹侧屈曲畸形。

（3）阴茎背侧包皮正常而阴茎腹侧包皮缺乏。

（4）尿道海绵体发育不全，从阴茎系带部延伸到异常尿道开口，形成一条粗的纤维带。

2. 四种类型 ①阴茎头型；②阴茎型；③阴囊型；④会阴型。

第三节　男性生殖器官先天性畸形

（1）性腺发育异常　无睾症、多睾症、先天性睾丸发育不全综合征、隐睾症、异位睾丸、两性畸形等。

（2）输精管附睾精囊发育异常。

（3）外生殖器发育异常　小阴茎、包茎和包皮过长、阴囊后阴茎。

一、隐睾症

（1）睾丸下降异常，使睾丸不能降至阴囊而停留在腹膜后、腹股沟管或阴囊入口处。

（2）精子发生障碍，易发生恶变，尤其是位于腹膜后者。

（3）治疗

①1岁内的睾丸有自行下降可能。

②1岁以后睾丸仍未下降，可短期应用绒毛膜促性腺激素每周肌内注射2次。

③2岁以后仍未下降，采用睾丸固定术，若睾丸不能被拉下，对侧正常，采用睾丸切除。

二、包茎和包皮过长

1. 包茎 是指包皮外口过小，紧箍阴茎头部，不能向上外翻者。

2. 包皮过长 指包皮不能使阴茎头外露，但可以翻转者。

3. 包茎可带来以下危害

（1）影响阴茎正常发育。

（2）引起包皮及阴茎头炎症，尿道外口炎症、狭窄，尿路感染，肾功能损害。

（3）性交疼痛，包皮嵌顿。

（4）包皮垢慢性刺激可诱发阴茎癌的发生，长期刺激可诱发配偶宫颈癌。

4. 包茎的有效疗法 是尽早做包皮环切术，包皮过长宜经常上翻清洗保持局部清洁。

第四十四章 泌尿系统损伤

（1）男性尿道损伤最多见，输尿管损伤最少。多是胸、腹、腰部或骨盆严重损伤的合并伤。

（2）主要表现为出血和尿外渗。

	肾损伤	输尿管损伤	膀胱损伤	前尿道损伤	后尿道损伤
病因	①开放性损伤 ②闭合性损伤	①开放性手术损伤 ②腔内器械损伤 ③放射性损伤 ④外伤外界暴力	①开放性损伤 ②闭合性损伤 ③医源性损伤	球部；会阴部骑跨伤	膜部、前列腺部
临床表现	①休克 ②血尿 ③疼痛 ④局部肿胀 ⑤发热	①血尿 ②尿外渗 ③尿瘘 ④梗阻症状	①休克 ②腹痛 ③血尿和排尿困难 ④尿瘘	①尿道出血 ②疼痛 ③排尿困难 ④局部血肿 ⑤尿外渗	①休克 ②疼痛 ③排尿困难 ④尿道出血 ⑤尿外渗及血肿
治疗	①紧急治疗 ②保守治疗 ③手术治疗	①先抗休克，处理其他严重的合并损伤，而后处理输尿管损伤 ②晚期并发症治疗	①紧急处理抗休克治疗，广谱抗生素预防感染 ②保守治疗 ③手术治疗	①紧急处理平卧、抗休克 ②手术治疗	①紧急处理平卧、抗休克 ②手术治疗

第四十五章 泌尿、男性生殖系统感染

第一节 概论

一、病因病理

（1）肾盂肾炎、输尿管炎为上尿路感染，膀胱炎、尿道炎为下尿路感染。前者常并发下尿路感染，后者可以单独存在。

（2）最常见的致病菌为来自肠道的细菌，多为大肠埃希菌。

二、发病机制

（1）表达特殊的 K 抗原的大肠埃希菌菌株毒力强，易引起尿路感染。

（2）诱发感染的因素

①梗阻因素。

②机体抗病能力减弱。

③医源性因素。

④女性尿道较短，易招致上行感染。

（3）感染途径　最常见为上行感染和血行感染。

①上行感染　约 50% 下尿路感染病例会导致上尿路感染。致病菌多为大肠埃希菌。

②血行感染　致病菌多为金黄色葡萄球菌。

③淋巴感染。

④直接感染。

三、诊断

明确泌尿系感染首先取决于尿液内找到细菌或出现白细胞。

1. 尿标本的采集

（1）分段收集尿液，一般采用中尿段。

（2）导尿，常用于女性患者。

（3）耻骨上膀胱穿刺，适用于新生儿和截瘫患者，最为可靠。

2. 尿液镜检

（1）显微镜下可看到革兰阴性杆菌或阳性球菌，还需做尿细菌培养和药物敏感试验。

（2）脓尿，提示有尿路感染。无菌尿的脓尿要警惕结核、结石和肿瘤的存在。

3. 细菌培养和菌落计数　诊断尿路感染的主要依据。

菌落计数	诊断
多于 10^5/ml，	感染
少于 10^4/ml	可能为污染，应重复培养
$10^4 \sim 10^5$/ml	可疑

4. 定位检查　上尿路感染以肾盂肾炎为代表，下尿路感染以膀胱炎为主。

5. 影像学检查

四、治疗原则

（1）明确感染的性质。

（2）鉴别上尿路感染还是下尿路感染。

（3）明确血行感染还是上行感染。

（4）查明泌尿系统有无梗阻因素。

（5）检查有无泌尿系统感染的诱发因素。

（6）测定尿液 pH。

（7）抗生素的正确使用。

第二节　上尿路感染

一、急性肾盂肾炎

肾盂和肾实质的急性细菌性炎症。致病菌主要为大肠埃希菌。上行感染多见。女性多见。

1.临床表现

（1）发热　突发寒战、高热，伴头痛、全身痛以及恶心、呕吐。

（2）腰痛　单侧或双侧，明显的肾压痛、肋脊角叩痛。

（3）膀胱刺激症状。

2.诊断　典型临床表现，尿液检查有白细胞、红细胞、蛋白、管型和细菌，尿细菌培养尿有菌落 10^5/ml 以上，血白细胞计数升高，中性粒细胞增多明显。

3.治疗

（1）全身治疗　卧床休息，输液、多饮水，注意饮食。

（2）抗菌药物治疗。

（3）对症治疗　碱性药物；钙离子通道拮抗剂。

二、肾积脓

（1）肾实质感染所致广泛的化脓性病变或尿路梗阻后肾盂、肾盏积水、感染而形成一个积聚脓液的囊腔。致病菌有革兰阳性球菌和革兰阴性杆菌或结核分枝杆菌。

（2）临床表现主要为全身感染症状，病程长者可消瘦、贫血。

（3）膀胱镜检查可见患侧输尿管口喷脓尿。

（4）B超显示为肾盂积脓。

（5）排泄性尿路造影或放射性核素肾图提示患侧肾功能减退或丧失。

（6）治疗　行脓肾造瘘术。如患肾功能丧失，对侧肾功能正常，做患肾切除术。

三、肾皮质多发性脓肿

（1）多发性小脓肿，为肾疖；小脓肿融合扩大成大块化脓组织，为肾痈。致病菌大多为金黄色葡萄球菌。

（2）临床表现主要为畏寒、发热、腰部疼痛、肌紧张、肋脊角叩痛，病程约 1~2 周。

（3）超声引导下针刺抽吸取得脓液可肯定诊断。

（4）肾痈形成或并发肾周围脓肿，行切开引流术。早期肾皮质脓肿应及时应用抗生素。

四、肾周围炎

（1）肾周围组织的化脓性炎症，若形成脓肿称肾周围脓肿。致病菌多为金黄色葡萄球菌及大肠埃希菌，多由肾痈、肾表面脓肿直接感染所致。

（2）临床表现主要为畏寒、发热、腰部疼痛和肌紧张，局部压痛明显。

（3）腹部平片可见脊柱向患侧弯曲，腰大肌阴影消失。

（4）B 超和 CT 可显示肾周围脓肿，在超声引导下做肾周围穿刺，可抽得脓液。

（5）治疗　未形成脓肿，首选敏感抗生素和局部热敷。有脓肿形成，做穿刺或切开引流。

第三节　下尿路感染

一、急性细菌性膀胱炎

女性多见，多为上行感染。致病菌多数为大肠埃希菌。

1.病理　浅表膀胱炎症多见，以尿道内口及膀胱三角最明显。炎症有自愈倾向。

2. 临床表现

（1）发病突然，有尿痛、尿频、尿急，常见终末血尿，可有急迫性尿失禁。

（2）全身症状不明显，体温正常或仅有低热。

（3）女性常与经期、性交有关；男性如有慢性前列腺炎，可在性交或饮酒后诱发。

3. 诊断

（1）耻骨上膀胱区可有压痛。男性可并发附睾炎、附睾痛、尿道炎，可有尿道脓性分泌物。女性可能有阴道炎、尿道炎、膀胱脱垂或憩室、处女膜及尿道口畸形、尿道旁腺感染积脓。

（2）实验室检查，尿液中白细胞增多。尿菌落计数和药物敏感试验，可获阳性结果。

（3）须与其他以排尿改变为主要症状的疾病鉴别。

4. 治疗 多饮水，口服碳酸氢钠碱化尿液，抗生素。

二、慢性细菌性膀胱炎

常是上尿路急性感染的迁移或慢性感染所致。

1. 临床表现 反复发作或持续存在尿频、尿急、尿痛，膀胱区不适，膀胱充盈时疼痛明显。尿液浑浊。

2. 诊断 必须考虑反复发作或持续存在的原因。

（1）男性应做直肠指检了解前列腺有无病变，并做阴囊、阴茎、尿道口检查。女性应了解尿道外口、处女膜有无畸形，有无宫颈炎、阴道炎或前庭腺炎等。

（2）实验室检查，尿中少量白细胞。尿培养可阳性。

3. 治疗 抗生素，保持排尿通畅，处理诱发尿路感染的病因，必要时手术纠正。

三、尿道炎

（一）淋菌性尿道炎

由淋球菌引起，常累及泌尿、生殖系统的黏膜。主要由性接触直接传播。

1. 临床表现

（1）经过 2~5 日潜伏期发病。

（2）感染初期尿道口黏膜红肿、发痒和轻微刺痛。尿道排出多量脓性分泌物，排尿不适。

（3）病情发展黏膜红肿延伸到前尿道全部，阴茎肿胀，尿频、尿急、尿痛明显。两侧腹股沟淋巴结呈急性炎症反应。

2. 诊断

（1）有典型的临床表现及不洁性交史。

（2）尿道分泌物涂片可找到革兰阴性双球菌。尿三杯试验以第一杯脓尿最明显。

3. 治疗 以青霉素类药物为主。

（二）非淋菌性尿道炎

在性传播性疾病中占第 1 位，病原体以沙眼衣原体或支原体为主。

1. 临床表现

（1）一般在感染后 1~5 周发病。

（2）尿道刺痒、尿痛和分泌少量白色稀薄液体，或仅为痂膜封口或裤裆污秽，常见于晨间。

（3）男性可侵犯附睾引起急性附睾炎，导致男性不育。

2. 诊断

（1）典型的临床表现及不洁性行为的接触传染。

（2）清晨排尿前取尿道分泌物培养。每高倍视野下见到10~15 个多核白细胞，找到衣原体或支原体的包涵体，无细胞内革兰阴性双球菌，可与淋菌性尿道炎相鉴别。

3. 治疗 米诺环素（美满霉素）、红霉素，性伴侣应同时治疗。

第四节　男性生殖系统感染

一、急性细菌性前列腺炎

1.病因　多由尿道上行感染所致，致病菌多为革兰阴性杆菌或假单胞菌。

2.临床表现　发病突然，寒战高热，尿频、尿急、尿痛，会阴部坠胀痛。可发生排尿困难或急性尿潴留，往往伴发急性膀胱炎。

3.诊断

（1）典型的临床表现和急性感染史。

（2）直肠指检前列腺肿胀、压痛、局部温度升高，表面光滑，形成脓肿有饱满或波动感。

4.治疗　卧床休息，输液，应用抗生素及大量饮水，对症治疗。

二、慢性前列腺炎

分为细菌性和非细菌性炎症。

（一）慢性细菌性前列腺炎

1.病因　多无急性炎症过程。其致病菌有大肠埃希菌、变形杆菌、克雷伯菌属、金黄色葡萄球菌或链球菌等，主要是经尿道逆行感染所致。

2.临床表现

（1）排尿改变及尿道分泌物　尿频、尿急、尿痛，尿道口"滴白"。

（2）疼痛　会阴部、下腹隐痛不适。

（3）性功能减退。

（4）精神、神经症状等。

（5）并发症　变态反应如虹膜炎、关节炎、神经炎、肌炎、不育等。

3.诊断

（1）诊断　①反复的尿路感染发作；②前列腺按摩液中持续有致病菌存在。

（2）辅助检查

①直肠指检　前列腺饱满、增大、质软、轻度压痛。病程长者，前列腺缩小、变硬、不均匀，有小硬结。同时应用前列腺按摩获取前列腺液送检验。

②前列腺液检查　前列腺液白细胞 > 10 个 / 高倍视野，磷脂酰胆碱小体减少。

分段尿及前列腺液培养检查　初尿 10ml（VB$_1$），再排尿 200ml 后取中段尿 10ml（VB$_2$）。尔后，做前列腺按摩，收集前列腺液（EPS），完毕后排尿 10ml（VB$_3$）。

a. 菌落计数 VB$_3$ 大于 VB$_1$ 10 倍可诊断为细菌性前列腺炎。

b. VB$_1$ 及 VB$_2$ 细菌培养阴性，VB$_3$ 和前列腺液细菌培养阳性，可确断。

③B 超显示前列腺组织结构界限不清、混乱，可提示前列腺炎。

4.治疗　首选红霉素、复方磺胺甲硝唑等具有较强穿透力的抗生素。

（二）慢性非细菌性前列腺炎

（1）多数慢性前列腺炎属此类。

（2）临床表现类似慢性细菌性前列腺炎，但无反复尿路感染发作。

（3）直肠指检前列腺稍饱满，质较软，有轻度压痛。

（4）前列腺液内白细胞 > 10 个 / 高倍视野，但多次细菌涂片及培养都找不到细菌。

（5）临床上具有慢性前列腺炎的症状，尤其是盆腔、会阴部疼痛明显，而前列腺液检查正常，培养无细菌生长，称为前列腺痛。

（6）治疗 以内科综合治疗为主。

三、急性附睾炎

1. **病因** 中青年多见，常由泌尿系感染和前列腺炎、精囊炎扩散所致，多从输精管逆行传播。

2. **临床表现**

（1）发病突然，全身症状明显，畏寒，高热。

（2）患侧阴囊明显肿胀，皮肤红、热、痛，沿精索、下腹部及会阴部放射。附睾睾丸及精索均有增大或增粗，肿大以附睾头、尾部为甚。

（3）可伴有膀胱刺激症状。血白细胞及中性粒细胞升高。

3. **治疗** 卧床，并将阴囊托起，止痛、热敷；0.5% 利多卡因做精索封闭；广谱抗生素。

第四十六章 泌尿、男性生殖系统结核

最主要是肾结核，绝大多数起源于肺结核。

第一节 泌尿系统结核

一、病理

（1）绝大多数肾结核为单侧病变。

（2）少数患者全肾广泛钙化时，混有干酪样物质，输尿管常完全闭塞，含有结核分枝杆菌的尿液不能流入膀胱，膀胱继发性结核病变逐渐好转和愈合，膀胱刺激症状也逐渐缓解甚至消失，尿液检查趋于正常，称为"肾自截"。

（3）输尿管结核，病变是多发性的。输尿管狭窄多见于输尿管膀胱连接部。

二、临床表现

发病特点	20~40 岁的青壮年，男性多见
尿频、尿急、尿痛	尿频往往最早出现
血尿	终末血尿
脓尿	常见症状
腰痛和肿块	继发感染、输尿管阻塞可有腰部钝痛或绞痛；较大肾积脓、对侧巨大肾积水时可触及腰部肿块
男性生殖系统结核	表现最明显是附睾结核，附睾可触及不规则硬块
全身症状	晚期有典型结核症状

三、诊断

（1）无明显原因的慢性膀胱炎，症状持续存在并逐渐加重，伴有终末血尿。

（2）青壮年男性有慢性膀胱炎，尿培养无细菌生长，经抗菌药物治疗无明显疗效。

（3）附睾有硬结或伴阴囊慢性窦道者。

辅助检查：

（1）尿检查 酸性，尿蛋白阳性，有较多红细胞和白细胞。尿沉淀涂片可找到抗酸杆菌。尿结核杆菌培养阳性，这对肾结核的诊断有决定性意义。

（2）影像学诊断 包括 B 超、X 线、CT 及 MRI 等检查。

①B 超 显示病肾结构紊乱，有钙化则显示强回声。

②X 线检查 KUB 可能见到病肾局灶或斑点状钙化影或全肾广泛钙化。

（3）IVU 尿内见结核杆菌，静脉尿路造影一侧肾正常，另一侧"无功能"，可诊断肾结核。

（4）逆行尿路造影 可以显示病肾空洞性破坏，输尿管僵硬，管腔节段性狭窄且边缘不整。

（5）膀胱镜检查 膀胱黏膜充血、水肿、浅黄色结核结节、结核性溃疡、肉芽肿及瘢痕，膀胱三角区和病侧输尿管周围较明显。病侧输尿管口可呈"洞穴"状，可见浑浊尿液喷出。

四、鉴别诊断

1.与非特异性膀胱炎鉴别

（1）肾结核引起的膀胱炎，常以尿频开始，膀胱刺激症状长期存在并进行性加重，一般抗生素治疗无效。

（2）非特异性膀胱炎多见于女性，发病突然，开始即有显著的尿频、尿急、尿痛，经抗感染治疗后症状很快缓解或消失，病程短促，易反复发作。

2.泌尿系统其他疾病引起的血尿

（1）肾结核血尿常在膀胱刺激症状存在一段时间后才出现，

以终末血尿多见；尿中可以找见抗酸杆菌或尿结核杆菌培养阳性。

（2）泌尿系统肿瘤引起的血尿常为全程无痛性肉眼血尿。

（3）肾输尿管结石引起的血尿常和肾绞痛相伴随。

（4）膀胱结石引起的血尿，排尿有时尿线突然中断，尿道内剧烈疼痛。

（5）非特异性膀胱炎的血尿主要在急性阶段出现，血尿常与膀胱刺激症状同时发生。

五、治疗

注意全身治疗，主要治疗手段是做肾切除。

1. 药物治疗 适用于早期肾结核。

2. 手术治疗 药物治疗 6~9 个月无效，肾结核破坏严重者。肾切除术前抗结核治疗不应少于 2 周。

（1）肾切除术。

（2）保留肾组织的肾结核手术。

（3）解除输尿管狭窄的手术。

（4）挛缩膀胱的手术治疗。

第二节　男性生殖系统结核

多继发于肾结核，来自后尿道感染。首先在前列腺、精囊中引起病变。临床上主要症状是附睾结核。

一、临床表现

（1）多 20~40 岁发病。

（2）前列腺、精囊结核症状多不明显，偶感直肠内和会阴部不适，直肠指诊可扪及前列腺、精囊硬结，一般无压痛。

（3）附睾结核发病缓慢，阴囊部肿胀不适或下坠感，附睾尾或整个附睾硬结形成寒性脓肿，继发感染，阴囊局部出现红肿、疼痛。

二、诊断

（1）典型临床表现 直肠指诊扪及前列腺、精囊肿块或附睾硬结。

（2）尿检查 尿找抗酸杆菌、尿结核杆菌培养和静脉尿路造影等检查以除外肾结核。

（3）前列腺液或精液可发现结核杆菌；尿道造影显示前列腺部尿道变形或扩大，造影剂可进入前列腺空洞内。

三、鉴别诊断

1.慢性前列腺炎 症状明显，结节范围局限，有压痛，抗感染有效。

2.前列腺癌 老年人多见，影像学检查及 PSA 测定有助于诊断，前列腺穿刺活检可确诊。

3.非特异性慢性附睾炎 很少形成硬结，与阴囊皮肤无粘连，有急性炎症发作史或伴有慢性前列腺炎病史。附睾结核硬块不规则，病程缓慢，可触及"串珠"样、粗硬的输精管，易与阴囊皮肤粘连形成窦道。

四、治疗

一般用抗结核药物治疗，但应清除泌尿系统可能存在的其他结核病灶。

第四十七章 泌尿系统梗阻

第一节 概论

（1）输尿管膀胱开口以上梗阻为上尿路梗阻。积水发展快，对肾功能影响大。单侧多见。

（2）膀胱及其以下梗阻为下尿路梗阻。

一、病因

①机械性；②动力性；③医源性。

儿童以先天性疾病多见；青壮年以结石、损伤、炎性狭窄常见；妇女可能与盆腔内疾病有关；老年男性以良性前列腺增生最常见。

1. 上尿路梗阻常见病因

（1）肾梗阻 最常见原因是肾盂输尿管连接处先天性病变。后天性病因有结石、结核、肿瘤。

（2）输尿管梗阻

①先天性 输尿管异位开口等。

②后天性 结石最常见。

2. 下尿路梗阻常见病因

（1）膀胱梗阻主要在膀胱颈部，良性前列腺增生、前列腺肿瘤、膀胱颈纤维化。

（2）尿道梗阻以狭窄最常见。

二、病理生理

（1）基本病理改变是梗阻以上压力增高，尿路扩张积水。

（2）常见的并发症是感染和结石。

第二节 肾积水

尿液从肾盂排出受阻，蓄积后肾内压力增高，肾盂肾盏扩张，肾实质萎缩，功能减退。肾积水容量超过 1000ml 或小儿超过 24 小时尿液总量时，称为巨大肾积水。

一、临床表现

1. **先天性原因引起的肾积水** 发展缓慢，症状不明显或仅有腰部隐痛不适。

2. **间歇性肾积水** 发作时患侧腰腹部剧烈绞痛，伴恶心、呕吐，尿量减少，可扪及包块。若干时间后，排出大量尿液，疼痛缓解，腰腹部包块明显缩小或消失。

3. **继发性肾积水** 多表现为原发病变的症状和体征。

4. **上尿路梗阻引起的肾积水** 肾体积增大，较早出现腹部包块。

5. **下尿路梗阻** 排尿困难和膀胱不能排空，甚至尿潴留，引起肾积水较晚，不同程度的肾功能损害，严重者出现尿毒症症状。

6. **并发感染** 则表现为急性肾盂肾炎症状，出现寒战、高热、腰痛及尿路刺激症状等。

二、诊断

（1）腹部包块，紧张度较低且有波动感，肾积水的可能性极大。

（2）影像学检查

①B 超首选。

②泌尿系统平片可见到尿路结石影及积水增大的肾轮廓。

③一般需经静脉尿路造影确诊。

④ 逆行肾盂造影常可获得较清晰的肾积水影像。

⑤ MRI 可以代替逆行肾盂造影和肾穿刺造影。

⑥ CT 可显示肾积水程度和肾实质萎缩情况，且可以确定梗阻的部位及病因。

⑦放射性核素肾显像。

三、治疗

最根本的治疗措施是除去病因，治疗方法取决于梗阻病变的性质。

（1）先天性肾盂输尿管连接处狭窄，应将狭窄段切除并做肾盂成形术。

（2）肾、输尿管结石可行体外冲击波碎石（ESWL）、经皮肾镜或输尿管镜碎（取）石术。

（3）如梗阻病因不能除去，肾造瘘则作为永久性的治疗措施。

（4）重度肾积水，肾功能严重丧失，而对侧肾功能正常时，可切除病肾。

第三节　良性前列腺增生

简称前列腺增生，亦称良性前列腺肥大。男性老年人常见。

一、病因

老龄和有功能的睾丸。

二、病理

主要是前列腺尿道周围移行带的腺体、结缔组织和平滑肌的增生。

三、临床表现

多 50 岁后出现症状，与前列腺体积大小不成比例，决定于引起梗阻的程度、病变发展速度以及是否合并感染等。

1. 尿频 最常见的早期症状，夜间尤甚。

2. 排尿困难 最重要的症状。排尿迟缓、断续、尿流细而无力、射程短、终末滴沥、排尿时间延长。

3. 尿潴留 可出现充溢性尿失禁。

4. 合并感染或结石 明显尿频、尿急、尿痛，可出现血尿。血管破裂，无痛性肉眼血尿。严重有肾积水、肾功能损害，可出现慢性肾功能不全。还可引起腹股沟疝、内痔与脱肛。

四、诊断

50 岁以上男性出现排尿不畅的临床表现，需考虑有前列腺增生的可能。

I-PSS 评分是量化 BPH 下尿路症状的方法，是目前国际公认的判断 BPH 患者症状严重程度的最佳手段。总分 0~35 分，0~7 分轻度，8~19 分中度，20~35 分重度。

1. 直肠指检 是重要的检查方法，前列腺增生患者均需做此项检查。指检时应注意肛门括约肌张力是否正常（鉴别神经源性膀胱），前列腺有无硬结（鉴别前列腺癌）。

2. 超声 经腹部彩超 测大小，测残余尿，了解膀胱有无结石及上尿路有无积水。

3. 尿流率 <10ml/s 表明梗阻严重，为手术指征。

4. PSA 排除前列腺癌。

五、鉴别诊断

1. 膀胱颈挛缩 40~50 岁出现排尿不畅症状，前列腺体积不增大，膀胱镜检查可确诊。

2. 前列腺癌 前列腺有结节，质硬或血清 PSA 升高，MRI 和系统前列腺穿刺活检可鉴别。

3. 尿道狭窄 多有尿道损伤及感染病史，尿道膀胱造影与尿道镜检查可确诊。

4. 神经源性膀胱功能障碍 前列腺不增大。常有中枢或周围神经系统损害的病史和体征，静脉尿路造影显示上尿路扩张积水，膀胱呈"圣诞树"形。尿流动力学检查可以确诊。

六、治疗

（1）未引起梗阻无须处理。

（2）梗阻较轻或不能耐受手术者，药物治疗或姑息性手术。

（3）膀胱残余尿量超过 50ml 或出现过急性尿潴留，全身状况能够耐受手术者，应早日手术。术式：耻骨上经膀胱或耻骨后前列腺切除术、经尿道前列腺切除术（TURP）。

（4）其他 激光治疗、经尿道球囊高压扩张术、前列腺尿道网状支架、尿道热疗以及体外高强度聚焦超声。

第四节 尿潴留

一、病因

1. 机械性 最多见。

2. 动力性 最常见的原因为中枢和周围神经系统病变。

二、临床表现

1. 急性尿潴留 发病突然，膀胱内充满尿液不能排出，胀痛难忍，辗转不安。

2. 慢性尿潴留 多表现为排尿不畅、尿频、排尿不尽感，有时出现尿失禁现象。

三、诊断

（1）耻骨上区常可见到半球形膨胀的膀胱，用手按压有明显尿意，叩诊为实音。

（2）超声检查可以明确诊断。

四、治疗

1. 急性尿潴留

（1）解除病因，恢复排尿。如病因不明或梗阻一时难以解除，先引流膀胱尿液。

（2）急诊处理可行导尿术，是解除急性尿潴留最简便常用的方法。

（3）不能插入导尿管者，耻骨上膀胱穿刺，如需长期引流，行膀胱造瘘术。

2. 慢性尿潴留

（1）机械性梗阻引起，有肾积水、肾功能损害者，先行膀胱尿液引流，择期手术。

（2）动力性梗阻引起，多需间歇自行导尿；上尿路积水严重者，耻骨上膀胱造口术。

第四十八章 尿石症

第一节 概述

又称为尿路结石，是肾结石、输尿管结石、膀胱结石和尿道结石的总称。

一、流行病学及病因学

1. 流行病学因素

（1）性别和年龄 男:女为 3:1，女性易患感染性结石。好发于 25~40 岁之间。女性有两个高峰，即 25~40 岁和 50~65 岁。

（2）种族 有色人种比白人患尿石症的少。

（3）职业。

（4）地理环境和气候 山区、沙漠和热带地域尿石症发病率较高。

（5）饮食和营养 动物蛋白食入过多时，易形成肾结石，主要成分是草酸钙、磷酸钙；动物蛋白食入过少时，尿酸成分增多，膀胱结石增多。

（6）水分摄入 大量饮水使尿液稀释，能减少尿中晶体形成。

（7）疾病 有些尿结石的形成与遗传性疾病有关。

2. 尿液改变

（1）形成尿结石的物质排出增加 尿液中钙、草酸或尿酸排出量增加。

（2）尿 pH 改变 碱性尿易形成磷酸镁铵及磷酸盐沉淀；酸性尿易形成尿酸和胱氨酸结晶。

（3）尿量减少，使盐类和有机物质的浓度增高。

（4）尿中抑制晶体形成和聚集的物质减少。

（5）尿路感染时尿晶体黏附。

3. 泌尿系统解剖结构异常 狭窄、梗阻、憩室使尿液滞留，晶体或基质沉积。

二、尿结石的成分

草酸钙结石最常见，通常尿结石以多种盐类混合形成。

三、病理生理

（1）在肾和膀胱内形成，多数输尿管结石和尿道结石是结石排出过程中停留该处所致。

（2）结石常停留或嵌顿于输尿管的三个生理狭窄处，并以输尿管下 1/3 处最多见。

第二节　尿路结石的鉴别要点

	肾结石	输尿管结石	膀胱结石	尿道结石
疼痛	肾区疼痛大肾盂结石及肾盏结石可无症状	肾绞痛；腰部或上腹部阵发性疼痛，沿输尿管、腹股沟放射	排尿时突然疼痛；放射至远端尿道；改变排尿姿势后缓解	尿痛；会阴部剧痛
血尿	肉眼、镜下血尿	肉眼、镜下血尿	终末血尿	少见
膀胱刺激征	合并感染时有	合并膀胱壁段结石时有	有	无
典型症状	肾区疼痛，肋脊角叩痛，血尿	典型肾绞痛，放射痛	排尿突然中断，疼痛放射至远端尿管	排尿困难伴尿痛

续表

	肾结石	输尿管结石	膀胱结石	尿道结石
典型症状			及阴茎头部排尿困难和膀胱刺激症状	
恶心、呕吐	无	尿路完全性梗阻时有	无	无
治疗	①病因治疗②药物治疗③体外冲击波碎石④经皮肾镜取石或碎石术	①药物治疗②体外冲击波碎石③输尿管镜取石或碎石术④腹腔镜输尿管取石⑤开放手术	经尿道膀胱取石或碎石；耻骨上膀胱切开取石术	前尿道结石推挤取出，后尿道结石推入膀胱后按膀胱结石处理

第四十九章 泌尿、男性生殖系统肿瘤

	肾癌	肾母细胞瘤	膀胱癌
好发年龄	50~70 岁	小于 7 岁儿童	50~70 岁
性别	男：女 =2：1	—	男：女 = 4：1
典型症状	血尿、疼痛和肿块	腹部肿块	间歇性肉眼血尿
血尿	间歇无痛性肉眼血尿为常见症状	约 1/3 镜下血尿；肉眼血尿少见	血尿为最早最常见症状，为间歇性肉眼血尿
疼痛	腰部钝痛、隐痛	腹痛	为晚期表现之一
腹部肿块	晚期表现之一	典型整块	晚期表现之一
全身症状	发热、高血压、血沉快	腹痛、头热、高血压及红细胞增多症	晚期恶病质
主要诊断	B 超、X 线、CT 和 MRI	B 超、CT 和 MRI	膀胱镜检查
主要治疗	根治性肾切除术	手术、化疗和放疗	手术

第五十章 泌尿、男性生殖系统的其他疾病

第一节 精索静脉曲张

多见于青壮年，左侧发病为多。

一、病因

（1）静脉管壁的解剖特点使之容易发生回流障碍。

（2）左精索内静脉进入左肾静脉的入口处瓣发育不全。

（3）腹膜后肿瘤、肾肿瘤压迫精索内静脉，癌栓栓塞肾静脉，引起继发性精索静脉曲张。

二、临床表现

（1）原发性，患侧阴囊有坠胀感、隐痛，步行或站立过久加重，平卧休息后缓解或消失。

（2）卧位时静脉曲张不消失，可能为继发性，应查明原因。

（3）可影响精子产生和精液质量，导致男子不育。

三、诊断

（1）立位检查，患侧较健侧阴囊明显松弛下垂，曲张的精索内静脉似蚯蚓团块。平卧位，曲张静脉缩小或消失。轻者局部体征不明显，可做 Valsalva 试验。

（2）多普勒超声检查、放射性核素 ^{99m} 锝阴囊显像等可以帮助明确诊断。

（3）若平卧位后，曲张静脉仍不消失，应怀疑属继发性病变，须检查同侧腰腹部，并做 B 超、排泄性尿路造影或 CT、

MRI 检查。

四、治疗

（1）无症状或症状轻者，可仅用阴囊托带或穿紧身内裤。

（2）症状较重，伴有精子异常者，应行手术治疗。

第二节 鞘膜积液

鞘膜囊内积聚的液体增多而形成囊肿，有睾丸鞘膜积液、精索鞘膜积液等。

一、病因

鞘膜的分泌与吸收功能失去平衡，分泌过多或吸收过少。

二、类型

（1）睾丸鞘膜积液 最多见的一种。

（2）精索鞘膜积液。

（3）睾丸、精索鞘膜积液（婴儿型）。

（4）交通性鞘膜积液（先天性）。

三、临床表现

（1）一侧鞘膜积液多见，表现为阴囊内有囊性肿块，呈慢性无痛性逐渐增大。

（2）积液量多时感到阴囊下坠、胀痛和牵扯感。

（3）巨大睾丸鞘膜积液时，阴茎缩入包皮内，影响排尿、行走和劳动。

四、诊断

（1）睾丸鞘膜积液，表面光滑，有弹性和囊样感，触不到睾丸和附睾。透光试验阳性。若积液为脓性、血性或乳糜性，透光试验为阴性。

（2）B超呈液性暗区，有助于与睾丸肿瘤和腹股沟斜疝等鉴别。

（3）精索囊肿常位于腹股沟或睾丸上方，积液的鞘膜囊与睾丸有明显分界。

（4）睾丸、精索鞘膜积液时阴囊有梨形肿物，睾丸亦摸不清。

（5）交通性鞘膜积液，站立位时阴囊肿大，卧位鞘膜囊缩小或消失，睾丸可触及。

五、鉴别诊断

1. 睾丸肿瘤　实质性肿块，质地坚硬，患侧睾丸有沉重感，掂量时如秤砣，透光试验阴性。

2. 腹股沟斜疝　可见肠型、闻及肠鸣音，咳嗽时内环处有冲击感，透光试验亦呈阴性。

六、治疗

（1）婴儿，成人积液量少无症状，不需手术治疗。

（2）积液量多，体积大伴明显的症状，行睾丸鞘膜翻转术。

（3）继发性睾丸鞘膜积液，损伤性积血，使用止血药和抗生素，积血较多需手术取血块。

第五十一章 肾上腺疾病的外科治疗

第一节 皮质醇症

库欣综合征，机体长期处于过量糖皮质激素的作用下而出现的一系列典型的综合征。

一、分类

1. **ACTH 依赖性**

（1）病变在垂体或下丘脑，占 70%~80%，由于腺瘤或增生分泌过多的 ACTH 刺激肾上腺皮质增生。

（2）异位 ACTH 综合征，是由于某些疾病异位分泌过多的 ACTH 所致。

2. **非 ACTH 依赖性** 由肾上腺皮质腺瘤或腺癌分泌大量皮质醇所致。

3. **结节性肾上腺增生** 特殊类型。起病可能与 ACTH 过度分泌有关，但又自主分泌皮质醇。

4. **医源性库欣综合征** 由于长期使用糖类皮质激素或 ACTH 所致。

二、诊断

（1）多见于女性，15~30 岁发病。

（2）常见的临床表现

①典型的向心性肥胖，满月脸，水牛背，悬垂腹，颈短，四肢肌肉萎缩，相对消瘦。

②皮肤菲薄，下腹壁、大腿内侧、腋下皮肤可见紫纹，皮

肤可见痤疮和多毛。

③高血压　轻度或中度。

④糖尿病。

⑤性腺功能紊乱　女性月经不调，甚至闭经；男性性欲减退。

⑥其他症状　骨质疏松症、精神症状。

（3）实验室检查

①血浆游离皮质醇测定　8:00 和 16:00 血浆皮质醇增高，且昼夜分泌节律消失。

② 24 小时尿游离皮质醇含量升高。

③血浆 ACTH 测定　ACTH > 50mmol/L 提示为 ACTH 依赖性病变。

（4）特殊检查

①小剂量地塞米松试验　测定值较对照值下降超过 50%，为单纯性肥胖症。

②大剂量地塞米松试验　皮质醇抑制超过 50%，为垂体性皮质醇增多症。

（5）影像学检查

① B 超　对肾上腺 1.00cm 以上肿瘤检出率达 90% 以上。

② CT　怀疑病变在垂体者首选。

③ MRI　对较大的肾上腺癌，判断有无相邻器官和血管侵犯。

④静脉尿路造影　体积较大的肾上腺腺瘤和怀疑癌肿者。

⑤肾上腺 ^{131}I– 胆固醇扫描。

⑥病因检查。

三、治疗

1. 药物治疗　皮质醇合成抑制剂和直接作用于下丘脑 – 垂体的药物。

2. 手术治疗

（1）库欣病　确定为垂体腺瘤时，行神经外科手术。未能证实有垂体腺瘤而有肾上腺皮质增生者，可考虑施行肾上腺手术。

（2）肾上腺肿瘤　手术切除，术前、术中及术后补充皮质激素，防止肾上腺危象发生。

（3）结节性肾上腺皮质增生　按肾上腺腺瘤治疗原则处理。

（4）异位 ACTH 综合征　病变部位已确定者，手术切除肿瘤。无法确定或不能切除时，肾上腺切除。

第二节　原发性醛固酮增多症

一、病因和病理

（1）肾上腺皮质腺瘤最常见。

（2）特发性醛固酮增多症。

（3）原发性肾上腺皮质增生。

（4）分泌醛固酮的肾上腺腺癌。

（5）糖皮质激素可抑制性原发性醛固酮增多症。

（6）异位分泌醛固酮的肿瘤。

二、临床表现及检查

（一）临床表现

（1）高血压，以舒张压升高为主。

（2）多饮、烦渴、尿多，以夜尿多为主。

（3）肌无力，甚至周期性瘫痪，首先累及四肢，重者发生软瘫，并影响呼吸和吞咽。

（二）检查

1.实验室检查

（1）低血钾、高血钠。

（2）碱中毒。

（3）尿钾排出增多。

（4）血和尿醛固酮含量升高。

（5）血浆肾素活性降低。

2.特殊检查

（1）螺内酯（安体舒通）试验　血压下降，肌无力改善，尿钾减少，尿钠增多，血钾上升到正常范围，血钠下降，尿 pH 呈酸性。

（2）临床症状和实验室检查结果不典型者，做选择性诊断性试验。

①体位试验，肾素和醛固酮分泌增高。

②钠钾平衡试验，普食情况下钾负平衡，钠平衡；低钠饮食，血钾升高，尿钠排出减少。

3.影像学定位诊断　①B 超；②CT 首选检查；③MRI；④肾上腺 ^{131}I– 胆固醇扫描。

三、治疗

醛固酮肿瘤首选手术切除；肾上腺皮质增生引起醛固酮症，不赞成手术治疗。

1.药物治疗　①螺内酯；②氯胺吡咪；③氨苯蝶啶；④其他 ACEI、钙离子通道阻滞剂。

2.手术治疗

（1）术前准备，包括口服螺内酯，以控制高血压，纠正低血钾；采用低钠高钾饮食。

（2）单个单侧肾上腺腺瘤，可将瘤体与同侧肾上腺切除。

（3）原发性肾上腺皮质增生，做一侧肾上腺次全切除或全切除。

（4）肾上腺皮质腺癌及异位分泌醛固酮肿瘤，应做肿瘤根治术。

第三节　儿茶酚胺症

包括嗜铬细胞瘤和肾上腺髓质增生，与儿茶酚胺分泌过多有关。

一、病因和病理

来源于肾上腺髓质及交感神经系统的嗜铬组织。嗜铬细胞瘤约占 85%。

二、临床表现

多见于青壮年，主要症状为高血压以及代谢改变。

1. 高血压 表现为阵发性和持续性或持续性高血压阵发性发作。

（1）阵发性可由突然的体位变化、取重物、咳嗽、情绪波动等因素诱发，表现为剧烈头痛、面色苍白或潮红、四肢发冷、恶心、呕吐、大量出汗、心悸、气急、视觉模糊等。

（2）持续性高血压阵发性发作时，血压极度升高，甚至用一般血压计不能测得。

2. 代谢紊乱 高血糖、糖尿和糖耐量异常；血游离脂肪酸和胆固醇浓度增高；低血钾。

3. 特殊类型

（1）儿童嗜铬细胞瘤 持续性高血压，多为双侧多发性，易并发高血压脑病和心血管系统损害。

（2）肾上腺外嗜铬细胞瘤，出现受累器官的相应症状。

三、实验室检查

1. 肾上腺髓质激素及其代谢产物测定

（1）24 小时尿儿茶酚胺：含量升高 2 倍以上。

（2）24 小时尿 VMA 测定。

（3）血儿茶酚胺测定 在高血压发作时测定有重要意义。

2. 药物试验 ①组胺激发试验；②酚妥拉明抑制试验。

四、影像学检查

① B 超；② CT；③ MR；④ ^{131}I- 间位碘苄胍（^{131}I-MIBG 肾上腺髓质显像）。

五、治疗

手术切除肿瘤或增生的肾上腺可获得良好疗效。

第五十二章 男性性功能障碍、不育和节育

第一节 男性性功能障碍

分为：①性欲改变；②勃起障碍（ED）；③射精障碍，包括早泄、不射精和逆行射精。最常见的男子性功能障碍是勃起障碍和早泄。

一、勃起功能障碍

指持续或反复不能达到或维持足够阴茎勃起以完成满意性生活，病程在3个月以上。

1. 危险因子

①年龄增长；②躯体疾病；③精神心理因素；④用药；⑤不良生活方式；⑥外伤、手术及其他医源因素。80%以上的ED，都有一定的器质性病因存在。

2. 诊断

（1）了解性生活史、既往病史及心理社会史，判断ED的严重程度。

（2）夜间阴茎勃起试验（NPT）对区分心理性和器质性ED有帮助。

（3）相关的神经系统、血管系统检查，阴茎海绵体注射血管活性药物试验等检查可做出动脉性、静脉性和肌性等病因学的诊断。

（4）海绵体活检已被采用来评价海绵体结构与功能。

3. 治疗

（1）矫正引起ED的有关因素。

（2）针对ED的直接治疗，包括：①性心理治疗；②口服药

物；③局部治疗；④手术治疗包括血管手术和阴茎假体。

二、早泄

性交时阴茎能勃起，但对射精失去控制能力，阴茎插入阴道前或刚插入即射精。

治疗：首先治疗诱发病因，并由妻子密切合作，采用性感集中训练法。

第二节　男性不育症

夫妇同居 1 年以上，未采用任何避孕措施，由于男方因素造成女方不孕，称男性不育。

一、病因与诊断分类

（1）性功能障碍。

（2）精子和精浆检查异常。

（3）具有肯定病因而使精液质量异常的男性不育病因分类 ①医源性因素；②全身性原因；③先天性异常；④后天性睾丸损害；⑤精索静脉曲张；⑥男性附属性腺感染不育；⑦内分泌原因。

（4）其他表现为精液质量异常，但没有肯定病因的男性不育　①特发性少精子症；②特发性弱精子症；③特发性畸形精子症；④梗阻性无精子症；⑤特发性无精子症。

二、诊断

1. **病史**　全面了解家族史、生育史、性生活史和其他对生育可能造成影响的因素。

2. **体检**　①全身检查；②生殖器官的检查；③直肠指检。

3. 实验室检查

（1）精液分析是评价男性生育力的重要依据。

（2）选择性检查　①抗精子抗体检查；②精液的生化检查；③男性生殖系统细菌学和脱落细胞学检查；④内分泌检查；⑤免疫学检查；⑥影像学检查。

（4）特殊检查　①阴囊探查术；②睾丸活检术；③精子功能试验；④房事后试验；⑤性功能检查。

三、治疗

（1）夫妇双方共同参与诊断与治疗。

（2）预防性治疗。

（3）非手术治疗。

（4）手术治疗

①提高睾丸精子发生的手术　精索内静脉高位结扎术和睾丸固定术。

②解除输精管道的梗阻。

③解除其他致使精液不能正常进入女性生殖道因素的手术尿道下裂手术等。

④其他全身疾病致男性不育的手术　垂体瘤手术和甲状腺疾病手术治疗等。

（5）人类辅助生殖技术。

第五十三章 骨折概论

第一节 骨折的定义、成因、分类及骨折段的移位

一、定义

骨折即骨的完整性和连续性中断。

二、成因

可由创伤和骨骼疾病所致。骨髓炎、骨肿瘤所致骨质破坏，受轻微外力即发生的骨折，称病理性骨折。

（1）直接暴力。

（2）间接暴力。

（3）积累性劳损 远距离行军易致第二、三跖骨及腓骨下1/3骨干骨折，称为疲劳性骨折。

三、分类

（一）根据骨折处皮肤、黏膜的完整性分类

1. **闭合性骨折** 骨折处皮肤或黏膜完整，骨折端不与外界相通。

2. **开放性骨折** 骨折处皮肤或黏膜破裂，骨折端与外界相通。

（二）根据骨折的程度和形态分类

1. **不完全骨折** 骨的完整性和连续性部分中断。

（1）裂缝骨折 骨质发生裂隙，无移位，多见于颅骨、肩胛骨等。

（2）青枝骨折 多见于儿童，骨质和骨膜部分断裂，有时

仅表现为骨皮质劈裂。

2. 完全骨折 骨的完整性和连续性全部中断。

（1）横形骨折 骨折线与骨干纵轴接近垂直。

（2）斜形骨折 骨折线与骨干纵轴呈一定角度。

（3）螺旋形骨折 骨折线呈螺旋状。

（4）粉碎性骨折 骨质碎裂成三块以上。骨折线呈 T 形或 Y 形。

（5）嵌插骨折 骨折片相互嵌插，多见于干骺端骨折。

（6）压缩性骨折 骨质因压缩而变形，多见于松质骨，如脊椎骨。

（7）凹陷性骨折 骨折片局部下陷，多见于颅骨。

（8）骨骺分离 经过骨骺，断面可带有数量不等的骨组织。

（三）根据骨折端稳定程度分类

1. 稳定性骨折 裂缝骨折、青枝骨折、横形骨折、压缩性骨折、嵌插骨折。

2. 不稳定性骨折 斜形骨折、螺旋形骨折、粉碎性骨折。

（1）骨折段移位 ①成角移位；②侧方移位；③缩短移位；④分离移位；⑤旋转移位。

（2）造成不同移位的影响因素 ①外界暴力的性质、大小和作用方向；②肌肉的牵拉；③骨折远侧段肢体重量的牵拉；④不恰当的搬运和治疗。

第二节　骨折的临床表现及 X 线检查

一、全身表现

1. 休克 主要原因是出血，特别是骨盆骨折、股骨骨折和多发性骨折。

2. 发热 血肿吸收时可出现低热。开放性骨折，出现高热，考虑感染。

二、局部表现

1.一般表现 局部疼痛、肿胀和功能障碍。

2.特有体征

（1）畸形 主要表现为缩短、成角或旋转畸形。

（2）异常活动 正常情况下肢体不能活动的部位，出现不正常的活动。

（3）骨擦音或骨擦感。

三、骨折的X线检查

（1）凡疑为骨折者应常规进行X线拍片检查。

（2）轻微的裂缝骨折，急诊拍片未见明显骨折线，临床症状较明显者，应于伤后2周拍片复查。此时，骨折断端的吸收常可出现骨折线，如腕舟状骨骨折。

第三节　骨折的并发症

早期并发症	晚期并发症
休克	坠积性肺炎
脂肪栓塞综合征	压疮
重要内脏器官损伤	下肢深静脉血栓形成
重要周围组织损伤	感染
骨筋膜室综合征	损伤性骨化（骨化性肌炎）
	创伤性关节炎
	关节僵硬
	急性骨萎缩
	缺血性骨坏死
	缺血性肌挛缩

第四节　骨折愈合过程

骨折愈合过程有一期和二期愈合，多为二期愈合，其主要生物学过程如下。

一、血肿炎症机化期

（1）骨折断端及其周围形成血肿。

（2）伤后 6~8 小时，血肿凝结成血块。部分软组织和骨组织坏死，引起无菌性炎症反应。

（3）血肿机化形成肉芽组织。

（4）内源性生长因子释放。

（5）间充质细胞聚集、增殖及血管增生，并向成骨细胞转化。

（6）纤维连结　肉芽组织内成纤维细胞合成和分泌大量胶原纤维，转化为纤维结缔组织，使骨折两端连接起来。约在骨折后 2 周完成。

二、原始骨痂形成期

（1）膜内化骨。

（2）内骨痂和外骨痂形成。

（3）软骨内化骨，环状骨痂和髓腔内骨痂形成。

（4）骨痂钙化加强，骨折达到临床愈合，一般约需 4~8 周。

（5）膜内成骨较快，以骨外膜为主。因此，任何对骨外膜的损伤均对骨折愈合不利。

三、骨板形成塑型期

（1）原始骨痂被板层骨所替代，形成坚强的骨性连接，约需 8~12 周。

（2）骨折处恢复正常骨结构，在组织学和放射学上不留痕迹。

四、骨折临床愈合标准

（1）局部无压痛及纵向叩击痛。

（2）局部无异常活动。

（3）X 线片显示骨折处有连续性骨痂，骨折线已模糊。

（4）拆除外固定后，如为上肢能向前平举 1kg 重物持续达 1 分钟；如为下肢不扶拐能在平地连续步行 3 分钟，并不少于 30 步；连续观察 2 周骨折处不变形。

临床愈合时间为最后一次复位之日至观察达到临床愈合之日所需的时间。

第五节　影响骨折愈合的因素

一、全身因素

（1）年龄　儿童骨折愈合较快，老年人所需时间长。

（2）健康状况。

二、局部因素

（1）骨折的类型和数量　螺旋形和斜形骨折，愈合较快。横形骨折，多发性骨折或一骨多段骨折，愈合较慢。

（2）骨折部位的血液供应

①两骨折段血液供应均良好，多见于干骺端骨折。愈合快，如胫骨髁骨折、桡骨远端骨折等。

②一骨折段血液供应较差，如胫骨干中、下 1/3 骨折，愈合较慢。

③两骨折段血液供应均差，如胫骨中、上段和中、下段两

处同时发生骨折，上段较下段骨折愈合快。

④骨折段完全丧失血液供应，如股骨颈囊内骨折，易发生缺血性坏死。

（3）软组织损伤程度。

（4）软组织嵌入　影响骨折复位，骨折难以愈合甚至不愈合。

（5）感染　开放性骨折，局部感染可导致化脓性骨髓炎。

三、治疗方法的影响

（1）反复多次的手法复位。

（2）切开复位时，软组织和骨膜剥离过多。

（3）开放性骨折清创时，过多地摘除碎骨片。

（4）行持续骨牵引治疗时，牵引力过大。

（5）骨折固定不牢固。

（6）过早和不恰当的功能锻炼。

第六节　骨折的急救

1.抢救休克　保温，减少搬动，输液、输血，注意保持呼吸道通畅。

2.包扎伤口　加压包扎，止血带止血。若骨折端已戳出伤口，并已污染，又未压迫重要血管、神经者，应清创处理后，再行复位。

3.妥善固定

目的：

（1）避免骨折端在搬运过程中对周围重要组织，如血管、神经、内脏的损伤。

（2）减少骨折端的活动，减轻患者疼痛。

（3）便于运送。

4.迅速转运

第七节　骨折的治疗原则

三大原则　复位、固定和康复治疗。

（1）复位　治疗骨折的首要步骤，骨折固定和康复治疗的基础。

（2）固定　是骨折愈合的关键。

（3）康复治疗　是恢复患肢功能的重要保证。

一、骨折的复位

（一）复位标准

1. 解剖复位　恢复正常的解剖关系，对位和对线完全良好。

2. 功能复位　骨折愈合后对肢体功能无明显影响。

标准：

（1）骨折部位的旋转移位、分离移位必须完全矫正。

（2）缩短移位在成人下肢骨折不超过 1cm；儿童若无骨骺损伤，下肢缩短在 2cm 以内。

（3）成角移位　下肢骨折轻微的向前或向后成角，日后可自行矫正。向侧方成角移位，必须完全复位。肱骨干稍有畸形，对功能影响不大；前臂双骨折则要求对位、对线均好。

（4）长骨干横形骨折，骨折端对位至少达 1/3 左右，干骺端骨折至少应对位 3/4 左右。

（二）复位方法

1. 手法复位　大多数骨折均可采用手法复位。

步骤：

（1）解除疼痛。

（2）肌松弛位。

（3）对准方向。

（4）拔伸牵引。

2.切开复位

（1）切开复位的指征

①骨折端之间有肌或肌腱等软组织嵌入，手法复位失败者。

②关节内骨折，手法复位后对位不良，将可能影响关节功能者。

③手法复位未能达到功能复位的标准，将严重影响患肢功能者。

④骨折并发于主要血管、神经损伤或修复血管、神经的同时。

⑤多处骨折，可选择适当的部位行切开复位。

（2）切开复位的优缺点

①最大优点是可使手法复位不能复位的骨折达到解剖复位。

②缺点

a.分离软组织和骨膜，减少骨折部位的血液供应。

b.增加局部软组织损伤的程度，降低局部抵抗力。

c.内固定器材如选择不当，术中可能发生困难或影响固定效果。

二、骨折的固定

外固定——用于身体外部的固定，和内固定——用于身体内部的固定。

（一）外固定

主要用于骨折经手法复位后的患者。

1.小夹板固定

（1）四肢闭合性管状骨骨折，但股骨骨折因大腿肌肉牵拉力强大，需结合持续骨牵引。

（2）四肢开放性骨折，创口小，经处理创口已愈合者。

（3）四肢陈旧性骨折，仍适合于手法复位者。

2.石膏绷带固定

（1）开放性骨折清创缝合术后，创口愈合之前不宜使用小夹板固定者。

（2）某些部位的骨折，小夹板难以固定者。

（3）某些骨折切开复位内固定术后，作为辅助性外固定。

（4）畸形矫正后矫形位置的维持和骨关节手术后的固定。

（5）化脓性关节炎和骨髓炎患肢的固定。

3. 外展架固定

（1）肱骨骨折合并桡神经损伤或肱骨干骨折手法复位，小夹板固定后。

（2）肿胀严重的上肢闭合性骨折和严重的上臂或前臂开放性损伤。

（3）臂丛神经牵拉伤。

（4）肩胛骨骨折。

（5）肩、肘关节化脓性关节炎或关节结核。

4. 持续牵引

（1）颈椎骨折脱位——枕颌布托牵引或颅骨牵引。

（2）股骨骨折——大腿皮肤牵引或胫骨结节骨牵引。

（3）胫骨开放性骨折——跟骨牵引。

（4）开放性骨折合并感染。

（5）复位困难的肱骨髁上骨折——尺骨鹰嘴骨牵引。

5. 外固定器

（1）开放性骨折。

（2）闭合性骨折伴广泛软组织损伤。

（3）骨折合并感染和骨折不愈合。

（4）截骨矫形或关节融合术后。

（二）内固定

切开复位后，采用金属内固定物，将骨折段于解剖复位的位置予以固定。

三、康复治疗

1. 早期阶段 骨折后 1~2 周内，目的是促进患肢血液循环，消除肿胀，防止肌萎缩。功能锻炼应以患肢肌主动舒缩活动为主。

2. 中期阶段 骨折 2 周以后，进行骨折上、下关节活动。

3. 晚期阶段 骨折已达临床愈合标准，外固定已拆除。是康复治疗的关键时期。

第八节　开放性骨折的处理

一、概述

1. 开放性骨折可分为三度

（1）第一度　皮肤由骨折端自内向外刺破，软组织损伤轻。

（2）第二度　皮肤破裂或压碎，皮下组织与肌组织中度损伤。

（3）第三度　广泛的皮肤、皮下组织与肌肉严重损伤，常合并血管、神经损伤。

2. 处理原则 及时正确地处理创口，防止感染，力争将开放性骨折转化为闭合性骨折。

二、清创的时间

原则上，清创越早，感染机会越少，治疗效果越好。应争取在潜伏期内清创。一般认为在伤后 6~8 小时内清创，创口绝大多数能一期愈合，

三、清创的要点

1. 清创

（1）清洗。

（2）切除创缘皮肤 1~2mm，皮肤挫伤者，应切除失去活力的皮肤。

（3）关节韧带和关节囊严重挫伤者，应予切除。

（4）骨外膜应尽量保留，若已污染，可仔细将其表面切除。

（5）骨折端的处理　粉碎性骨折，大块的骨片即使已完全

游离也不能摘除，以保持骨的连续性。

（6）再次清洗。

2. 组织修复

（1）骨折固定　第三度及第二度开放性骨折清创时间超过伤后 6~8 小时者，不宜应用内固定。

（2）重要软组织修复。

（3）创口引流。

3. 闭合创口　完全闭合创口，争取一期愈合，是达到将开放性骨折转化为闭合性骨折的关键，也是清创术争取达到的主要目的。

（1）直接缝合。

（2）减张缝合和植皮术。

（3）延迟闭合　适用于第三度开放性骨折，软组织损伤严重，感染的机会较大者。

（4）皮瓣移植　适用于伴有广泛软组织损伤的第三度开放性骨折。

第九节　开放性关节损伤处理原则

开放性关节损伤即皮肤和关节囊破裂，关节腔与外界相通。可分为三度：

1. 第一度　锐器刺破关节囊，创口较小，关节软骨和骨骼无损伤。

处理：创口行清创缝合后，在关节内注入抗生素，适当固定 3 周，开始功能锻炼。

2. 第二度　软组织损伤较广泛，关节软骨及骨骼部分破坏，创口内有异物。

处理：彻底清除关节内的异物、血肿和小的碎骨片。大的骨片应予复位，尽量保持关节软骨面的完整，用克氏针或可吸收螺丝钉固定。关节囊和韧带应尽量保留，予以修复。

3. **第三度** 软组织毁损，韧带断裂，关节软骨和骨骺严重损伤，创口内有异物，可合并关节脱位及血管、神经损伤等。

处理：经彻底清创后敞开创口，无菌敷料湿敷，3~5 天后可行延期缝合。关节面严重破坏，关节功能无恢复可能者，可一期行关节融合术。

第十节　骨折延迟愈合、不愈合和畸形愈合的处理

一、骨折延迟愈合

1. **概念** 骨折经治疗，超过一般愈合所需的时间，骨折断端仍未出现骨折连接。

2. **X 线片** 骨折端骨痂少，轻度脱钙，骨折线仍明显，但无骨硬化表现。

3. **主要原因** 骨折复位后固定不确实，骨折端存在剪力和旋转力或者牵引过度所致的骨端分离。

4. **治疗** 针对原因适当处理。

二、骨折不愈合

1. **概念** 骨折经过治疗，超过一般愈合时间，且经再度延长治疗时间，仍达不到骨性愈合。临床上骨折处有假关节活动，称为骨折不愈合或骨不连接。

2. **X 线片** 骨折端骨痂少，骨端分离，两断端萎缩光滑，骨髓腔被致密硬化的骨质所封闭。

3. **原因**

（1）骨折端间嵌夹较多软组织。

（2）开放性骨折清创时去除的骨片较多造成的骨缺损。

（3）多次手术对骨的血液供应破坏较大。

4. 治疗

（1）带血管蒂的骨膜和骨移植。

（2）吻合血管的游离骨膜和骨移植。

三、骨折畸形愈合

1. 概念　骨折愈合的位置未达到功能复位的要求，存在成角、旋转或重叠畸形。

2. 治疗

（1）畸形较轻，对功能影响不大者，可不予处理。

（2）畸形明显影响肢体功能者需行矫正。重新复位和固定，行截骨矫形术。

第五十四章 上肢骨、关节损伤

1. 几种常见骨折的比较

	主要病因	主要合并伤	临床特点
锁骨骨折	间接暴力	臂丛神经损伤	（1）三角巾悬吊患肢3~6周 （2）手法复位，横形8字绷带固定 （3）切开复位内固定
肱骨外科颈骨折	间接暴力	臂丛神经损伤、腋血管神经	（1）三角巾悬吊 （2）手术治疗
肱骨髁上骨折	间接暴力	伸直型肱动脉：正中神经损伤 屈曲型：无	肘后三角关系正常。复位外固定，探查有无神经、血管损伤
桡骨下端骨折	间接暴力	无	可分为伸直型骨折、屈曲型骨折、关节面骨折伴腕关节脱位

2. 肩关节脱位和肘关节脱位的比较

	肩关节脱位	肘关节脱位
分类	（1）前脱位 （2）后脱位 （3）盂下脱位 （4）盂上脱位 各种脱位中，以前脱位最为常见	（1）后脱位 （2）外侧脱位 （3）内侧脱位 （4）前脱位 以后脱位最为常见

	肩关节脱位	肘关节脱位
临床特点	（1）外伤病史 （2）患处疼痛、肿胀，肩关节活动受限 （3）方肩畸形 （4）Dugas 征阳性 将患侧肘部紧贴胸壁时，手掌搭不到健侧肩部；或手掌搭在健侧肩部时，肘部无法贴近胸壁 （5）X 线检查 常见合并肱骨大结节骨折	外伤病史，以跌倒手掌撑地最常见 （1）肘关节处于半伸直位，被动运动时伸不直肘部 （2）肘后空虚感，可摸到凹陷处 （3）肘部三点关系完全破坏 （4）X 线检查可明了脱位情况，有无合并骨折
治疗	（1）复位：以手法复位为主 （2）固定：三角巾悬吊上肢 3 周，合并大结节骨折者延长 1~2 周 （3）功能锻炼	（1）手法复位 （2）固定：长臂石膏托固定，用三角巾悬吊胸前 2~3 周 （3）功能锻炼

第五十五章 手外伤及断肢（指）再植

第一节 手外伤

一、解剖概要

1. 手的休息位 腕关节背伸 10° ~15°，轻度尺偏。掌指关节和指间关节半屈曲位。

2. 手的功能位 腕关节背伸 20° ~25°，轻度尺偏。拇指处于对掌位，其掌指关节和指间关节微屈。其他手指略微分开，掌指关节及近侧指间关节半屈位。

二、损伤原因

①刺伤；②锐器伤；③钝器伤；④挤压伤；⑤火器伤。

三、检查与诊断

（一）皮肤损伤的检查

（1）了解创口的部位和性质。

（2）皮肤缺损的估计。

（3）皮肤活力的判断

①皮肤的颜色与温度 损伤局部呈苍白、青紫且冰凉者，表示活力不良。

②毛细血管回流试验 皮色恢复缓慢甚至不恢复者，则活力不良或无活力。

③皮瓣的形状和大小 舌状皮瓣和双蒂的桥状皮瓣活力良好，分叶状或多角状皮瓣其远端部分活力常较差，缝合后其尖端部分易发生坏死。

④皮瓣的长宽比例　撕脱的皮瓣除被撕脱的部分有损伤外，其蒂部所来的血供也会有不同程度的损伤。

⑤皮瓣的方向　蒂在肢体近端的活力多优于蒂在远端者。

⑥皮肤边缘出血状况　修剪皮肤边缘时，如不出血或流出暗紫色血液者，其活力差。

（二）肌腱损伤的检查

（1）肌腱断裂表现出手的休息位改变，出现畸形。

（2）指深、浅屈肌腱断裂，该手指呈伸直状态。中节指骨背侧的伸肌腱损伤则手指末节屈曲呈锤状指畸形。

（三）神经损伤的检查

神经损伤主要表现为手部感觉功能和手内在肌功能障碍。

1. 正中神经

（1）拇指对掌功能障碍及拇、示指捏物功能障碍。

（2）手掌桡侧半、拇、示、中指和环指桡侧半掌面，拇指指间关节和示、中指及环指桡侧半近侧指间关节以远背侧的感觉障碍。

2. 尺神经

（1）环、小指爪形手畸形　Froment 征：示指用力与拇指对指时，呈示指近侧指间关节明显屈曲、远侧指间关节过伸及拇指掌指关节过伸、指间关节屈曲。

（2）手部尺侧、环指尺侧和小指掌背侧感觉障碍。

3. 桡神经　手背桡侧及桡侧三个半手指背侧近侧指间关节近端的感觉障碍。

（四）血管损伤的检查

（1）皮色苍白、皮温降低、指腹瘪陷、毛细血管回流缓慢或消失，动脉搏动消失，说明动脉损伤。

（2）皮色青紫、肿胀、毛细血管回流加快，动脉搏动良好，为静脉回流障碍。

（3）Allen 试验　放开尺动脉或桡动脉压迫后，手部仍呈苍白，表示该动脉断裂或栓塞。

（五）骨关节损伤的检查

（1）局部疼痛、肿胀及功能障碍者，应疑有骨关节损伤。

（2）手指明显缩短、旋转、成角或侧偏畸形及异常活动者则可确诊为骨折。

四、现场急救

1. 止血

（1）局部加压，最简便而有效。

（2）大血管损伤，采用止血带止血。缚于上臂上 1/3 部位。

2. 创口包扎 无菌敷料或清洁布类包扎伤口。

3. 局部固定 固定范围应达腕关节以上。

五、治疗原则

1. 早期彻底清创 争取在伤后 6~8 小时内进行。

2. 正确处理深部组织损伤

（1）创口污染严重，组织损伤广泛，伤后时间超过 12 小时，可仅做清创后闭合创口，待创口愈合后，再行二期修复。

（2）骨折和脱位，均必须立即复位固定。

3. 一期闭合 ①直接缝合；②Z 字成形术；③自体游离皮肤移植修复。

4. 正确的术后处理

（1）应用破伤风抗毒血清，并用抗生素预防感染。

（2）术后 10~14 天拆除伤口缝线。

（3）需二期修复的深部组织，根据创口愈合和局部情况，在 1~3 个月内进行修复。

六、手部骨折与脱位

（1）治疗原则为早期准确复位和牢固的固定，闭合创口防止感染，早期功能锻炼。

（2）应立即处理。复位后，注意关节侧副韧带和关节囊的修复。

（3）掌、指骨骨折应立即复位，并根据情况用克氏针做内固定。

（4）末节指骨远端的粉碎性骨折可视为软组织损伤处理。如有甲下血肿，可在指甲上刺孔引流，减压止痛。

七、肌腱损伤

（1）损伤范围小于肌腱的50%或损伤的肌腱功能可能被其他肌腱所替代。

（2）有良好的皮肤覆盖时，均应进行一期修复。

（3）伸指肌腱断裂后均主张二期修复。

（4）屈指肌腱，特别是从中节指骨中部至掌横纹，亦称"无人区"，单纯指浅屈肌腱损伤可不予修复；深、浅屈肌腱均损伤时，清创后行一期修复。

（5）肌腱缝合后一般应固定3~4周。

八、神经损伤

（1）尽量在清创时一期进行修复。

（2）如缺乏条件可神经两断端的神经外膜固定于周围组织，防止神经退缩，记录损伤情况，待伤口愈合2~3周后转送他院再行修复。

第二节 断肢（指）再植

外伤所致肢体断离，没有任何组织相连或虽有残存的损伤组织相连，但在清创时必须切除，称为完全性断肢。

肢体骨折或脱位伴2/3以上软组织断离、主要血管断裂，不修复血管远端肢体将发生坏死，称为不完全性断肢。

一、断肢的急救

包括止血、包扎、保存断肢和迅速转送。

离断肢体远距离运送，采用干燥冷藏法保存，即将断肢用无菌或清洁敷料包好，放入塑料袋中再放在加盖的容器内，外周加冰块保存。

二、断肢再植的适应证

（1）全身情况良好。

（2）肢体的条件　与受伤的性质有关，如切割伤再植成活率高，效果较好。辗压伤，切除辗压部分后，再植成功率仍可较高。撕裂伤成功率和功能恢复均较差。

（3）再植时限　一般以 6~8 小时为限。上臂和大腿离断，断指再植可延长至 12~24 小时。

（4）离断平面

①高位断肢的平面与再植时限、术后对全身情况的影响及功能恢复有明显关系。

②越是远端的断指，再植术后功能越好。

（5）年龄　青年人、小儿应尽量设法再植。老年人，应予慎重。

（6）双侧上肢或下肢或多个手指离断，可组织两组人员同时进行再植。先再植损伤较轻的肢体，多个手指离断应先再植拇指，并按其手指的重要性依次再植。

（7）以下情况不宜再植

①患全身性慢性疾病，不允许长时间手术或有出血倾向者。

②断肢（指）多发性骨折及严重软组织挫伤，血管床严重破坏，血管、神经、肌腱高位撕脱者。

③断肢经刺激性液体及其他消毒液长时间浸泡者。

④在高温季节，离断时间过长，断肢未经冷藏保存者。

⑤患者精神不正常，本人无再植要求且不能合作者。

三、再植基本原则和程序

（1）彻底清创。

（2）重建骨的连续性，恢复其支架作用修整和缩短骨骼。

（3）先缝肌腱再吻合血管。

（4）重建血循环。

（5）缝合神经。

（6）闭合创口。

（7）包扎。

四、断肢再植术后处理

（1）一般护理。

（2）密切观察全身反应 一般低位断肢和断指再植术后全身反应较轻。

（3）定期观察再植肢体血循环，及时发现和处理血管危象。

①观察指标 皮肤颜色、皮温、毛细血管回流试验、指（趾）腹张力及指（趾）端侧方切开出血。

②一般术后 48 小时内易发生血管危象，由血管痉挛或栓塞所致，应每 1~2 小时观察一次，与健侧对比，并做好记录。

（4）防止血管痉挛，预防血栓形成。

（5）应用适当抗生素预防感染。

（6）积极进行主动和被动功能锻炼，并适当辅以物理治疗。

第五十六章 下肢骨、关节损伤

	临床表现	治疗方法
髋关节后脱位	患肢缩短，髋关节呈屈曲、内收、内旋畸形	Allis
髋关节前脱位	髋关节屈曲、外展、外旋	Allis
股骨颈骨折	患肢出现外旋畸形，45°~60°之间	闭合复位内固定；切开复位内固定 人工关节置换术
股骨转子间骨折	转子间压痛，下肢外旋畸形明显，可达90°，有轴向叩击痛	骨牵引、切开复位内固定

第五十七章 脊柱和骨盆骨折

第一节 脊柱骨折

一、解剖概述

（1）脊柱骨折中胸腰段脊柱骨折最多见。

（2）可并发脊髓或马尾神经损伤颈椎骨折 – 脱位合并有脊髓损伤者，最高可达 70%。

（3）脊柱中柱和后柱包裹了脊髓和马尾神经，该区的损伤可以累及神经系统。中柱的损伤，碎骨片和髓核组织可以突入椎管的前半部，损伤脊髓。

二、病因和分类

暴力是引起胸腰椎骨折的主要原因。

（一）胸腰椎骨折的分类

1. **单纯性楔形压缩性骨折** 脊柱前柱损伤。

2. **稳定性爆破型骨折** 脊柱前柱和中柱损伤。椎体与椎间盘可以突出，产生神经症状。

3. **不稳定性爆破型骨折** 前、中、后三柱同时损伤，会出现创伤后脊柱后突和进行性神经症状。

4. **Chance 骨折** 椎体水平状撕裂性损伤，是不稳定型骨折。

5. **屈曲 – 牵拉型损伤** 前柱部分因压缩力量而损伤，中、后柱因牵拉的张力力量而损伤；是潜在性不稳定型骨折，原因是黄韧带、棘间韧带和棘上韧带都有撕裂。

6. **脊柱骨折 – 脱位** 又名移动性损伤，通常三个柱均毁于剪力。脱位程度重于骨折，损伤极为严重，脊髓损伤难免。

（二）颈椎骨折的分类

1.屈曲型损伤 这是前柱压缩、后柱牵拉损伤的结果。

临床上常见的有：

（1）前方半脱位（过屈型扭伤） 脊椎后柱韧带破裂，是一种隐匿型颈椎损伤。

（2）双侧脊椎间关节脱位 中后柱韧带断裂。大都有脊髓损伤。

（3）单纯性楔形（压缩性） 骨折X线侧位片为椎体前缘骨皮质嵌插成角或为椎体上缘终板破裂压缩，该种情况多见于骨质疏松者。

2.垂直压缩所致损伤

（1）第一颈椎双侧性前、后弓骨折 X线片上很难发现骨折线，CT检查最为清楚。

（2）爆破型骨折 为下颈椎椎体粉碎性骨折，一般多见于C_5、C_6椎体，瘫痪发生率高。

3.过伸损伤

（1）过伸性脱位 最常发生于高速驾驶汽车时，急刹车或撞车，特征性体征是额面部有外伤痕迹。

（2）损伤性枢椎椎弓骨折 暴力来自颏部，又名缢死者骨折。目前多发生于高速公路上的交通事故。

4.不甚了解机制的骨折齿状突骨折 可以分成三型。

（1）第1型 齿状突尖端撕脱骨折。

（2）第2型 齿状突基部、枢椎体上方横形骨折。

（3）第3型 枢椎体上部骨折，累及枢椎的上关节突，一侧或为双侧性。

第1型较为稳定，并发症少，预后较佳；第2型多见，需手术者多；第3型骨折稳定性好，愈合率高，预后较好。

三、临床表现、检查和诊断

（1）有严重外伤病史，如高空坠落，重物撞击腰背部，塌方事件被泥土、矿石掩埋等。

（2）胸腰椎损伤后，主要症状为局部疼痛，站立及翻身困难。腹膜后血肿，肠蠕动减慢，腹痛、腹胀甚至出现肠麻痹症状。

（3）检查时要详细询问病史、受伤方式、受伤时姿势、伤后有无感觉及运动障碍。

（4）多发伤病例往往合并有颅脑、胸、腹脏器的损伤。

（5）中线部位的局部肿胀和明显的压痛，提示后柱已有损伤；胸腰段脊柱骨折常可摸到后突畸形。

（6）影像学检查 X线摄片是首选的检查方法。

颈椎前方半脱位是一种隐匿性损伤，有四种特征性X线表现：①棘突间间隙增宽；②脊椎间半脱位；③脊椎旁肌痉挛使颈椎丧失了正常的前凸弧；④下一节椎体前上方有微小突起，表示有轻微的脊椎压缩性骨折。

四、急救搬运方式

采用担架、木板甚至门板运送。

五、治疗

有其他严重多发伤者，应优先治疗其他损伤，以挽救伤员生命为主。

（一）胸腰椎骨折的治疗

1.单纯性压缩性骨折

（1）椎体压缩不到1/5或年老体弱不能耐受复位及固定者，仰卧于硬板床上，骨折部位垫厚枕，使脊柱过伸，3日后开始腰背部肌锻炼。2个月后骨折基本愈合。

（2）椎体压缩高度超过1/5的青少年及中年伤者，可用两桌法过仰复位或双踝悬吊法。

2.爆破型骨折

（1）没有神经症状，经CT证实没有骨块挤入椎管内者，双踝悬吊法复位。

（2）有神经症状和有骨折块挤入椎管内者，不宜复位，行椎体间植骨融合术。

3. Chance 骨折　屈曲 - 牵拉型损伤及脊柱移动性骨折 - 脱位者，都需做经前后路复位及内固定器安装术。

（二）颈椎骨折的治疗

（1）颈椎半脱位，石膏颈围固定 3 个月。出现后期颈椎不稳定与畸形的病例可采用经前路或经后路的脊柱融合术。

（2）稳定型的颈椎骨折，颌枕带卧位牵引复位。有四肢瘫者及牵引失败者须行手术复位，必要时可切除绞锁的关节突，同时内固定。

（3）单侧小关节脱位者，持续骨牵引复位，复位困难者手术，上关节突切除，加做颈椎植骨融合术。

（4）爆破型骨折有神经症状者，早期手术治疗，有严重并发伤，需待情况稳定后手术。

（5）过伸性损伤，大都采用非手术治疗。

（6）对第 1 型、第 3 型和没有移位的第 2 型齿状突骨折，颌枕带或颅骨牵引 2 周后上头颈胸石膏 3 个月。第 2 型骨折如移位超过 4mm 者，手术治疗。

第二节　脊髓损伤

胸腰段损伤使下肢的感觉与运动产生障碍，称为截瘫；颈段脊髓损伤后，四肢有神经功能障碍，为四肢瘫痪，简称"四肢瘫"。

一、病理

按脊髓损伤的部位和程度，可分为：

（1）脊髓震荡　是最轻微的脊髓损伤。脊髓遭受强烈震荡后立即发生弛缓性瘫痪，是暂时性功能抑制，在数分钟或数小时内即可完全恢复。

（2）脊髓挫伤与出血　脊髓的实质性破坏，脊髓内部可有出血、水肿、神经细胞破坏和神经传导纤维束的中断。

（3）脊髓断裂　脊髓的连续性中断，可为完全性或不完全性，不完全性常伴有挫伤，又称挫裂伤。恢复无望，预后较差。

（4）脊髓受压。

（5）马尾神经损伤　第2腰椎以下骨折脱位引起，表现为受伤平面以下弛缓性瘫痪。

各种较重的脊髓损伤后均可立即发生损伤平面以下弛缓性瘫痪，这是失去高级中枢控制的一种病理生理现象，称为脊髓休克。

二、临床表现

1. 脊髓损伤

类型	临床表现
脊髓休克	受伤平面以下弛缓性瘫痪，运动、反射及括约肌功能丧失，有感觉丧失平面及大小便不能控制
胸段损伤	截瘫
颈段损伤	四肢瘫。上颈椎损伤的四肢瘫均为痉挛性瘫痪，下颈椎损伤，上肢表现为弛缓性瘫痪，下肢仍为痉挛性瘫痪
脊髓半切症	损伤平面以下同侧肢体的运动及深感觉消失，对侧肢体痛觉和温觉消失
脊髓前综合征	四肢瘫痪，下肢瘫痪重于上肢瘫痪，但下肢和会阴部仍保持位置觉和深感觉，有时甚至还保留有浅感觉
脊髓中央管周围综合征	损伤平面以下的四肢瘫，上肢重于下肢，没有感觉分离

2. 脊髓圆锥损伤　第1腰椎骨折可发生脊髓圆锥损伤。表现为会阴部皮肤鞍状感觉缺失，括约肌功能丧失致大小便不能

控制和性功能障碍。

3. 马尾神经损伤 多为不完全性的。表现为损伤平面以下弛缓性瘫痪，有感觉及运动功能障碍及括约肌功能丧失、肌张力降低、腱反射消失，没有病理性锥体束征。

4. 截瘫指数 记录肢体自主运动、感觉及两便的功能情况，相加后即为该患者的截瘫指数。

（1）"0"代表功能完全正常或接近正常。

（2）"1"代表功能部分丧失。

（3）"2"代表功能完全丧失或接近完全丧失。

三、并发症

1. 呼吸衰竭与呼吸道感染

（1）颈1~2的损伤往往是伤者在现场即已死亡。

（2）颈3~4的损伤影响到膈神经的中枢，常于早期因呼吸衰竭而死亡。

（3）颈4~5以下的损伤，因伤后脊髓水肿的蔓延，波及中枢而产生呼吸功能障碍。

（4）只有下颈椎损伤才能保住腹式呼吸，久卧者容易产生坠积性肺炎。一般在1周内便可发生呼吸道感染。

（5）下列情况应做气管切开 ①上颈椎损伤；②出现呼吸衰竭者；③呼吸道感染痰液不易咳出者；④已有窒息者。

2. 泌尿生殖道的感染和结石防治方法

（1）伤后2~3周开始导尿管定期开。

（2）教会患者遵循严格无菌操作法，自行定时插导尿管排尿。

（3）需长期留置导尿管而又无法控制泌尿生殖道感染者，可做永久性耻骨膀胱造瘘术。

（4）人工体神经–内脏神经反射弧（肖氏神经反射弧），用以控制排尿。

3. 压疮

（1）意义 截瘫患者长期卧床，皮肤知觉丧失，骨隆突部位的皮肤长时间受压于床褥与骨隆突之间而发生神经营养性改变，皮肤出现坏死，这就是褥疮。

（2）最常发生的部位为骶部、股骨大粗隆、髂嵴和足跟等处。

（3）可分成四度

第一度	皮肤发红，周围水肿
第二度	皮肤出现水疱，色泽紫黑，有浅层皮肤坏死
第三度	皮肤全层坏死
第四度	坏死范围深达韧带与骨骼

（4）防治方法

①床褥平整柔软；保持皮肤清洁干燥。

②每 2~3 小时翻身一次，日夜坚持。

③对骨隆突部位每日用 50% 乙醇擦洗，滑石粉按摩。

④浅表压疮可以用红外线灯烘烤。

⑤深度压疮应剪除坏死组织，勤换敷料。

⑥炎症控制，肉芽新鲜时，做转移皮瓣缝合。

4. 体温失调　颈脊髓损伤后，自主神经系统功能紊乱，受伤平面以下皮肤不能出汗，对气温的变化丧失了调节和适应能力，常易产生高热，可达 40℃ 以上。

四、治疗原则

1. 合适的固定　多先采用颌枕带牵引或持续的颅骨牵引。

2. 减轻脊髓水肿和继发性损害

（1）地塞米松静脉滴注 2 周左右。

（2）20% 甘露醇静脉滴注，连续 5~7 日。

（3）甲泼尼龙冲击疗法。

（4）高压氧治疗。

3. 手术治疗手术指征

（1）脊柱骨折 – 脱位有关节突绞锁者。

（2）脊柱骨折复位不满意，或仍有脊柱不稳定因素存在者。

（3）影像学显示有碎骨片凸出至椎管内压迫脊髓者。

（4）截瘫平面不断上升，提示椎管内有活动性出血者。

第三节　骨盆骨折

一、解剖概要

骨盆骨折时，往往先折断副弓。骨盆骨折后对盆腔内脏器也会产生重度损伤。

二、临床表现

（1）除骨盆边缘撕脱骨折与骶尾骨骨折外，都有强大暴力外伤史，主要是车祸、高空坠落和工业意外。

（2）严重多发伤，低血压和休克常见。如为开放性损伤，病情更为严重。

（3）体征

①骨盆分离试验与挤压试验阳性。

②肢体长度不对称，有移位的骨盆骨折，胸骨剑突与两髂前上棘之间的距离，向上移位的一侧长度较短。

③会阴部的瘀斑是耻骨和坐骨骨折的特有体征。

④骶髂关节情况 CT 检查更清晰。只要情况许可，都应该做 CT 检查。

三、并发症

1.腹膜后血肿

2.腹腔内脏损伤

（1）实质脏器损伤为肝、肾与脾破裂，表现为腹痛与失血性休克。

（2）空腔脏器损伤　指充气的肠曲在暴力与脊柱的夹击下

可以爆破穿孔或断裂，表现为急性弥漫性腹膜炎。

3. 膀胱或后尿道损伤 坐骨支骨折容易并发后尿道损伤。

4. 直肠损伤

5. 神经损伤 主要是腰骶神经丛与坐骨神经损伤。

四、诊断步骤

（1）监测血压。

（2）建立输血补液途径 应建立于上肢或颈部。

（3）视病情情况及早完成 X 线和 CT 检查，并检查有无其他合并损伤。

（4）观察患者排尿情况。

（5）诊断性腹腔穿刺 用于有腹膜刺激症状者。

五、治疗

（1）根据全身情况决定治疗步骤，切勿打开后腹膜血肿。

（2）有休克时应积极抢救，危及生命的合并症应首先处理。

（3）骨盆骨折本身的处理

①骨盆边缘性骨折 无移位者不必特殊处理。

②骶尾骨骨折 都采用非手术治疗，以卧床休息为主。

③骨盆环单处骨折 需卧床休息。

④单纯性耻骨联合分离且较轻者，骨盆兜悬吊固定。

⑤骨盆环双处骨折伴骨盆环断裂手术复位及内固定，再加上外固定支架。

❖ 第五十八章　周围神经损伤 ❖

第一节　概论

一、神经损伤的分类

1. 神经传导功能障碍　神经暂时失去传导功能，神经纤维不发生退行性变。

2. 神经轴索中断　轴索断裂致远端的轴索和髓鞘发生变性，神经内膜管完整，轴索可沿施万鞘管长入末梢。

3. 神经断裂　神经功能完全丧失。

二、损伤神经的变性和再生

（1）远端轴索及髓鞘伤后数小时即发生结构改变，2~3 日渐分解成小段或碎片，5~6 日后，吞噬细胞增生，吞噬清除碎裂溶解的轴索与髓鞘。

（2）施万细胞增生，约在伤后 3 日达到高峰，持续 2~3 周。

（3）轴索反应　胞体肿大，胞浆尼氏体溶解或消失。损伤部位距胞体愈近反应愈明显。

（4）伤后 1 周，近端轴索长出许多再生的分支，其中一支向远端生长，直至终末器官。

三、临床表现与诊断

1. 运动功能障碍

（1）所支配的肌肉呈弛缓性瘫痪。

（2）关节活动可被其他肌肉所替代时。

（3）出现特殊的畸形　桡神经肘上损伤的垂腕畸形，尺神经腕上损伤的爪形手等。

（4）肌肉逐渐发生萎缩。

2. 感觉功能障碍

（1）所支配的皮肤感觉均消失。

（2）如神经为部分损伤，则感觉障碍表现为减退、过敏或异常感觉。

（3）一般神经损伤修复后，实体感觉难以恢复。

3. 神经营养性改变

（1）自主神经功能障碍　血管扩张、汗腺停止分泌，皮肤潮红、皮温增高、干燥无汗。

（2）晚期皮肤苍白、皮温降低、自觉寒冷，皮纹变浅，触之光滑。指甲增厚，出现纵嵴、生长缓慢、弯曲等。

（3）汗腺功能检查

①碘淀粉试验。

②茚三酮试验　无汗表示神经损伤，从无汗到有汗则表示神经功能恢复，而且恢复早期为多汗。

4. 叩击试验（Tinel 征）

（1）按压或叩击神经干，局部出现针刺性疼痛，并有麻痛感向该神经支配区放射为阳性，表示为神经损伤部位。

（2）从神经修复处向远端沿神经干叩击，Tinel 征阳性则是神经恢复的表现。

5. 神经电生理检查　肌电检查和体感诱发电位。

（1）神经损伤 3 周后，肌电图呈现失神经支配的纤颤、正相电位。

（2）神经受损时，神经传导速度减慢，甚至在神经断裂时为零。

四、治疗

（一）治疗原则

尽可能早地恢复神经的连续性。

1. 闭合性损伤

（1）多能自行恢复。

（2）停留在一定水平后不再有进展，或主要功能无恢复者，应行手术探查。观察时间不超过 3 个月。

2. 开放性损伤

（1）切割伤　应一期进行神经缝合。

（2）碾压伤和撕脱伤　应将两神经断端与周围组织固定，二期神经修复。

（3）火器伤　不宜行一期处理。

（4）未行一期缝合的神经断伤　在创口愈合后 3~4 周即应手术。

（5）开放性损伤　神经连续性存在，神经大部功能或重要功能丧失，伤后 2~3 个月无明显再生征象者，应立即手术探查。

（二）手术方法

（1）神经缝合法。

（2）神经移植术。

（3）神经松解术。

（4）神经移位术。

（5）神经植入术。

第二节　上肢神经损伤

受损神经	临床特点
臂丛神经损伤	上臂丛损伤、下臂丛损伤和全臂丛损伤
正中神经损伤	腕部损伤和肘上损伤
尺神经损伤	爪形手
桡神经损伤	垂腕

第三节　下肢神经损伤

受损神经	临床特点
股神经损伤	股四头肌麻痹所致膝关节伸直障碍；股前和小腿内侧感觉障碍
坐骨神经损伤	瘫痪，膝关节不能屈，踝关节与足趾运动功能完全丧失，呈足下垂。小腿后外侧和足部感觉丧失，足部出现神经营养性改变。膝关节呈伸直状态，行走时呈跨越步态
胫神经损伤	小腿后侧屈肌群及足底内在肌麻痹；小腿后侧、足背外侧、足跟外侧和足底感觉障碍
腓总神经损伤	小腿前外侧伸肌麻痹；小腿前外侧和足背前、内侧感觉障碍

第五十九章 运动系统慢性损伤

第一节 慢性软组织损伤

一、腰肌劳损

1.病因及病理

（1）躯干在负重活动时，腰部受力最大也最集中。

（2）脊柱结构失稳时，起辅助稳定作用的腰背肌将超负荷工作。

（3）长期如此，肌肉即产生代偿性肥大、增生。

（4）长期弯腰工作者，腰部肌持续呈紧张状态，刺激局部而形成损伤性炎症。

（5）急性腰部外伤治疗不当，迁延而成慢性腰肌劳损。

2.临床表现

（1）无明显诱因的慢性疼痛为主要症状。酸胀痛，休息后可缓解，但卧床过久又感不适，稍事活动后又减轻，活动过久疼痛再次加剧。

（2）有固定压痛点，常在肌肉起、止点附近或神经、肌肉结合点。在压痛点进行叩击，疼痛反可减轻，这是与深部骨疾患区别之一。

（3）有单侧或双侧骶棘肌痉挛征。

（4）可能有脊柱后突、侧突或长期坐位、弯腰工作史。

3.治疗

（1）自我保健疗法　适当休息，定时改变姿势，避免弯腰持物。

（2）理疗，适当的推拿、按摩。

（3）压痛点行肾上腺皮质类固醇注射治疗。

（4）疼痛明显影响工作和休息时，可服用非甾体类抗炎药、局部外用肌松弛剂及地西泮之类镇静剂。

二、棘上、棘间韧带损伤

1. 解剖概要

（1）项韧带胸段变得纤细，腰段又较为增宽，故中胸段棘上韧带损伤多见。

（2）$L_5 \sim S_1$ 处无棘上韧带，S_1 且受力最大，故此处棘间韧带损伤机会最大。

2. 病因

（1）长期埋头弯腰工作者，不注意定时改变姿势。

（2）脊柱因伤病不稳定，使棘上、棘间韧带经常处于紧张状态。

3. 临床表现

（1）多无明确外伤史。

（2）腰痛长期不愈，以弯腰时明显，可向骶部或臀部放射。

（3）检查时在损伤韧带处棘突或棘间有压痛，但无红肿。

（4）可通过 B 超或 MRI 证实。

4. 治疗　绝大多数可经非手术治疗治愈。

（1）出现症状后应尽可能避免弯腰动作，以增加修复条件。

（2）局部注射皮质激素。

（3）理疗。

（4）病程长、非手术治疗无效者，行筋膜条带修补术。

三、滑囊炎

1. 病因及病理

（1）骨结构异常突出的部位，长期、反复、集中和力量稍大的摩擦和压迫是产生滑囊炎的主要原因。

（2）慢性损伤的基础上，可因一次较大伤力而炎症加剧。

2. 临床表现

（1）多无明确原因而在关节或骨突出部逐渐出现一圆形或

椭圆形包块，缓慢长大伴压痛。

（2）表浅者可扪及清楚边缘，有波动感，皮肤无炎症；部位深者，边界不清。

（3）当受到较大外力后，包块可较快增大，伴剧烈疼痛。皮肤红、热，但无水肿。

（4）包块穿刺，慢性期为清晰黏液，急性损伤后为血性黏液。

3. 鉴别诊断

（1）结核性滑囊炎　穿刺抽出清淡脓液或干酪样物。X线片上可见相邻骨质破坏。手术切除病变滑囊，病理检查可确诊。

（2）类风湿滑囊炎　常见于足跟部滑囊，多伴有类风湿关节炎症状。血沉增高，类风湿因子阳性。

4. 治疗

（1）穿刺抽出囊内容物后注入醋酸泼尼松龙，加压包扎。

（2）有骨的畸形突起，应予以切除。

（3）有继发感染者，应行外科引流。

四、狭窄性腱鞘炎

1. 病因病理

（1）肌腱在环状韧带边缘长期、过度用力摩擦。

（2）因腱鞘坚韧而缺乏弹性，好像是增生、水肿的腱鞘卡压肌腱，故称为腱鞘炎。

2. 临床表现

（1）弹响指和弹响拇　弹响指发病以中、环指最多，疼痛常在近侧指间关节。远侧掌横纹处可扪及黄豆大小痛性结节。

（2）桡骨茎突狭窄性腱鞘炎　腕关节桡侧疼痛，逐渐加重，无力提物。局部压痛。Finkelstein试验阳性。

3. 治疗

（1）局部制动，腱鞘内注射醋酸泼尼松龙。

（2）腱鞘切除术。

（3）小儿先天性狭窄性腱鞘炎应行手术治疗。

五、腱鞘囊肿

1. 病因病理

（1）慢性损伤使滑膜腔内滑液增多而形成囊性疝出。

（2）结缔组织黏液退行性变。目前临床上将手、足小关节处的滑液囊疝和发生在肌腱的腱鞘囊肿统称为腱鞘囊肿。

2. 临床表现

（1）女性和青少年多见。腕背、腕掌侧桡侧屈腕肌腱及足背发病率最高。

（2）缓慢长大包块，长大到一定程度活动关节时有酸胀感。

（3）检查发现 0.5~2.5cm 的圆形或椭圆形包块，表面光滑，不与皮肤粘连。扪之如硬橡皮样实质性感觉。重压包块有酸胀痛。穿刺可抽出透明胶胨状物。

3. 治疗　有时可被挤压破裂而自愈。但复发率高。

（1）非手术治疗　囊内注入药物或留置可取出的无菌异物，加压包扎。

（2）手术切除。

六、肱骨外上髁炎

网球运动员易发生此种损伤，故俗称"网球肘"。

1. 病因病理

（1）前臂过度旋前或旋后位，长期反复被动牵拉伸肌和主动收缩伸肌。

（2）基本病理变化是慢性损伤性炎症。

2. 临床表现

（1）反复用力活动腕部的职业、工种，逐渐出现肘关节外侧痛，在用力握拳、伸腕时加重以致不能持物。

（2）在肱骨外上髁、桡骨头及二者之间有局限性、极敏锐的压痛。

（3）伸肌腱牵拉试验　阳性。

3. 治疗

（1）限制腕关节的活动，尤其是限制用力握拳伸腕动作。

（2）压痛点注射醋酸泼尼松龙或倍他米松和2%利多卡因混合液。

（3）适当减少运动量，并避免反手击球，捆扎弹性保护带。非手术治疗对绝大多数患者有效。

七、肩关节周围炎

简称肩周炎，俗称凝肩，是肩周肌、肌腱、滑囊及关节囊的慢性损伤性炎症。

1.病因

（1）肩部原因

①软组织退行性变，对各种外力的承受能力减弱是基本因素。

②长期过度活动，姿势不良等所产生的慢性损伤是主要的激发因素。

③上肢外伤后肩部固定过久，肩周组织继发萎缩、粘连。

④肩部急性挫伤、牵拉伤后治疗不当。

（2）肩外因素　原发病长期不愈使肩部肌持续性痉挛、缺血而形成炎性病灶。

2.病理

（1）病变主要发生在盂肱关节周围。

（2）慢性损伤主要表现为增生、粗糙及关节内、外粘连，从而产生疼痛和功能受限。

3.临床表现

（1）女性多于男性，左侧多于右侧。多为中、老年患病。

（2）肩部某一处痛，与动作、姿势有明显关系。肩关节活动受限。如欲增大活动范围，则有剧烈锐痛发生。初期尚能指出疼痛点，后期范围扩大，感觉疼痛来于肱骨。

（3）三角肌有轻度萎缩，斜方肌痉挛。冈上肌腱、肱二头肌长、短头肌腱及三角肌前、后缘均可有明显压痛。肩关节以外展、外旋、后伸受限最明显。

（4）年龄较大或病程较长者，X线平片可见到肩部骨质疏松或冈上肌腱、肩峰下滑囊钙化征。

4.鉴别诊断

（1）颈椎病神经根型　单根神经损害少，往往有前臂及手的根性疼痛，且有神经定位体征。头颈部体征多于肩周炎。

（2）肩部肿瘤　痛进行性加重，不能用固定患肢方法缓解疼痛，并出现轴向叩痛者。

5.治疗

（1）一般在 1 年左右能自愈。

（2）早期给予理疗、针灸、适度的推拿按摩。

（3）痛点局限时，局部注射醋酸泼尼松龙或倍他米松。

（4）疼痛持续、夜间难以入睡时，短期服用非甾体类抗炎药，适量口服肌松剂。

（5）每日进行肩关节的主动活动，活动时以不引起剧痛为限。

（6）肩外因素所致肩周炎，还需对原发病进行治疗。

第二节　骨的慢性损伤

疲劳骨折好发于第 2 跖骨干和肋骨。第 3、4 跖骨，腓骨远侧，胫骨近侧和股骨远侧也可发生。

1.病因

（1）慢性损伤是疲劳骨折的基本原因。

（2）第 2 跖骨干较纤细，易发生骨折。常发生在新兵训练或长途行军之后，故又称为行军骨折。

（3）老人多有骨质疏松，长期咳嗽，可产生肋骨疲劳骨折。

（4）田径运动员和芭蕾舞演员的腓骨下 1/3 或胫骨上 1/3 易发生疲劳骨折。

2.临床表现

（1）损伤部位出现逐渐加重的疼痛为主要症状，训练中或训练结束时尤为明显。

（2）有局部压痛及轻度骨性隆起，无反常活动。

（3）X线摄片，在出现症状的3~4周后可见一横型骨折线，周围有骨痂形成。

（4）早期诊断方法是进行放射性核素骨显像。

3. 治疗 与暴力骨折相同。局部牢固的外固定和正确的康复功能锻炼。

第六十章 腰腿痛和颈肩痛

腰腿痛是指下腰、腰骶、骶髂、臀部等处的疼痛，可伴有一侧或两侧下肢痛、马尾神经症状。颈肩痛是指颈、肩、肩胛等处疼痛，有时伴有一侧或两侧上肢痛，且有颈脊髓损害症状。

第一节 腰腿痛

一、病因

四大基本病因：创伤、炎症、肿瘤和先天性疾患。

二、疼痛性质

（1）局部疼痛。

（2）牵涉痛或感应痛。

（3）放射痛。

三、腰椎间盘突出症

以 $L_4{\sim}L_5$、$L_5{\sim}S_1$ 间隙发病率最高。

（一）病因

（1）椎间盘退行性变是基本因素。

（2）损伤。

（3）遗传因素。

（4）妊娠。

（二）分型

（1）膨隆型。

（2）突出型。

（3）脱垂游离型。

（4）Schmorl 结节及经骨突出型。

（三）临床表现

发病	男多于女，好发于 20~50 岁
腰痛	最先出现的症状
坐骨神经痛	下腰部→臀部→大腿后方→小腿外侧→足
马尾神经受压	大小便障碍，鞍区感觉异常
腰椎侧突	减轻疼痛的姿势性代偿畸形
腰部活动受限	以前区受限最明显
压痛及骶棘肌痉挛	89% 的患者在病变棘突间有压痛，1/3 患者有腰部骶棘肌痉挛
直腿抬高试验及加强试验	阳性

（四）诊断

（1）病史、症状、体征，以及 X 线平片上相应神经节段有椎间盘退行性表现。

（2）结合 X 线造影、CT、MRI 等方法。

（五）鉴别诊断

1. 与腰痛为主要表现疾病的鉴别

（1）腰肌劳损和棘上、棘间韧带损伤。

（2）第 3 腰椎横突综合征　检查可见骶棘肌痉挛，第 3 腰椎横突尖压痛，无坐骨神经损害征象。局部封闭治疗有很好的近期效果。

（3）椎弓根峡部不连与脊椎滑脱症　腰骶部 X 线斜位片可证实椎弓根骨折；侧位片可了解有无椎体向前滑脱及其程度。

（4）腰椎结核或肿瘤。

2. 与腰痛伴坐骨神经痛的疾病的鉴别

（1）神经根及马尾肿瘤　神经肿瘤发病较缓慢，呈进行性损害，通常无椎间盘突出症那样因动作而诱发的病史。脊髓造影、MRI 及脑脊液检查是主要鉴别诊断依据。

（2）椎管狭窄症　以下腰痛、马尾神经或腰神经根受压以及神经源性间歇性跛行为主要特点。主要鉴别需用 X 线摄片、造影，CT、MRI 来确立。

3. 与坐骨神经痛为主要表现的疾病鉴别

（1）梨状肌综合征　以臀部和下肢痛为主要表现，症状出现或加重常与活动有关，休息即明显缓解。体检时可见臀肌萎缩，神经的定位体征不太明确。髋关节外展、外旋位抗阻力时（梨状肌强直性收缩）可诱发症状。

（2）盆腔疾病　直肠、阴道检查及骨盆平片、B 超检查。

（六）治疗

1. 非手术治疗　80% 的患者可经非手术疗法缓解或治愈。

（1）绝对卧床休息。

（2）持续牵引。

（3）理疗和推拿、按摩。

（4）皮质激素硬膜外注射。

（5）髓核化学溶解法。

主要适应证：

①年轻、初次发作或病程较短者。

②休息后症状可自行缓解者。

③ X 线检查无椎管狭窄。

2. 皮髓核切吸术　适合于膨出或轻度突出型的患者，不合并侧隐窝狭窄者。

3. 髓核摘除术　适用于明显突出手术治疗已确诊的腰椎间盘突出症患者，经严格非手术治疗无效或马尾神经受压者。

第二节 颈肩痛

一、病因及分类

（1）大致与腰腿痛相似。

（2）老年性退行性变是颈肩痛的重要原因，而老人又常患有头、眼、耳、心、肺等疾患，故这些因素既可相互影响，又可共同存在。

二、颈椎病

（一）病因

（1）颈椎间盘退行性变　是颈椎病的发生和发展中最基本的原因。

（2）损伤。

（3）颈椎先天性椎管狭窄。

（二）临床表现

1.神经根型颈椎病　颈椎病中神经根型发病率最高。

（1）开始多为颈肩痛，短期内加重，并向上肢放射。

（2）皮肤可有麻木、过敏等感觉异常，可有上肢肌力下降、手指动作不灵活。

（3）当头部或上肢姿势不当，或突然牵拉患肢即可发生剧烈的闪电样锐痛。

（4）患侧颈部肌痉挛，故头喜偏向患侧，且肩部上耸。

（5）患肢上举、外展和后伸有不同程度受限。

（6）上肢牵拉试验阳性；压头试验阳性。

（7）X线平片　颈椎生理前凸消失，椎间隙变窄，椎体前后缘骨质增生，钩椎关节、关节突关节增生及退行性改变征象。

2. 脊髓型颈椎病

（1）退行性变发生较早、较重，脊髓受压易发生在下颈段。

（2）脊髓受压早期，侧束、锥体束损害表现突出。以四肢乏力，行走、持物不稳为最先出现的症状。

（3）随病情加重发生自下而上的上运动神经元性瘫痪。

（4）X 线平片表现与神经根型相似。脊髓造影、CT、MRI可显示脊髓受压情况。

（5）脑脊液动力学测定、核医学检查及生化分析可反映椎管通畅程度。

3. 交感神经型颈椎病　颈椎各种结构病变的刺激通过脊髓反射或脑 – 脊髓反射而发生一系列交感神经症状。

（1）交感神经兴奋症状。

（2）交感神经抑制症状。

（3）X 线、CT、MRI 等检查结果与神经型颈椎病相似。

4. 椎动脉型颈椎病

（1）眩晕　为本型的主要症状，旋转性、浮动性或摇晃性眩晕。头部活动时可诱发或加重。

（2）头痛　椎 – 基底动脉供血不足而侧支循环血管代偿性扩张引起。主要表现为枕部、顶枕部痛。多为发作性胀痛，常伴自主神经功能紊乱症状。

（3）视觉障碍　突发性弱视或失明、复视，短期内自动恢复。

（4）猝倒　多在头部突然旋转或屈伸时发生，再站起即可继续正常活动。

（5）其他　运动及感觉障碍、精神症状。

（三）诊断

中年以上患者，病史、体检，特别是神经系统检查，X线片。

1. 神经根型颈椎病的鉴别诊断

（1）肩周炎和腕管综合征。

（2）胸廓出口综合征　X 线片可发现颈肋、锁骨与第 1 肋骨间隙狭窄等。锁骨下血管造影有助于诊断。

（3）肌萎缩型侧索硬化症　①对称性发病；②感觉正常，感觉神经传导速度亦正常；③无神经根性疼痛。

（4）颈神经根肿瘤　有典型节段性损害体征，可借助 MRI 和脊髓造影进行诊断。

2. 脊髓型颈椎病的鉴别诊断

（1）与颈椎骨折、脱位，结核和肿瘤所致脊髓压迫症的鉴别。

（2）后纵韧带骨化症　X 线片的侧位及 CT 片上可明确显示此种病变。

3. 椎动脉型和交感神经型颈椎病的鉴别诊断

（1）能引起眩晕的疾病　眩晕可分为脑源性、耳源性、眼源性、外伤性及神经官能性等。颈椎病所致眩晕属脑源性。

①常见耳源性眩晕

a. 梅尼埃病　眩晕发作多与情绪变化有关，前庭功能减退，发作时有水平性眼震颤，神经系统无异常。

b. 链霉素致内耳前庭损害　常在用药后 2~4 周出现眩晕，伴平衡失调、口唇及肢端发麻，无眼震。

②眼源性眩晕　多由眼肌麻痹或屈光不正引起，当遮蔽病眼时眩晕可消失。

③头部外伤所致眩晕　常伴有大脑皮质功能障碍及头痛等症状。

④神经官能症性眩晕　常有多种临床表现，检查时却无明显客观体征。发作也无规律性，易受情绪影响。

（2）冠状动脉供血不足　没有上肢节段性疼痛和感觉异常，心电图检查有病理性改变，用血管扩张剂可缓解症状。

（3）锁骨下动脉缺血综合征　行椎动脉造影，锁骨下动脉起始段狭窄或闭塞，伴患侧椎动脉血液向锁骨下动脉远端逆流。

（四）治疗

1. 非手术治疗

（1）颌枕带牵引　适用于脊髓型以外的各型颈椎病。

（2）颈托和围领　主要用以限制颈椎过度活动。

（3）推拿按摩。

（4）理疗。

（5）自我保健疗法。

（6）药物治疗　非甾体类抗炎药、肌松剂及镇静剂均属对症治疗。

2. 手术治疗　诊断明确，经非手术治疗无效或反复发作者或脊髓型颈椎病症状进行性加重者适用于手术治疗。

第六十一章　骨与关节化脓性感染

第一节　化脓性骨髓炎

	急性血源性骨髓炎	慢性血源性骨髓炎
致病菌	溶血性金黄色葡萄球菌	金黄色葡萄球菌
好发人群	儿童	成人、儿童
病理	骨坏死，死骨形成；骨壳，骨性死腔	死骨形成；骨壳；窦道
临床表现	起病急，寒战高热	病程缓慢，急性期发热
中毒症状	严重	轻
局部症状	患处红肿痛、可溃破；病理骨折	急性期可有局部症状；窦道、死骨流出
X 线	14 日内隐性；骨膜反应、骨质稀疏	有改变，死骨形成；骨膜反应、骨质破坏

第二节　化脓性关节炎

多见于儿童，好发于髋、膝关节。

一、病因

1. 最常见的致病菌　为金黄色葡萄球菌；其次为白色葡萄球菌、淋病双球菌、肺炎球菌和肠道埃希菌等。

2. 细菌进入关节内的途径

（1）血源性传播。

（2）邻近关节附近的化脓性病灶直接蔓延至关节腔内。

（3）开放性关节损伤发生感染。

（4）医源性　关节手术后感染和关节内注射皮质类固醇后发生感染。

二、病理

分成三个阶段

（1）浆液性渗出期。

（2）浆液纤维素性渗出期。

（3）脓性渗出期炎症　病变为不可逆性，后遗症有重度关节功能障碍。

三、临床表现

（1）一般都有外伤诱发病史。

（2）起病急骤，寒战高热，体温可达 39℃以上，甚至出现谵妄与昏迷，小儿惊厥多见。

（3）病变关节迅速出现疼痛与功能障碍，浅表关节红、肿、热、痛明显，常处于半屈曲位，以减少疼痛；深部关节往往处于屈曲、外旋、外展位。

（4）患者因剧痛往往拒做任何检查。关节腔内积液在膝部最为明显，可见髌上囊明显隆起，浮髌试验可为阳性，张力高时难以做浮髌试验。

（5）脓液难以穿透，一旦穿透至软组织内，则蜂窝织炎表现严重，深部脓肿穿破皮肤后会成为瘘管，此时全身与局部的炎症表现迅速缓解，病变转入慢性阶段。

四、临床检查

1. 化验

（1）白细胞计数增高，大量中性多核粒细胞。

（2）红细胞沉降率增快。

（3）关节液外观可为浆液性（清），纤维蛋白性（浑浊）或脓性（黄白色）。镜检可见多量脓细胞或涂片做革兰染色，可见成堆阳性球菌。寒战期抽血培养可检出病原菌。

2. X 线表现

（1）早期只可见关节周围软组织肿胀，明显的髌上囊肿胀，儿童病例可见关节间隙增宽。

（2）出现骨骼改变的第一个征象为骨质疏松。

（3）接着出现关节间隙进行性变窄；骨面毛糙，并有虫蚀状骨质破坏，进展迅速病灶周围骨质变为浓白。

（4）后期可出现关节挛缩畸形，关节间隙狭窄。

五、诊断

（1）根据全身与局部症状和体征。

（2）关节穿刺和关节液检查对早期诊断有价值，应做细胞计数，分类，涂片革兰染色找病原菌，抽出物应做细菌培养和药物敏感试验。

六、鉴别诊断

1. 关节结核　发病慢，低热盗汗，急性炎症反应不明显。

2. 风湿性关节炎　多发性、游走性、对称性关节肿痛。常伴有心脏病变，关节抽出液澄清，无细菌。预后不留关节功能障碍。

3. 类风湿关节炎　关节肿痛为多发性、对称性。关节抽出液类风湿因子阳性率高。

4. 创伤性关节炎　无发热，抽出液清或为淡血性，白细胞量少。

5. 痛风　特殊部位，血尿酸增高，抽出液中可见尿酸钠结晶盐。

七、治疗

（1）早期足量全身性使用抗生素，原则同急性血源性骨髓炎。

（2）关节腔内注射抗生素。

（3）经关节镜灌洗。

（4）关节腔持续性灌洗 适用于表浅的大关节。

（5）关节切开引流 适用于较深的大关节，穿刺插管难以成功的部位，如髋关节。

（6）持续性关节被动活动。

（7）后期病例如关节强直于非功能位或有陈旧性病理性脱位者，需行矫形手术，以关节融合术或截骨术最常采用。

第六十二章　骨与关节结核

第一节　概论

一、概述

（1）好发于儿童与青少年，是一种继发性结核病，原发病灶为肺结核或消化道结核。

（2）大多发生于原发病灶已经静止，甚至痊愈多年以后。

（3）骨与关节结核的好发部位是脊柱。

二、病理

（1）最初是单纯性滑膜结核或单纯性骨结核，以后者多见。

（2）结核病灶破溃向关节腔，使关节软骨面受到不同程度损害，称为全关节结核。

（3）全关节结核不能被控制，会出现继发感染，甚至破溃产生瘘管或窦道。

三、临床表现

（1）起病

①起病缓慢，低热、乏力、盗汗、消瘦、食欲不振及贫血。

②起病急骤，有高热及毒血症状，多见于儿童患者。

（2）多为单发性，青少年患者起病前往往有关节外伤病史。

（3）疼痛，活动后加剧。儿童患者常有"夜啼"。

（4）浅表关节肿胀与积液，有压痛，关节常处于半屈状态以缓解疼痛；后期肌萎缩，关节呈梭形肿胀。

（5）全关节结核病灶部位积聚了多量脓液、结核性肉芽组织、死骨和干酪样坏死物质。因为缺乏红、热等急性炎性反应，称之为"冷脓肿"或"寒性脓肿"。

（6）冷脓肿溃破后有混合性感染，有高热，局部急性炎症反应加重。

（7）脊柱结核的冷脓肿会压迫脊髓而产生肢体瘫痪。

（8）病理性脱位与病理性骨折不少见。

（9）后遗症

①关节功能障碍。

②关节挛缩于非功能位，最常见的畸形为脊柱后凸畸形（驼背）。

③肢体长度不等。

四、实验室检查

（1）有轻度贫血，有混合感染时白细胞计数增高。

（2）红细胞沉降率在活动期明显增快。

（3）单纯性冷脓肿脓液的结核杆菌培养阳性率约70%。

五、影像学检查

（1）X线　一般在起病2个月后方有X线片改变。

（2）核素骨显像　可以早期显示出病灶，不能做定性诊断。

（3）CT检查　可显示病灶周围的冷脓肿、死骨与病骨。

（4）MRI检查　可观察脊髓有无受压与变性。

（5）超声波检查　可以探查深部冷脓肿的位置和大小。

（6）关节镜检查及滑膜活检　诊断滑膜结核。

六、治疗

（一）全身治疗

（1）支持疗法。

（2）抗结核药物　异烟肼、利福平和乙胺丁醇为第一线药物。首选异烟肼与利福平。

（二）局部治疗

（1）局部制动。

（2）局部注射抗结核药物。

（3）手术治疗

①切开排脓。

②病灶清除术　采用合适的手术切口途径，直接进入骨关节结核病灶部位，将脓液、死骨、结核性肉芽组织与干酪样坏死物质彻底清除掉，并放入抗结核药物。

指征：

a. 骨与关节结核有明显的死骨及大脓肿形成。

b. 窦道流脓经久不愈者。

c. 单纯性骨结核髓腔内积脓压力过高者。

d. 单纯性滑膜结核经药物治疗效果不佳，即将发展为全关节结核者。

e. 脊柱结核有脊髓受压表现者。

③其他手术治疗

a. 关节融合术。

b. 截骨术。

c. 关节成形术。

第二节　脊柱结核

	临床特点	椎间隙或关节间隙
单纯性滑膜结核	骨质疏松，关节囊肿胀	早期关节间隙增宽
单纯性骨结核	关节周围骨质疏松，骨质破坏、空洞或死骨	早期关节间隙增宽
全关节结核	关节面软骨破坏、骨质疏松、脱钙	晚期关节间隙变窄

	临床特点	椎间隙或关节间隙
中心型脊柱结核	好发于 10 岁儿童的胸椎，一个椎体	椎间隙正常
边缘型脊柱结核	好发于成人，腰椎，常累及椎间盘及相邻椎体	椎间隙狭窄
脊柱转移癌	先侵犯椎弓根，后累及椎体	椎间隙正常

第三节　髋关节结核

儿童多见，单侧性的居多。

一、临床表现

（1）起病缓慢，有结核全身症状，多为单发性。

（2）早期症状为疼痛。在小儿则表现为夜啼。儿童常诉膝部疼痛。疼痛加剧，可出现跛行。

（3）后期，腹股沟内侧与臀部出现寒性脓肿。股骨头破坏明显时会形成病理性脱位，通常为后脱位。

（4）愈合后会遗留各种畸形，以髋关节屈曲内收内旋畸形、髋关节强直与下肢不等长最为常见。

二、特殊检查

（1）"4"字试验。

（2）髋关节过伸试验。

（3）托马斯征阳性。

三、影像学检查

（1）X 线摄片

①进行性关节间隙变窄与边缘性骨破坏病灶为早期 X 线

征象。

②随着破坏的加剧，出现空洞和死骨。

③后期有病理性后脱位。

④经治疗后骨轮廓边缘转为清晰时提示病变趋于静止。

（2）CT 和 MRI。

四、鉴别诊断

1. 暂时性滑膜炎 多为一过性。7 岁以下儿童多见，有过度活动的病史，表现为髋部疼痛和跛行。X 线片未见异常。卧床休息 2 周即愈，没有后遗症。

2. 儿童股骨头骨软骨病 X 线表现，初期关节间隙增宽，接着骨化中心变为扁平和破碎以及囊性改变。血沉正常。

3. 类风湿关节炎 多发性，对称性。

4. 化脓性关节炎 发病急骤，有高热。急性期有脓毒症表现，血液和关节液中可检出化脓性致病菌。X 线表现破坏迅速，并有增生性改变，后期会发生骨性强直。

五、治疗

（1）全身治疗 抗结核药物治疗一般维持 2 年。

（2）单纯滑膜结核可以关节腔内注射抗结核药物，有指征行髋关节滑膜切除术。

（3）有寒性脓肿形成时宜做彻底的病灶清除术。

第四节 膝关节结核

一、临床表现

（1）儿童和青少年患者多见。

（2）起病缓慢，有结核全身症状。血沉增高。

（3）儿童有夜啼表现。

（4）肿胀和积液十分明显。膝眼饱满，髌上囊肿大，浮髌试验阳性。

（5）早期膝关节穿刺可获得比较清亮的液体，随着病程进展，抽出液逐渐变浑，有纤维素混杂在内，最终变为脓性。

（6）膝部呈梭形肿胀。由于疼痛、膝关节半屈曲状，日久即发生屈曲挛缩。

（7）后期寒性脓肿形成，溃破后成慢性窦道，经久不愈，或产生病理性脱位。

（8）病变静止或愈合后成为纤维性强直；骨生长受到抑制，造成两下肢不等长。

二、影像学检查与关节镜检查

（1）X线片　病程较长者可见进行性关节间隙变窄和边缘性骨腐蚀。后期，关节间隙消失。

（2）MRI　具有早期诊断价值。

（3）关节镜检查　可做活组织检查及镜下滑膜切除术。

三、治疗

（1）全身治疗。

（2）关节腔内抗结核药物。

（3）经过局部药物治疗后，如果不见好转，可施行滑膜切除术。

（4）全关节结核病例，如果破坏进展明显或有脓液积聚，需做病灶清除术。

第六十三章 非化脓性关节炎

	骨关节炎	强直性脊柱炎	类风湿关节炎
好发	多见于中老年人，女性多于男性	16~30岁的青、壮年，男性占90%	20~45岁，女性多见
病理变化	关节软骨的退行性变和继发性骨质增生	原发性、慢性、血管破坏性炎症	非特异性滑膜炎
累及部位	关节、髋关节、脊柱及手指关节	骶髂关节、关节突、附近韧带和近躯干的大关节	全身大小关节，多发性和对称性
临床表现	关节活动不灵活、僵硬；关节肿胀明显；关节畸形	双侧骶髂关节及下腰部疼痛；骶髂关节处有深压痛及夜痛；驼背畸形	隐痛、关节压痛、僵硬，晨起明显；鹅颈状畸形
X线表现	关节间隙狭窄，关节边缘有骨赘形成。骨端变形，关节表面不平整，边缘骨质增生明显	骶髂关节间隙初期假性增宽，关节边缘呈锯齿状，软骨下松质骨有硬化致密改变。关节面渐趋模糊，间隙逐渐变窄，直至双侧骶髂关节完全融合为止；椎间盘的	关节周围软组织肿大阴影，关节间隙增宽，骨质疏松，正常骨小梁排列消失；关节软骨下有囊腔形成，附近骨组织呈磨砂玻璃样改变，关节间隙逐渐狭窄；骨性强直
X线表现		纤维环、前、后纵韧带发生骨化，形成典型的"竹节"样脊柱	

续表

	骨关节炎	强直性脊柱炎	类风湿关节炎
化验	一般都正常	类风湿因子试验阴性，HLA-B27多为阳性	类风湿因子试验阳性
治疗原则	（1）一般疗法：保护关节，康复治疗（2）药物疗法：活血化瘀中草药，非甾体类抗炎镇痛药物，关节内注射透明质酸钠（3）手术疗法①对于早期患者，可行关节清理术②晚期出现畸形或持续性疼痛，生活不能自理时，可手术治疗。行截骨术、人工关节置换术	（1）早期疼痛时可给予非甾体类抗炎药。平卧，适当牵引（2）晚期有严重驼背而影响前视时，可考虑行腰椎截骨术	（1）非甾体类抗炎药（2）手术治疗①早期可做受累关节滑膜切除术②可在关节镜下行关节清理、冲洗及滑膜切除术③后期，可做关节成形术或全关节置换术

第六十四章　运动系统畸形

第一节　先天性畸形

一、先天性肌斜颈

一侧胸锁乳突肌纤维性挛缩，颈部和头面部向患侧偏斜畸形。

1. 病因

（1）臀位产、产伤及牵拉等因素导致胸锁乳突肌损伤出血、血肿机化、挛缩。

（2）子宫内、外感染，遗传及动静脉栓塞而致肌坏死。

2. 临床表现

（1）婴儿出生后，一侧胸锁乳突肌有肿块。

（2）生后 10 日至 2 周肿块变硬，不活动，呈梭形。

（3）5~8 个月逐渐消退，胸锁乳突肌纤维性萎缩、变短，呈条索状，牵拉枕部并偏向患侧，下颌转向健侧肩部，面部健侧饱满，患侧变小，眼睛不在一个水平线。

3. 诊断　临床表现，有异常分娩史及患侧胸锁乳突肌较对侧变短呈条索状。

4. 鉴别诊断

（1）骨性斜颈　X 线检查可确诊。胸锁乳突肌不挛缩。

（2）颈部炎症　淋巴结肿大，有压痛及全身症状，胸锁乳突肌无挛缩。

（3）眼肌异常　眼球外肌的肌力不平衡，斜视，患者以颈部偏斜协调视物。

5. 治疗　晚期斜颈可手术矫正，合并的其他组织异常则难以恢复正常。

（1）手法矫正。

（2）手术疗法　适合1岁以上患儿。

二、先天性髋关节脱位

（一）好发部位

发病左侧比右侧多。

（二）临床表现和诊断

1. 站立前期　症状不明显。

主要特点是髋臼发育不良或关节不稳定。

（1）体征

①两侧大腿内侧皮肤皱褶不对称，患侧皮皱加深增多。

②患儿会阴部增宽，双侧脱位时更为明显。

③患侧髋关节活动少且受限，蹬踩力量较健侧弱。常处于屈曲位，不能伸直。

④患侧肢体短缩。

⑤牵拉患侧下肢时有弹响声或弹响感，有时患儿会哭闹。

（2）检查

①髋关节屈曲外展试验。

②Galeazzi征或Allis征。

③Ortolanli及Barlow试验（"弹进"及"弹出"试验）。

上述方法不适用3个月以上的婴幼儿，因有可能造成损害。

④患侧股内收肌紧张、挛缩。

⑤B超检查。

⑥X线检查。

2. 脱位期

（1）患儿一般开始行走的时间较正常儿晚。

（2）单侧脱位时患儿跛行。

（3）双侧脱位时，站立时骨盆前倾，臀部后耸，腰部前凸特别明显，行走呈鸭行步态。

（4）患儿仰卧位，双侧髋、膝关节各屈曲90°时，双侧膝关节不在同一平面。推拉患侧股骨时，股骨头可上下移动，似打气筒样。内收肌紧张，髋关节外展活动受限。

（5）Trendelenburg 征（单足站立试验）呈阳性　用单足站立时，对侧骨盆不但不能抬起，反而下降。

（6）X 线检查　可明确脱位性质和程度。

（三）治疗治疗越早，效果越佳。

（1）1 岁以内　使用带蹬吊带法。

（2）1~3 岁　轻型患儿，仍可使用带蹬吊带法治疗。若使用 4~6 周后不能复位者，可改用手法整复，石膏固定法。

（3）4 岁以上　手术治疗。

三、先天性马蹄内翻足

亦称先天性畸形足，多为单侧，亦可为双侧。

1. 病理

（1）跗骨间关节内收。

（2）踝关节跖屈。

（3）足前部内收内翻。

（4）跟骨略内翻下垂。

2. 临床表现

（1）出生后一侧或双侧足显示程度不等内翻下垂畸形。

（2）小儿学走路后，步态不稳、跛行，用足外缘着地，畸形逐渐加重。足部及小腿肌力平衡失调，肌痉挛，足内翻下垂加重。

3. 诊断

（1）最简便诊断法是用手握足前部向各个方向活动，如足外翻背伸有弹性阻力，应进一步检查确诊。

（2）X 线片显示跟骨下垂，其纵轴与距骨纵轴平行，足跗骨序列紊乱。

4. 鉴别诊断

（1）先天性多发性关节挛缩症　累及四肢多关节，畸形较固定，不易扳正，早期有骨性改变。

（2）脑性瘫痪　肌张力增强，反射亢进，有病理反射，可有其他脑病变的表现。

5. 治疗 分为四个时期。

（1）1岁以内的婴儿应反复多次行手法矫正。

（2）1~3岁，分期手法矫正，石膏固定。

（3）3~15岁，对于手法治疗失败者或未经治疗的患者，可用软组织松解手术治疗。

（4）15岁以后的治疗，适应三关节融合手术（跟距、距舟和跟骰关节）。

第二节　姿态性畸形

以脊柱侧凸为例。

1. 病因和分类

（1）功能性脊柱侧凸，即代偿性脊柱侧凸

①姿势不正；②某些器官畸形代偿形成。

X线特征：脊柱结构无破坏，脊柱仅呈 "C" 形弯曲。

（2）结构性脊柱侧凸　由脊柱的骨骼、肌肉及神经病理改变所致。

其分类如下：

①先天性脊柱侧凸。

②骨源性脊柱侧凸。

③神经源性脊柱侧凸。

④肌源性脊柱侧凸。

⑤特发性脊柱侧凸。

2. 临床表现

（1）原因不明者约为80%，多数为姿势性，男孩较少。

（2）早期畸形不明显，易于矫正。

（3）10岁后，1~2年侧凸明显，凸侧肩高，凹侧肩低，易被识别。

（4）长期得不到有效的治疗，可出现脊髓神经牵拉或压迫的症状。

3. 诊断 X线特殊检查。

（1）确定脊柱侧凸是否稳定 16岁时，X线示髂骨翼上骨骺连接成帽形，即示脊柱侧凸已达到稳定期。手术治疗时间应于稳定期后。

（2）脊柱侧凸的测定。

4. 外科手术治疗

（1）脊椎结构异常、脊椎结构病理改变及脊柱外各种组织畸形等，均应采取措施消除这些病理变化及脊柱外结构畸形，为矫治畸形打好基础。

（2）手术内容

①软组织松解。

②骨性手术（植骨和截骨）。

③二维或三维特殊器械矫正。

第六十五章　骨肿瘤

	骨软骨瘤	骨巨细胞瘤	骨肉瘤
好发年龄	青少年	20~40 岁	10~25 岁
好发部位	长骨干骺端	股骨下端和胫骨上端	干骺端
生长方式	向外生长	骨内生长	骨内向骨外生长
病史	长	中等，半年~1 年	短，3 个月~半年
临床表现	肿块、硬、生长缓慢	肿胀、疼痛	肿胀、疼痛进行性加重
X 线片	自干骺端向外突出的肿物，基底可宽可窄	肥皂泡样改变，有或无皮质中断	不规则骨质破坏，Codman 三角，软组织块影，瘤骨
边界	清晰	清晰，可有部分清晰	边界不清
病理骨折	一般无	可有	可有
病理分级	典型三层结构	基质细胞，巨细胞 3 级	肉瘤细胞，瘤性骨样组织
主要治疗	手术切除	刮出加植骨，切除化疗无效	综合治疗，局部广泛切除的保肢手术、截肢、化疗
预后	好，极少数可恶变	可局部复发	复发，转移